老年康复训练照护

(第2版)

主　编　戴　红
编　委　(按姓氏拼音排序)
　　　　王　颖　武　亮
　　　　谢德利　张　琳

国家开放大学出版社·北京

图书在版编目（CIP）数据

老年康复训练照护/戴红主编. —2版. —北京：
国家开放大学出版社，2022.1（2023.8重印）

ISBN 978－7－304－11048－2

Ⅰ.①老… Ⅱ.①戴… Ⅲ.①老年病－康复－护理－
开放教育－教材 Ⅳ.①R473

中国版本图书馆CIP数据核字（2021）第238020号

版权所有，翻印必究。

老年康复训练照护（第2版）

LAONIAN KANGFU XUNLIAN ZHAOHU

主编 戴 红

出版·发行：国家开放大学出版社	
电话：营销中心 010－68180820	总编室 010－68182524
网址：http://www.crtvup.com.cn	
地址：北京市海淀区西四环中路45号	邮编：100039
经销：新华书店北京发行所	

策划编辑：王 普	版式设计：何智杰
责任编辑：朱翔月	责任校对：吕昀黐
责任印制：武 鹏 马 严	

印刷：涿州市般润文化传播有限公司	
版本：2022年1月第2版	2023年8月第2次印刷
开本：787mm×1092mm 1/16	印张：16.25 字数：311千字

书号：ISBN 978－7－304－11048－2
定价：35.00元

（如有缺页或倒装，本社负责退换）
意见及建议：OUCP_KFJY@ouchn.edu.cn

第2版前言

人口老龄化是当前世界各国的共同问题，我国的人口老龄化也呈现加速发展的趋势，它影响社会生活的方方面面，关系到国计民生和国家的长治久安，将成为我国社会发展中不可忽视的全局性问题。党中央决定实施积极应对人口老龄化国家战略，并提出推进养老服务社会化的政策。该政策打开了全社会参与养老服务的良好局面，其实施却面临着人才队伍短缺、人员文化程度偏低、服务技能和专业知识差、急需加速培养养老专业人才的困境。国务院在《"健康中国2030"规划纲要》中指出：完善医疗卫生服务体系，加强康复、老年病、长期护理、慢性病管理、安宁疗护等接续性医疗机构建设，健全治疗—康复—长期护理服务链。习近平在今年重阳节前提出要把积极老龄观、健康老龄化理念融入经济社会发展全过程，加快健全养老服务体系与健康支撑体系。国家开放大学开办了老年服务与管理专业，将"老年康复训练照护"设为必修课，同时组织了《老年康复训练照护》教材编委会编写教材。教材于2017年初出版，为国家开放大学等院校老年服务与管理专业的师生、一些养老机构的护理员、家居养老者及其家属所采用并受到好评。

随着社会的发展，老年康复训练护理技术的科学研究出现新进展。编者在实践中发现，有些老年病的康复方案应该修正或更新，有些康复治疗/护理技术的操作步骤需要改进和细化，因此有必要对教材进行修订。此外，康复医学相关临床医疗专业知识技术也不断创新，促使康复医学的外延不断拓展；康复医学的各个亚专业也快速发展，各病种的康复指南逐步推出，其更新速度也很快。及时实现与相关专业/康复医学各个亚专业知识的对接，继续保持教材内容的前沿性和实用性，以进一步提高养老服务体系人员的专业水平和服务水平，进一步提高失能老人的生活质量，是全体编委编写《老年康复训练照护》（第2版）的初衷。这一版教材已在上述方面进行了修订，例如，第一章对物理治疗的主要对象和运动治疗在物理治疗中的地位及作用进行了进一步的介绍，对信息技术与人工智能技术在康复医学中的应用做了简要补充；第二章康复评定中介绍了龙氏日常生活能力评定量表；对脑卒中的并发症、肩关节半脱位的处理做了修订；等等。

本教材由首都医科大学戴红教授主编，中国康复研究中心谢德利副研究员、上海交通大学医学院附属仁济医院王颖教授、北京小汤山医院武亮主任医师、上海健康医学院附属嘉定区中心医院张琳主治医师等合作编写。编者长期工作在康复医学的教学、科研和临床第一线，大多赴国外学习过现代康复医学技术或在国内受过系统的康复训练，都是康复医学的学科带头人和技术骨干。他们认真地研究国内外文献，精益求精，努力克服困难，力求为读者提供一本概念清晰、重点突出、可操作性强、好教好学的教材。编者通过学习党和国家近年来发布的促进我国老年人健康老龄化系列政策，深刻感受到党和国家对我国老年人的亲切关怀，充分意识到编写本教材责无旁贷并且意义深远，力求给读者带来养老服务的最新知识，为加快健全我国养老服务体系、进一步提高失能老人的生活质量做出自己的贡献。

在制定修订大纲、编写教材的过程中，编者得到多方协助，特别是国家开放大学吴静老师，国家开放大学出版社王普编辑、朱翔月编辑在策划、组稿、审稿等多方面给予我们莫大的支持；北京社会管理职业学院李高峰老师、中国康复研究中心丁伯坦教授为我们提供了很大的帮助；北京小汤山医院张卉副主任治疗师也参与了本教材部分内容的修订，在此一并致以诚挚的谢意。

编　者
2021 年 11 月

第1版前言

"跑步进入老龄化社会"生动形象地说明了我国人口老龄化正在进入快速发展阶段,养老形势十分严峻,而我国具有养老护理职业资格证书的人员不足2万人,与需求人数1 000万人之间存在巨大差距,因此,我国亟待培养有专业素养的养老护理员。在此契机下,国家开放大学开办了老年服务与管理专业。老年人为延缓身体机能老化或因一些常见老年疾病,往往需要护理员对其进行康复训练并提供照护。康复训练已成为许多老年人生活中必不可少的一部分,"老年康复训练照护"成为老年服务与管理专业的一门必修课。

本教材在编写过程中,考虑到学习对象医学知识薄弱,缺乏老年康复训练基本技术与照护知识,在内容安排上突出老年常见病及并发症的康复训练与照护,关注老年人日常生活活动能力的康复训练与照护。同时,本教材加强了理论知识与实践的联系,通过案例将学生引入各章节的学习,既能提高学生的学习兴趣,又能培养学生分析问题和解决问题的能力,充分满足了在职人员的学习需求。章节后所附的"练习题"(分为单项选择题和思考题)可帮助学生加深对知识的理解与记忆,检验学习效果,提高学生思维能力。

本教材适合各类医学院校老年服务与管理专业学生使用,也可作为养老机构服务人员的培训教材。

本教材由首都医科大学戴红教授主编,首都医科大学谢德利副研究员、上海交通大学医学院王颖教授、北京小汤山医院武亮主任医师、国家开放大学吴静合作编写。教材内容分为4章,包括绪论、老年健康状况评估、老年常见病的康复训练与照护、老年人伤病常见并发症与日常生活活动障碍的康复训练与照护。第一章由戴红编写,第二章由戴红和王颖编写,第三章由戴红、王颖、武亮和吴静编写,第四章由谢德利编写。

在本教材的编写过程中,北京大学第一医院黄永禧教授、中日友好医院孙启良主任医师、首都医科大学丁伯坦教授等人从专业角度给予了中肯意见,在此一并致谢。

本教材编者常年从事与康复相关的临床及教学工作,但由于时间仓促及水平有限,书中难免存在不足,敬请各位读者不吝赐教。

编　者
2016年8月

目 录

第一章 绪论 ... 1
- 第一节 康复 ... 1
- 第二节 康复医学 ... 4
- 第三节 康复服务 ... 11
- 第四节 老年康复训练照护概述 ... 14

第二章 老年健康状况评估 ... 20
- 第一节 概述 ... 21
- 第二节 老年功能评估 ... 23

第三章 老年常见病的康复训练与照护 ... 63
- 第一节 脑卒中的康复训练与照护 ... 63
- 第二节 脊髓损伤的康复训练与照护 ... 80
- 第三节 骨折的康复训练与照护 ... 95
- 第四节 慢性退行性骨关节疾病的康复训练与照护 ... 107
- 第五节 冠心病的康复训练与照护 ... 124
- 第六节 慢性阻塞性肺疾病的康复训练与照护 ... 133
- 第七节 糖尿病的康复训练与照护 ... 145
- 第八节 帕金森病的康复训练与照护 ... 159
- 第九节 阿尔茨海默病的康复训练与照护 ... 174

第四章 老年人伤病常见并发症与日常生活活动障碍的康复训练与照护 ... 185
- 第一节 压疮的康复训练与照护 ... 185
- 第二节 骨质疏松的康复训练与照护 ... 196

第三节　坠积性肺炎的康复训练与照护 …………………………………… 206
第四节　深静脉血栓形成的康复训练与照护 ………………………………… 214
第五节　日常生活活动能力障碍的康复训练与照护 ………………………… 222

参考文献 ……………………………………………………………… 248

第一章 绪 论

学习内容

在学习老年康复训练照护之前，我们需要对康复医学有一个正确的认识。

我们先提几个问题：

在你的印象中，康复医学是哪一类学科？是针灸按摩，是单纯的理疗，还是临床医学后期的补充？是否只有安慰作用？

请你带着问题听课，相信在课程结束时，康复医学会在你的头脑里留下新的印象。

学习目标

掌握：康复医学的概念、范畴、内容和方法、基本原则；对应ICF分类中残疾的三个层次；老年康复训练与照护的要点和注意事项。

了解：康复的领域；残疾分类的历史沿革。

第一节 康 复

一、康复的概念、领域及手段

（一）康复的概念

世界卫生组织残疾预防与康复专家委员会认为：康复是指综合、协调地应用医学的、社会的、教育的和职业的措施，对残疾人、急慢性病损和老年病所致功能障碍者进行功能训练，使其功能能力达到尽可能高的水平，以减轻残疾的影响，让其重返社会。在拟订有关康复服务的实施计划时，应有患者本人、他们的家属及他们所在社区的参与。

康复不仅指恢复残疾人的身心和社会功能，还要恢复其"全部生存权利"，使其与正常人一样享有平等权利，以达到"全人类复权"的崇高目的。

（二）康复的领域

人的生活是多方面的，要恢复其全部生存权利需要以下四个领域的康复：

1. 医学康复

医学康复是采用医学治疗方法（含康复医学的功能能力训练）促进康复。医学康复主要由医师/护士、康复医师/康复治疗师/康复护士/社区康复人员实施，包括医院康复和社区康复。

2. 教育康复

教育康复是指使聋哑儿童、弱智儿童、肢体伤残儿童及青少年进入普通学校接受"义务教育"及中高等教育，并提高其自强、自立能力；不能接受者入特教学校，接受特殊教育。

3. 职业康复

职业康复包括职业评定、职业训练、选择/介绍职业、就业后随访，以帮助残疾人获得适合的职业，取得经济独立，实现其社会价值。职业康复主要由职业咨询师实施。

4. 社会康复

社会康复是动员全社会尊重残疾人，维护其尊严和公平待遇，调整其与家属、社区的关系，改造家居以及社会的建筑环境，使其适应家庭、职业和社会生活，如残疾人就业、环境改造、制定社会福利的法律法规等。社会康复主要由社会工作者，社会学系、心理学系的专业人员和/或志愿者实施。

（三）康复的手段

康复的手段主要是训练，生理心理功能、生活自理能力、学习能力、职业技能、社会参与能力的治疗主要以训练的方式进行。康复训练由康复机构的专业康复工作者完成，还必须有患者本人、家属及所在社区的参与。

二、残疾的概念和分类

（一）残疾的概念

残疾是造成不能正常生活、工作和学习的身体和/或精神上的功能障碍和能力低下，包括肢体残缺、运动障碍、感知觉障碍、内脏功能不全及情绪行为异常等。

残疾人指解剖结构、生理功能、心理状态异常或丧失，部分或全部失去以正常方式从事正常范围活动的能力，不利于在社会生活中发挥作用的人。

(二) 残疾的分类

世界卫生组织关于残损、残疾和残障的国际分类法（ICIDH）的两个版本将残疾分为以下三个水平，并增加了环境和个人因素。

1. 功能损害（残损）

损伤和疾病造成患者解剖结构、生理心理功能暂时或永久的丧失或异常，如偏瘫（运动功能障碍）、截肢（形态异常），此为生物学水平的残疾。

2. 能力受限（残疾）

较严重的功能损害造成患者的个体功能和整体水平活动能力（如生活自理能力、步行/交流/完成任务的能力等）的丧失或受限，患者不是以正常的行为、方式和范围进行各种活动的，此为个体水平的残疾。

3. 参与局限（残障）

严重的能力受限及残疾使患者参与学习、工作和社会生活受到局限，限制和妨碍了患者行使社会权利和履行社会义务，发挥应有的社会作用，此为社会学水平的残疾。

4. 环境因素

环境因素指生活、工作的客观环境，包括物质/人文环境，前者指环境中是否有污染或发生事故的隐患，后者包括与残疾相关的政策、法规，以及社会、家庭对待残疾的态度等。

5. 个人因素

个人因素指个人的生理、心理素质及特征，如承受力、意志、性格等。

提示

> 功能损害、能力受限和参与局限这三个概念诠释了残疾的生物学、个体和社会学三个水平的发展进程、交互作用及其对残疾人的全方位损害（在康复医学早期的教科书中称为"三维立体结构"），是残疾发生的主体；环境和个人这两个因素是残疾发生的背景，对其发生、发展会起到一定的影响。

2001年世界卫生组织颁布了《国际功能、残疾和健康分类》（ICF），该分类方法认为功能、残疾和健康三个概念都应该从生物学水平、个体水平和社会学水平去分析、概括和评价（图1-1），以全新的视角充实和完善了这三个概念，是康复医学的基本原则，也是多学科工作方法、多模式服务方式的出发点和落脚点。

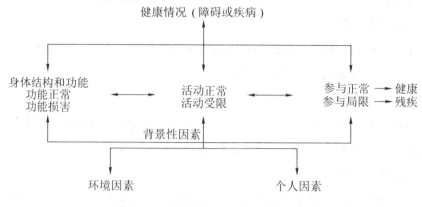

图1-1 国际功能、残疾和健康分类

第二节 康复医学

一、康复医学的概念

康复医学（RM）是以康复为目的，以急慢性病损、老年病及先天因素所致功能障碍者和残疾人为诊治对象的，具有明确特征、范畴、知识结构和专门诊疗技术的医学新领域，已被世界卫生组织（WHO）列为与预防医学、治疗医学、保健医学并列的现代医学的四大体系之一。我国卫生部（现为中华人民共和国国家卫生健康委员会，简称卫健委）早在1984年就发出通知要求全国高等医学院校增设康复医学课程，并确认医院中的康复医学科是独立的临床科室。康复医学已成为当代中高等医学教育的重要组成部分，以及从事老年康复训练照护人员的必修课程。

康复医学是一门研究功能障碍（尤其是运动功能障碍）的预防、评定、训练的医学学科；它以科学方法抓住残疾的实质，使之与残疾人的生活方式有机结合，求得合理解决，使其由社会负担变为对社会有贡献的人。在国外，康复医学简称为"康复学"或"物理医学与康复"。

康复医学由基础医学和临床医学组成。前者包括人体运动学、神经生理学、人体发育学和残疾学；后者包括康复诊断和康复治疗。康复医学的诊疗对象主要是残疾人和因伤病造成各种功能障碍而影响正常生活、工作的急慢性病患者及老年病患者。

脑卒中、脊髓损伤、脑性瘫痪、颅脑损伤、周围神经病损，以及截肢、骨折、手外伤、颈椎病、肩周炎、腰腿痛等神经科和骨科的伤病是康复医学最早和最主要的适应证。近年来，对于心肺疾患、慢性疼痛、糖尿病、癌症和艾滋病的康复处理也在展开。目前精神、智力、感官方面的残疾未被列入康复医师的处理范围,但是随着全面康复概念的传播,有的康复医师已经开始配合其他专科医师处理这三类残疾。

二、康复医学的范畴

康复医学是具有明确内容的医学学术体系。康复医学的范畴广义地讲,是各器官系统功能损害及其造成的整体能力障碍;狭义地讲,是以运动障碍及与其相关的功能损害(如心功能障碍)为中心,研究其损害的本质(残疾学)及治疗方法(康复治疗学)的医学学科。

康复、医学康复和康复医学之间有某些交叉和重叠。目前在我国,三者的性质、范畴、方法等既有区别,又有联系,见表1-1。

表1-1 康复、医学康复和康复医学的区别和联系

比较项目	康复	医学康复	康复医学
性质	综合性事业	康复的一个领域	有明确范畴的学术体系
范畴	广泛,含各类残疾,医院及社区康复	较广泛,含精神、视觉、听觉障碍	以运动障碍和与之相关的功能损害为中心
方法	医学康复、教育康复、职业康复、社会康复	医学诊疗方法和康复医学的专门技术	主要是康复医学的专门诊疗技术

目前康复医学尚未覆盖医学康复的全部领域,但是,其恢复患者全部生存权利的思想可能成为整个医学的指导思想;其对象也将拓宽,逐步形成对医学各科功能障碍的专门解决办法。因此,随着疾病谱和康复医学的变化发展,其范畴可能会逐渐向整个医学融合。

三、康复医学的内容和方法

(一) 康复医学的内容

1. 康复预防

康复医学主要内容之一是研究如何预防致残性伤病和残疾,重点是残疾的流行趋势、致残原因及预防措施。

(1) 致残原因

① 遗传和发育因素。遗传性疾病可导致几乎所有的残疾,孕期营养不良及疾病、

异常分娩等可造成胎儿畸形和智力低下等。

② 伤病因素。伤病是致残的主要因素。近年来，工伤事故、交通事故、运动损伤成为致残的重要原因。

③ 环境和行为因素。药物中毒、环境污染等可引起职业病和残疾；社会环境压力，不良生活事件和生活方式问题及易致病的人格/行为模式也可导致残疾。

（2）预防的分级

一级预防为预防能导致残疾的伤、病、发育缺陷的发生；二级预防为早期发现及治疗已发生的伤病，防止遗留残疾；三级预防为积极治疗已发生的轻度残疾以限制其发展，避免成为永久性残疾，见表1-2。

表1-2 残疾预防的分级

序号	措施	一级预防	
		内容	预防目标
1	免疫接种	取得对相应传染病的免疫力	急性脊髓灰质炎、麻疹、乙型脑炎等致残性疾病
2	预防性咨询及指导	掌握预防致残性伤病的知识与方法，指导自我预防和群体预防	婚前优生优育咨询，营养、运动等咨询，预防非感染性慢性病等
3	预防性保健	预产期保健，保证婴儿健康发育，孕妇避免吸烟	预防先天性残疾
4	避免引发伤病的危险因素/源	避免酗酒/吸烟/超重，控制致伤残的生物/理化/机械的危险源	预防多种非感染性伤病
5	实行健康的生活方式	如合理营养、适当运动、限制烟酒、规律作息	预防心脑血管病、糖尿病等
6	提倡合理行为及精神卫生	保持心理平衡、减轻精神压力；避免心理行为过激的反应	预防抑郁、焦虑等精神障碍和身心疾病
7	安全防护照顾	幼儿、高龄病弱老人有人照顾	预防意外伤害
8	遵守安全规则，养成安全习惯	遵守交通规则、乘车用安全带、骑摩托车戴头盔、忌酒后驾驶	预防车祸
9	维护安全环境	改善社会/家庭/学校/工作的安全环境	预防意外伤害和工伤

续表

		二级预防	
序号	措施	内容	预防目标
1	疾病早期筛检	如筛检血压血糖、新生儿苯丙酮尿症等	早期查出高血压、糖尿病、儿童精神障碍等,早发现、早诊断、早治疗
2	定期健康检查	早期发现疾病以便干预	早期查出心血管病、代谢障碍等,及时治疗
3	控制危险因素	戒烟限酒、控制体重/血脂、减轻压力、补充必要营养	控制心脑血管疾病、代谢疾病的发展
4	改变不良生活方式	合理饮食、适当运动、作息规律、放松心情	控制心脑血管疾病的发展
5	早期医疗干预	药物干预、护理、手术	促进伤病痊愈/好转,预防并发症
6	早期康复治疗	体位摆放、功能训练、心理辅导,防止挛缩、压疮、精神异常	促进身心功能恢复、预防功能缺陷和并发症

		三级预防	
序号	措施	内容	预防目标
1	康复功能训练	物理治疗/作业治疗/言语治疗/心理治疗等	改善功能,预防/逆转/减轻残疾
2	使用假肢/矫形器,功能/生活辅具	如假肢/脊柱矫形器,助听器/眼镜,多用生活袖套/粗把勺等	预防畸形,改善视听能力和日常生活活动能力
3	步行用具的使用	拐杖、助行架、轮椅等	辅助步行
4	康复咨询	提供咨询,以防进一步恶化	提高自我康复能力
5	医疗护理(预防合并症等)	如脊髓损伤患者采取康复措施预防泌尿系感染、压疮等合并症	改善机体情况、预防继发性并发症及残疾
6	手术治疗	矫形术、替代性和补偿性手术	改善步行能力等

在前两个阶段,残疾是潜在的可预防危险;在第三阶段残疾已形成,康复措施及早介入可以逆转或减轻残疾;如后期介入,则残疾难以消除。疾病急性期康复措施与临床医学应该并列安排,这样方能发挥康复医学与临床医学的协同作用和卓越疗效。

如髋关节置换术的目的是恢复站立和行走功能,但术后康复训练如果未能早期介入,则带动下肢关节活动的肌肉会因安静卧床发生肌肉萎缩、肌力下降,术后虽然关节活动度正常,但肌力不足已经不可逆,无法再带动关节行走,最终使其恢复行走的手术目的落空。近年来国际髋关节置换术后的康复常规为：术前患者康复教育（体位宜忌、康复程序等）；术后第1天足背屈跖屈训练，第4天站立（持拐），第5～7天训练走路，第2周即可上下楼梯。由此保证了手术目的的实现。正如美国护理专家汉尼格所说：康复的哲学观点应从发病或受伤一开始就贯彻，这将大大提高治疗和康复的远期疗效。实际上如果把康复看作急性期治疗不可分割的一部分，往往就没有必要进行长期治疗了。

康复预防的重点应是早期预防。那种认为康复医学只是疾病后期、残疾后进行的工作的认识是一种误解。

2. 康复诊断

康复诊断即功能评定，是为制订康复目标（计划）评定并收集患者评定结果，对其功能能力进行全面评价的过程，是评定身心功能障碍的专门诊断技术。

（1）康复诊断的目的

康复诊断的目的是判定残疾的程度、疗效，以制订、调整训练计划；并通过评定，研究致残原因和康复投入的效益，为职能部门的决策提供依据。

（2）康复诊断的内容

康复诊断的内容主要有运动功能评定、感觉功能评定、疼痛评定、心肺功能评定、电诊断、日常生活活动能力（ADL）评定及残疾分类等。

（3）康复诊断的特点

① 康复诊断是定性与定量的统一。康复诊断不仅需要定性，更注重残疾程度的分级（定量）。

② 方法标准化、定量化。康复诊断多采用手法、目测、实物测定、仪器测定等方法（评定时患者与其治疗师的体位、肢位均是标准化、定量化、可重复的），对功能逐项评分，用量表记录结果。

③ 多次进行。一般每次训练前要评定主要项目，至少进行三次全面评定。

④ 各专业分别实施。在协作组会议上汇报结果，确定康复计划。

⑤ 单项评定与综合评定相结合，重视专项的综合评定。

3. 康复治疗

（1）康复治疗的目的

康复治疗的目的是运用以现代康复医学原理为基础的康复治疗方法训练患者，以最大限度恢复其功能能力，减轻残疾的影响，使其重返社会。

（2）康复治疗的内容

① 物理治疗（PT）。物理治疗是运用运动治疗以及电、热、冷、声、光等物理因子进行预防和治疗伤病的方法（如易化技术，见图1-2），康复医学的主要对象是运动功

能障碍,它以运动治疗为主要组成部分,以电/热/冷/声/光等物理的治疗作为辅助手段。目前西方多数国家中物理治疗的运动治疗器械/场地占据物理治疗的总面积的70%以上的空间。主要对躯干、肢体(尤其下肢)进行运动功能的评测和训练。物理治疗偏重人的生理功能的康复。

② 作业治疗(OT)。作业治疗是指导患者进行有目的的作业活动(图1-3~图1-5),以恢复其躯体(尤其上肢和手)的感觉运动功能、综合认知功能、社会心理功能、生活自理能力和职业能力。作业治疗偏重人的整体功能的康复。

③ 言语治疗(ST)。言语治疗主要通过训练矫正各种言语障碍和吞咽障碍。

④ 心理治疗。心理治疗是针对患者的心理/精神/情绪/行为异常进行的治疗。

⑤ 假肢/矫形器装配。利用各种假肢/矫形器/辅具/特殊护理系统等补偿、矫正或增强残疾者的功能(图1-6)。

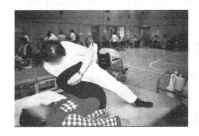

图1-2 易化技术(PT)

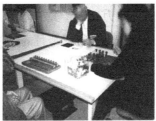

图1-3 手指精细动作训练(OT1)

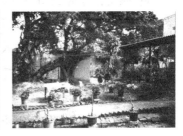

图1-4 园艺治疗(OT2)

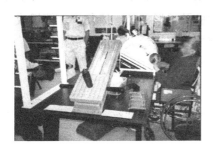

图1-5 砂板磨和手轮(OT3)

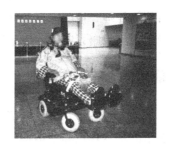

图1-6 用口棒控制电动轮椅

⑥ 中国传统康复治疗。此类如推拿按摩、针灸、导引、食疗、药疗等。

⑦ 康复护理。康复护理包括:执行基本护理任务;执行康复护理任务(体位/膀胱/肠道/压疮护理,以及康复心理护理;配合康复治疗部门,在病区辅助患者进行床上或床边的物理治疗、作业治疗、言语治疗;指导患者使用轮椅等器具;协助患者做体位转移);密切观察患者的生理、心理、生活等各方面情况,及时在协作组会议上反映,并

协助修订对患者的处理意见。

⑧ 其他。其他如文体治疗、职业咨询、社会工作等，对于增强患者身心健康，回归家庭、职业和社会都有很大的作用。

（3）康复治疗的特点

① 康复治疗是功能的再教育。康复治疗是由治疗师以及照护人员教给患者功能训练的方法，并亲身指导、协助。他们的爱心，教学态度，严格要求、表扬为主的教学方法，以及运用得当的训练技术是治疗成功的前提。

② 康复治疗强调主动参与。康复训练中，患者必须主动参与，这是治疗成功的关键。只有充分调动患者的积极性，康复治疗才能奏效。

③ 康复治疗是多学科的综合治疗。康复治疗由多学科专业人员组成协作组共同进行。主要治疗原则为同步进行、穿插安排，以发挥协同作用。

④ 康复治疗应长期坚持。康复治疗应从伤病的急性期早期介入，贯穿于治疗的始终。急性病在住院时即可进行肌力耐力训练、关节体操、日常生活活动训练等；脑卒中等较严重疾患应在急救后转入康复病房进行三个月的康复治疗，回到家庭或社区应该继续训练，重返职业后仍应坚持，称为"终身性康复治疗"。

（二）工作方法

由多学科专业人员组成协作组进行工作，称为"协作组工作方法"。协作组定期开会，对患者进行功能评定，拟订、修订康复目标、计划并进行总结，以便统一行动、共同协作，促进患者的功能恢复。

我国综合医院康复医学科协作组主要由康复医师、康复治疗师或物理治疗师、作业治疗师、言语治疗师、传统康复治疗师、假肢及矫形器师、康复护士等组成。国家和省市卫生部门负责组织康复医师、康复治疗师等康复技术人员的规范化培训。

四、康复医学的基本原则

对应残疾的三个水平，康复医学的基本原则是功能训练、整体康复、重返社会，体现了康复医学的基本观点和基本特征（表1-3）。

表1-3 残疾的层次和水平以及康复医学的基本原则、基本观点和基本特征

残疾的层次	残疾的水平	基本原则	基本观点	基本特征
功能损害	生物学水平	功能训练	功能观	功能的医学
能力受限	个体水平	整体康复	健康观	个体水平的医学
参与局限	社会学水平	重返社会	社会观	复权的医学

（一）功能训练

康复医学注重伤病引起的功能变化及恢复人体的功能活动。康复医学的功能观为：重

视功能评估,针对残疾者的功能损害采用多种方式进行功能训练。因此,康复医学也称为"功能的医学"。

(二) 整体康复

康复医学研究患者功能障碍的所有侧面,注重整体综合能力(如日常生活活动等)、心理健康/家庭和谐/职业/社会生活的评估和训练,即从整体看使其有些功能虽然不能/难以完全恢复,但仍能以科学方式达到生活自理和全面康复的目的。因此,康复医学亦称为"个体水平的医学"。

(三) 重返社会

残疾使人暂时离开社会主流,康复医学的目的是恢复其"全部生存权利",称为"复权的医学"。这种把医学服务与文明建设相结合的社会观与医学多模式的新观念一致,是患者获得全面康复的根本保障。

> **提示**
> 康复医学的基本原则充分体现了康复医学的三个基本观点和三个基本特征。

五、康复医学的重要地位

随着医学科学发展、人口逐步老龄化,老年病/工伤事故/交通事故/运动损伤/因伤致残者明显增多,疾病谱产生了慢性化、老年化、残疾化的变化,人们对康复服务的需求逐年增加。

世界卫生组织提出:健康是指在身体上、精神上、社会生活上处于一种完全良好的状态,而不仅仅是没有患病或衰弱现象。把健康看作多元的完善状态,恰恰与康复医学的目标不谋而合。

由于上述改变,医学模式逐步转变为生物—心理—社会医学模式,康复医学的基本原则/工作方法/专业队伍均顺应了新模式的需求,其重要地位、蓬勃的生命力和广阔的发展前景日益得到社会的认可。

第三节 康复服务

一、康复服务的途径

(一) 机构康复

机构康复指利用先进设备和现代康复技术,对伤病残者开展康复功能训练、心理疏导、辅助器具服务、职业和社会适应等多方面的康复，在综合医院康复科和专门的康复机构进行。

（二）社区康复

社区康复（CBR）是以社区为基础的康复，是为了使残疾人康复、均等机会获得、减少贫困和充分参与社会生活的一种社区整体发展战略。

（三）上门服务

上门服务是介于机构康复与社区康复之间的服务形式，它依托机构和社区的人力、知识和技术等康复资源，为伤病残者提供上门康复服务。

（四）信息服务

信息服务是通过多种媒体、信息网络等现代信息传播设施和技术，把康复知识和技术传播到康复机构、社区和家庭，以提供服务。

二、我国康复服务的主要形式

目前我国康复服务的模式是机构康复和社区康复相结合，以社区与居家养老康复为主的模式。近年来涌现了一些社会力量集资建立的私营或股份制的康复医院。

机构康复是社区康复的技术资源中心，以提高康复训练技术（协助提高下级医院的康复医疗技术水平，又派资深医生去下级医院出诊，随时指导下级医疗人员的诊治，以提高医疗水平）为主，可保障其科学性、有效性，是社区康复的后盾；社区康复以普及为主，是机构康复的延伸。两者关系密切，相辅相成。近年来，三级医院、二级医院与一级医院（社区卫生服务中心）组建"医联体"，建立三级康复网络。这对于促进机构康复与社区康复的融合，使康复对象在不同阶段都能得到及时、连续的服务，提高康复效益，起到了很好的推动作用。

三、"信息技术、互联网＋"在康复评价与训练中的应用

（一）信息技术在康复评价中的应用

1. 压力测试感应系统

人体足底的压力测试可评估下肢的平衡状况和功能，以及运动中/特定姿势下的力学和机能参数，比传统的平衡量表更精确，可实时检测，还可通过视觉生物反馈即时进行平衡功能的矫正训练。

2. 三维步态分析系统

三维步态分析系统具备完善的定量步态运动分析系统，通过比对由传感器获取的数据和正常参数，可直观显示患者评定值与正常均值的差异，实现对运动能力和疗效的准确分析。

3. 表面肌电测试系统

表面肌电测试系统可以安全、无创伤地测试肌电图。

4. 等速肌力测试和训练系统

等速肌力测试和训练系统是一种准确敏感地对运动功能量化的评定手段，可重复性和稳定性好，并可进行安全、精确的肌力测定和科学的肌力训练。

（二）信息技术在康复治疗中的应用

康复治疗的仪器设备正朝着电脑化方向发展。在康复训练中，可先将电脑的硬件改装调整，再设计治疗软件；通过电脑辅助康复训练，可以与患者实行实时互动，可提高患者参与康复的积极性，规范治疗程序，减轻治疗师的劳动强度，改善患者的功能水平。

1. 信息技术在物理治疗中的应用

信息技术在物理治疗中的应用包括电脑化的理疗仪、电脑控制牵引装置、电脑平衡反馈训练器和康复机器人及其控制技术等。

2. 信息技术在作业治疗中的应用

电脑上肢训练器是一种电脑化的上肢运动和肌力训练装置，适用于骨和神经系统疾病。

3. 信息技术在言语治疗中的应用

目前，已开发的言语训练软件和言语训练反馈系统改革了言语治疗的方法，患者可以自己利用电脑训练，还可以通过电脑反馈矫正发音等。

4. 信息技术在假肢、矫形器装配中的应用

电脑辅助的假肢接受腔设计软件结合3D打印后，大大提高了假肢设计和加工的精度与速度；脑—机接口技术是一种不依赖于脑的解剖传出通路，是在人脑与计算机/其他电子设备之间建立的直接交流和控制通道的适时通信系统。

（三）视频游戏在康复医学中的应用

视频游戏融合了很多新技术，能够帮助患者改善心情、坚持训练、提高功能能力，有极大的临床应用潜力。

1. 基于运动功能训练的视频游戏的应用

现在大量的视频游戏被设计为通过身体的动作驱动（跳舞、踢腿、拳击、虚拟清洁窗户等）的游戏，可提高患者的兴趣，改善其紧张水平和运动功能，起到控制体重、愉悦身心和健身等作用。

2. 基于虚拟现实技术的视频游戏的应用

虚拟现实技术是近年来多媒体发展的最新科技，利用电脑技术模拟真实环境，配合电脑的快速计算、绘图和动画处理，通过操作界面，让使用者在实时、交互的操作环境中达到学习、训练和模拟测试的目的。

目前已有可穿戴的精准反馈系统（可穿戴设备），配合远程康复治疗师对患者端游戏参数的设定，为每位患者实现一对一的实时指导—反馈—调整的循序渐进的居家康复训练的规范方案，能够帮助活动不便的患者在家里长期坚持康复训练。这是既科学有效又省时省力的康复诊疗利器，对老年病慢性病所致功能障碍者和残疾人的康复医疗的发展必将起到巨大的推动作用。此外，近年来，虚拟现实与增强现实技术、康复机器人技术和云计算等人工智能技术在国内外逐渐应用于康复诊疗、照护中。[①]

第四节　老年康复训练照护概述

一、老年人体和老年病的特点

（一）老年人体的特点

1. 衰老的概念

衰老是人体生长发育达到成熟期后，身体形态结构和生理功能出现的一系列不利于自身的退行性改变，如细胞减少、组织器官萎缩、生理功能降低、身体对环境的适应能力和免疫力下降。衰老的发生、发展在人体出现相关表现前就已经开始，且存在明显的个体差异。

2. 衰老的特征

衰老一般具有普遍性、渐进性和不可逆性；生理性衰老与病理性衰老共同存在、相互作用、现象复杂。个别长寿老人可有例外。

3. 老年人体的形态变化

身高，一般每10年下降1 cm；体重，一般呈下降趋势，但有的会发胖，如男性脂肪多沉积在腹部（苹果形体形），女性脂肪多沉积在腰部与臀部（梨形体形）；容貌变老，白发、皱纹增多。

4. 老年人体生理功能和心理的变化

（1）老年人体生理功能的变化

65岁老年人的心输出量较年轻人少30%~40%，心脏储备能力也逐年下降，易于出现期前收缩、心房颤动等；血压高和动脉硬化多发，易于发生心肌梗死、心功能不全。

[①] 戴红，姜贵云，王宁华. 康复医学. 4版. 北京：北京大学医学出版社，2019.

老年人的肺通气量为年轻人的50%~60%，肺换气量减退，胸式呼吸减弱，腹式呼吸增强，易于发生肺感染、阻塞性肺气肿、老年慢性支气管炎等病。老年人易于消化吸收减退、发生便秘，肝脏解毒与代谢功能降低；易于发生误吸；易于发生肾中毒，常出现尿频、尿急、尿失禁等，老年男性易发生前列腺肥大导致的尿潴留。老年人易出现记忆、认知功能减退问题。随着年龄的增长，老年人的性功能逐渐降低，且易发生老年性骨质疏松及骨折、骨质增生、肌力减弱或萎缩、无力等废用性综合征。

（2）老年人体心理变化

老年人的注意力、记忆力、反应速度均有所降低；情绪性格变化明显；易于出现抑郁焦虑等问题，是诱发心身疾病的不可忽视的危险因素。如果能够为老年人创造美好的新环境，经常进行丰富多彩的集体活动，为身体健康、尚有余力的老年人创造发挥余热的机会，通过系列文娱治疗、康复训练照护和及时的心理疏导，可以帮助老年人顺利度过这一心理过程。

（二）老年病的特点

老年病的发病多与衰老有关，往往症状体征不明显，急性病病程发展迅速，易于发生并发症；慢性病往往病程长，易于伴发功能障碍，疾病恢复慢；常常多种病同时存在，而同时用多种药物又易发生医源性的药物中毒。有些老年患者对运动治疗有怕痛、怕累的想法。

因此，对于老年病，不容易做出及时、正确的诊断，其治疗训练也需要特别细心谨慎，要轻柔无痛操作，照护人员尤其要随时认真观察病情的变化细节和患者的身心状况，随时向医务人员反映，以便及时抢救，不可掉以轻心。

二、老年康复训练的要点和注意事项

由老年人体结构、功能和心理的变化，以及老年疾病的特点可以将老年康复训练的要点归纳如下：

（一）采取科学方法，以亲切态度调动患者的训练主动性

采集病史时温和地询问患者/家属发病时的细节和感觉；评价时准确轻柔地操作，注意安全；根据评价结果，正确选择训练方法，并与患者共同制订康复计划；训练前耐心解说训练目的、方法、预期疗效及注意事项，取得患者的信任、理解和接纳，与患者建立良好的合作关系；训练中随时与患者沟通，了解最新的身体变化，及时修订计划、予以鼓励，以充分调动患者参与训练的积极性，促使其愉快地由被动训练、主动辅助训练过渡到主动训练并坚持下去，以发挥其最大潜能，获取最佳疗效。

> **提示**
>
> 康复训练成功的关键是充分调动患者的主观能动性。

（二）耐心地教给患者训练方法并认真督促完成

一旦确定训练计划，就要明确告诉患者及家属训练的时间、地点、持续时间、训练目标、动作步骤和要求；训练时耐心细致地讲授动作要领，对患者确能完成的操作认真地要求其按计划完成，不搞无原则迁就；患者疲劳时要暂时休息，说明训练的好处，表扬已有进步，鼓励其坚持到底；尊重患者，防止其自暴自弃，杜绝吆喝、呵斥患者等不正确的态度和行为。

（三）训练强度循序渐进、坚持"无痛"原则

老年人体较脆弱，训练要从小量开始，不可急于求成，不可引起疼痛，如发现训练引起患者不适或痛苦，需及时调整内容或强度，以使患者能长期坚持，并防止"误用性综合征"。一般对伤病引起的急性疼痛早期进行冷疗，对慢性疼痛先做温热治疗，待疼痛消失后再开始运动功能训练。

（四）诊疗中密切观察患者状况

一旦发生不适，应及时减慢训练节奏，逐渐停止，寻找原因并修订方案；如发现情况不好，要立即抢救，防止意外的发生。

（五）做好康复教育

训练中随时教育患者要遵循训练要点训练，严格遵守注意事项，牢记疾病加重或见好的指征，注重营养、运动和健康生活方式的保持，定期查体，及时复诊，以防疾病复发。

三、老年康复照护的要点和注意事项

临床病房是早期康复照护的重要场所，老年康复照护的要点和注意事项如下：

（一）及时通报患者身心情况，协助协作组制订/修订康复计划

老年康复护理人员与患者 24 h 在一起，有了解病情变化的优越条件，要密切观察病情，并及时向康复医师反映，协助修订康复计划。

（二）协助执行早期康复的措施

对于急性期患者的体位摆放、翻身，膀胱、肠道、压疮、心理护理等早期康复训练与康复护理措施，均需要老年康复人员指导、教育老年患者完成，要注重将这些训练融入日常生活中，并教会家属实施和辅助的方法。

(三) 指导康复辅具和生活辅具的使用

指导患者使用轮椅、假肢、矫形器等辅助用具是帮助患者生活自理的重要措施，可促进其功能得到最大限度的提高，避免并发症和遗留残疾。特别是早期离床、动静结合，良肢位摆放和关节活动度训练等都是预防心肺功能不全、骨和关节挛缩、肌肉萎缩的重要措施。

(四) 做好安全防护措施

床挡、拐杖等是预防老年人坠床、跌倒的重要措施。

(五) 健康教育

要做好病房卫生及物理治疗、作业治疗、言语治疗等健康教育。

> **提示**
>
> 照护人员的主要工作是配合康复护士完成康复护理工作，要细致入微地关怀与帮助老年患者，注意安全。

> **学习内容要点**
>
> 康复医学是一个独立的医学体系，具有坚实的理论基础、特定的医疗对象、专门的诊疗技术（现代康复诊疗技术）、工作方法和学科队伍，已被世界卫生组织列为与预防医学、治疗医学、保健医学并列的现代医学四大体系之一。它既不是临床医学后期的补充，也不是单纯的某一门医疗技术。康复医学在发达国家和部分发展中国家已发展很成熟，这些国家对该学科的庞大的社会需求、对功能障碍和残疾预防治疗的卓越疗效，以及良好的经济效益/社会效益进行了系统研究，并给予了充分的肯定和有力的推动。
>
> 康复训练/康复护理/康复心理都是康复医学的专门技术，具有科学有效的先进技术和细致入微的操作方法；老年人群是康复医学的主要服务群体，老年病的康复是康复医学的重要分支；老年人的康复训练、康复护理、生活照顾和心理调适对其功能的康复至关重要。所以在学习"老年康复训练照护"课程时，要牢记康复医学的基本概念、基本知识和基本技术，这样才能深入理解本课程的理念和精髓，从而真正掌握课程中各项技术的要领和注意事项。

练习题

一、单项选择题

1. 康复医疗的工作方法是（　　）。

A. 以康复医师为首的多学科协作组处理　　B. 康复医师和康复护士合作处理

C. 物理治疗师单独处理　　D. 康复护士单独处理

2. 康复医疗的对象是（　　）。

A. 慢性病老年病患者

B. 小儿麻痹患儿

C. 急慢性病损、老年病所致功能障碍者和残疾人

D. 急性脑血管意外患者

3. ICF分类中残疾的三个层次是（　　）。

A. 病损、残疾、残障　　B. 病损、残障、活动受限

C. 伤病、残疾、残障　　D. 功能损害、能力受限、参与局限

4. 康复医学的特征是（　　）。

A. 物理医学、运动医学、影像医学

B. 功能的医学、个体水平的医学、复权的医学

C. 核医学、团队医学、功能医学

D. 残疾医学、身心医学、中医学

5. 康复评定是（　　）。

A. 定性的评定　　B. 定量与定性的统一，以定量为主

C. 定量的评定　　D. 半定量的评定

6. 由于老年人反应迟钝，康复照护人员了解病情的方法是（　　）。

A. 不完全依靠主诉发现身体变化　　B. 完全不靠家属介绍

C. 照抄医生病历　　D. 全靠主诉发现身体变化

7. 调动患者参与康复训练的主动性方法最重要的是（　　）。

A. 训练中观察病情变化

B. 训练强度随时调整

C. 尊重患者

D. 采用科学方法/亲切态度与患者建立良好的合作关系

8. 康复医学不是（　　）。

A. 以治愈疾病为中心

B. 强调生物、心理、社会模式

C. 以推动人体功能能力和全部生存权利的恢复为目的

D. 以人体运动功能障碍和与之相关的功能损害为中心

9. 康复医学的最终目的是使康复对象（　　）。

A. 功能恢复　　　B. 生活自理　　　C. 回归职业　　　D. 恢复全部生存权利

10. 以下活动中，（　　）不属于ICF中"活动受限"的活动范围。

A. 就餐　　　B. 屈曲左手的小指　　　C. 言语交流　　　D. 盥洗

11. 康复医学的主要内容不包括（　　）。

A. 康复治疗学　　　B. 康复医学基础　　　C. 社区康复　　　D. 临床诊断学

12. 康复治疗的特点是（　　）。

A. 有教育的属性，多种治疗顺序安排，强调主动参与，应长期坚持

B. 物理治疗是首要的康复治疗，治疗一个阶段即可

C. 是功能的再教育，强调主动参与，多种治疗并列安排，应长期坚持

D. 需要态度和蔼，尊重患者，训练强度一般不变

13. 康复医学的一级预防是（　　）。

A. 已经发生功能障碍后，积极康复训练

B. 积极康复介入，以预防疾病继发的障碍/残疾的发生

C. 发病后需要积极的康复介入

D. 注意健身和合理生活方式，防止各类疾病，从而减少功能障碍发生的可能性

14. 人要恢复全部生存权利需要康复的领域包括（　　）。

A. 预防康复、残疾康复、术后康复

B. 心脏康复、肺康复、骨科康复、脑康复

C. 医学康复、教育康复、职业康复、社会康复

D. 肺康复、儿童康复、肾康复

15. 以下对老年患者康复照护的叙述中，错误的是（　　）。

A. 重护理，轻观察　　　　　　　　B. 做好安全防护工作

C. 指导康复辅具和生活辅具的使用　　D. 及时反映患者的身心状况

二、思考题

请简述ICF分类中残疾的三个层次。

答案

1. A；2. C；3. D；4. B；5. B；6. A；7. D；8. A；9. D；10. B；11. D；12. C；13. D；14. C；15. A

（戴　红）

第二章　老年健康状况评估

案例引入

1. 患者，女性，68岁，平素性格开朗，但近来自觉记忆力下降明显，情绪容易激动，日常生活多依赖丈夫照顾呵护。近日得知妹妹生重病后，开始失眠，渐渐担心害怕，不敢独处，烦躁气急，坐立不安，心悸胸闷，悲观绝望，厌食消瘦，大脑反应迟钝，不愿与人交往，感到口渴难忍半年有余，曾怀疑为干燥综合征，经治疗一直不见好转。既往高血压病史20年，无家族精神疾病病史。患者在家属陪同下前往医院就诊，查头部核磁共振（MRI）提示颅内多发点状缺血灶，头部核磁共振血管造影（MRA）提示脑动脉硬化。对于该患者的这种情况，你应该对其进行怎样的评估呢？

2. 患者，男性，72岁，左侧偏瘫5周，开始练习走路，但是左侧上肢屈曲、手指紧握，呈"挎篮"状，左膝难以屈曲，而是趋于伸展，呈"画圈"步态。该患者患侧肢体表现的是何种异常反射和运动模式？处于偏瘫恢复的哪一期？

请你带着以上问题学习本章内容。

学习目标

掌握：肌力的概念，肌力分级标准，肌力检查注意事项；关节活动度的评定方法，评定的适应证与禁忌证；平衡功能的分类，平衡功能评定的适应证、禁忌证，Berg平衡量表评分意义；心脏功能容量以及"梅脱"的概念；日常生活活动能力的定义，评估的基本方法和分类，Barthel指数的意义；老年抑郁量表和焦虑自评量表的意义。

了解：偏瘫运动功能评定的基本概念和原理，认知功能评定内容；关节活动度评定注意事项。

第一节 概　述

随着我国人口老龄化进程加快，老年人健康状况评估的需求日益凸显。由于老年人各器官系统在不断衰退，所遇到的健康问题也相应增多，他们往往不仅患有多种慢性疾病和老年病症，还兼有复杂的心理和社会问题。生理、心理和社会因素三者息息相关，共同影响老年人的健康状态。

为了实现老年人的健康愿望和较高层次的生活功能，需要制订以保护老年人健康和功能状态为目的的康复治疗计划，为达此目的需要全面评估老年人的健康状况。近年来国外推行的老年健康综合评估（CGA）模式，就是从老年人整体出发，多维度、全面、科学实施健康评估，是推行老年人健康管理的重要方法之一。

提示

老年健康综合评估表达了老年人躯体健康、功能状态、心理健康、社会适应能力、环境状况等方面的情况，因而可以客观量化地反映老年人的整体健康水平。

老年健康综合评估的内容大致可分为医疗、功能、心理和社会四大领域，本书将重点介绍功能评估。

一、医疗评估

老年人的多种慢性疾病发生于衰老的机体之内，疾病与衰老交织在一起。因此，首先应区别是衰老表现还是新发疾病的病理改变，需要针对具体患者仔细询问病史，其中特别强调当前用药史和过去史；其次，了解本次发病前疾病以及生存状态史对于目前正确诊断以及需要提供的护理模式具有十分重要的参考价值；最后，针对老年人的问诊具有特殊性，且难度较大，故而十分强调耐心，要注意问诊的技巧，有针对性地询问病史，只有这样才能获得较准确的信息。

（一）体格检查

体格检查的主要目的在于证实病史询问所做的初步诊断及选出需要鉴别诊断的疾病。老年人体检要强调视诊，从见到患者的第一眼就可开始诊断，要观察患者从进门至坐下的过程（如姿势、步态、活动能力），从椅子起身的过程（困难程度）以及总的身体状况（外观的健康状况、衣着梳洗状况、营养状况）。对于行动不便的老年人，应尽力减少体检中的体位姿势变化。可先采取坐位检查（血压、脉搏、头部、五官、颈部、心肺及上肢），后平卧位检查（腹部、乳腺、生殖泌尿、四肢脉搏、下肢），再侧卧位检查（肛门指检），最后让患者做直立行走试验，以了解平衡及步态。

（二）实验室检查

实验室检查通常先查血象、肝肾功能、血脂、血糖、尿常规、胸片和心电图等项目。若需要进一步检查，则需考虑该检查对患者的危险性、疾病的可治性以及治疗对预后和生活质量的影响，也需要了解患者和家属的意愿。尤其是选择有创性检查时，应全面考虑，以减少非必须或有创性检查对老年人的伤害。

二、功能评估

良好的功能状态和活动能力是维持老年人独立性的基础。功能能力评估是判断老年人整体身心健康和是否需要医疗和社会服务的重要指标。身心功能的改变最先反映在老年人日常生活功能方面，也是老年人最直接、最早期的患病信号。可以根据老年人功能能力评估的结果，来选择相应的临床照顾方式。

功能能力评估是一种描述能力及其受限程度的方法，全面评估老年人日常生活、休闲、职业和社会角色扮演等技能，能真实反映老年人的自我照顾、独立生活、活动能力以及参与社会活动情况。它既涉及单项躯体功能，如肌力评定、关节活动度（ROM）评定、平衡功能评定、认知功能评定、心肺功能评定等项目，也涉及独立生活能力、生存质量等方面，如日常生活活动能力、社会交往能力评估等。此外，还有针对疾病影响的专项评估，如偏瘫运动功能评定、疼痛评定等。

功能能力评估包括身心功能、个体活动能力以及社会活动能力三个层次。日常生活活动能力就包括三类：① 基本日常生活活动能力，即维持老年人基本生活所需的自我照顾能力，如穿衣服、移动、洗漱、沐浴、如厕和进食等；② 工具性日常生活活动能力，即老年人在家中自我照顾的能力，如煮饭、购物、洗衣、做家务、使用交通工具、处理财务、打电话、自行服药、整理花园等，可用 Lawton 工具性日常生活活动能力量表测定；③ 高级日常生活活动能力，包括老年人完成家庭、社会角色扮演、休闲娱乐、职业的能力。

根据老年人的生活自理依赖程度可将日常生活活动能力分为三个级别：① 无须他人协助（可用助行器）即可完成任务；② 在他人帮助下可以完成任务；③ 即使他人给予帮助也无法完成任务。研究资料表明，功能能力评估对住院老年人的病死率有预测作用。

功能能力状态的好坏往往与医疗决策息息相关。通过功能能力评估可明确疾病对功能能力的影响程度和实际状态，这样有利于制订治疗目标和照护计划，尽早对缺失的日常生活活动能力进行训练，有助于防止损伤向功能障碍和能力受限、参与局限发展，这正是老年康复和老年照护的努力目标。

三、心理评估

老年人认知功能减退很常见，痴呆亦随增龄而高发，故需要利用认知功能障碍的筛查工具进行系统评估，详见后文。

四、社会评估

老年人不仅有多种慢性疾病和老年综合征，还有复杂的心理和社会问题。社会评估的内容主要有：① 社会支持系统（家庭、朋友、社会资源），可用社会支持评定量表；② 经济来源，决定老年人能得到的医疗照顾和生活安排；③ 照护人员能力、工作量以及被接受程度，可使用照护者的负荷量表；④ 居住环境评估，并据此提出改善实际环境（设置坡道、扶手、升降马桶）等建议，以提高环境的安全性和老年人独立活动的能力；⑤ 社会心理问题评估，在适当时候应对老年人的个人价值观、精神寄托和临终意愿等问题进行讨论。通过上述评估，给老年人制订一个具备合理、可行、综合的康复干预措施的协调照护计划。

第二节 老年功能评估

一、徒手肌力检查

（一）概述

肌力是指肌肉收缩的力量，肌力的定量测定是评定肌肉功能的重要参数。肌力评定可反映肌肉骨骼系统及周围神经系统受损的程度及范围，主要用于评价各种原因所致肌肉功能损害的范围及程度，评定疗效。

徒手肌力检查法（MMT）因简便、实用、有效而被广泛采用并沿用至今。该方法将肌力分为6级，即0级、1级、2级、3级、4级、5级，其中3级是手法检查的重点，各级肌力的具体标准见表2-1。每一级又可用"＋"和"－"号进一步细分。如测得的肌力比某级稍强时，可在该级的右上角加"＋"号，稍弱时则在右上角加"－"号，以补充六级分法的不足。该方法的优点是无须特殊器械、应用面广，可对全身主要肌肉或肌群进行测试；缺点是定量分级较粗，较难排除测试者主观评价的影响，只能表明肌收缩力的大小,不能表明肌肉的耐力。

表2-1 肌力分级标准

级别	标准
0级	无可测知的肌肉收缩
1级	有轻微收缩,但不能引起关节运动
2级	在减重状态下能做关节全范围运动
3级	能抗重力做关节全范围运动,但不能抗阻力
4级	能抗重力,抗一定阻力运动
5级	能抗重力,抗充分阻力运动

(二) 主要肌肉的肌力评定

徒手肌力检查时应根据受检肌肉或肌群的功能,让患者分别处于不同的受检标准体位下,在减重、抗重力或抗阻力的状态下做规定动作,并使动作达到最大活动范围。根据肌肉活动能力及抗阻力的情况,按肌力分级标准来评定级别。各肌的具体测试方法见表2-2~表2-4。

表2-2 颈与躯干肌力手法测试

运动	主动肌	测试及评定		
		5级、4级、3级	2级	1级
颈屈	胸锁乳突肌; 斜角肌; 颈长肌; 头长肌	仰卧,抬头屈颈,能抗额部较大、中等阻力或不能抗阻	侧卧,托住头部时可屈颈	仰卧,屈颈时可扪到胸锁乳突肌活动
颈伸	斜方肌; 头半棘肌; 头夹肌; 颈夹肌	俯卧,抬头时能抗枕部较大、中等阻力,或不能抗阻	侧卧,托住头部时可仰头	俯卧,抬头时可扪到斜方肌活动
躯干屈	腹直肌	仰卧,髋及膝屈:双手抱头能坐起为5级,双手前平举能坐起为4级,仅能抬头及肩胛部为3级	仰卧,能屈颈抬头	仰卧,抬头时可扪到上腹部腹肌收缩

续表

运动	主动肌	测试及评定		
		5级、4级、3级	2级	1级
躯干伸	骶棘肌；腰方肌	俯卧，胸以上在桌沿外下垂30°，固定下肢：抬起上身时能抗较大、中等阻力，或不能抗阻	俯卧位能抬头	俯卧，抬头时可扪到背肌收缩
躯干旋转	腹内斜肌；腹外斜肌	仰卧，固定下肢，两手抱颈后能坐起同时向一侧转体为5级，双手前平举坐起及转体为4级，能旋转上体至一肩离床为3级	坐位，双臂下垂，能大幅度转体	同左，试图转体时可扪到腹外斜肌收缩
骨盆侧向倾斜	腰方肌	仰卧，向近侧提拉一腿，检查者双手握踝部向远端拉，须用大力、中等拉力、小拉力能对抗之	同左，能拉动一腿，不能抗阻	同左，试图提拉一腿时在腰部骶棘肌外缘可扪到腰方肌收缩

表2-3 上肢肌力手法测试

关节	运动	主动肌	测试及评定		
			5级、4级、3级	2级	1级
肩胛骨	内收	斜方肌；大、小菱形肌	俯卧，两臂稍抬起，使肩胛骨内收，阻力为将肩胛骨向外推	坐位，臂外展放桌上，使肩胛骨主动内收时可见运动	同左，试图使肩胛骨内收时可扪到肌收缩
	内收下压	斜方肌下部	俯卧，一臂前伸，内旋，使肩胛骨内收及下移，阻力为将肩胛骨下角向上外推	同左，可见有肩胛骨运动	同左，可扪到斜方肌下部收缩
	耸肩	斜方肌上部；提肩胛肌	坐位，两臂放松下垂，耸起两肩，阻力加于肩锁关节上方向下压	俯卧位，能主动耸肩	同左，试图耸肩时可扪到斜方肌收缩

续表

关节	运动	主动肌	测试及评定		
			5级、4级、3级	2级	1级
肩胛骨	外展外旋	前锯肌	坐位,上臂前平举,肘屈,上臂向前移动,肘不伸,阻力加于肘部,向后推	坐位,一臂向前放桌上,上臂前伸时可见肩胛骨活动	同左,上臂前伸时在肩胛骨内缘可扪到肌收缩
肩肱	前屈	三角肌前部;喙肱肌	坐位,上臂内旋,肘屈,掌心向下,上臂前上举,阻力加于上臂远端	向对侧侧卧,上侧上肢放滑板上,可主动前屈	仰卧,试图举臂时可扪到三角肌锁骨头收缩
	后伸	背阔肌;大圆肌;三角肌后部	俯卧,上臂后伸30°~40°,阻力加于上臂远端	向对侧侧卧,上肢放在滑板上后伸	俯卧,试向后抬臂时可扪到大圆肌、背阔肌收缩
	外展	三角肌中部;冈上肌	坐位,肘屈,肩外展至90°,阻力加于上臂远端	仰卧,上肢在滑板上能主动外展	同左,肩外展时可扪到三角肌收缩
	后平伸	三角肌后部	俯卧,肩外展,肘屈,前臂在床沿外下垂,上臂后伸,阻力加于上臂远端	坐位,肩外展,放滑板上能主动后伸	同左,试臂后伸时可扪到三角肌后部收缩
	前平屈	胸大肌	仰卧,肩外展,肘屈,前臂垂直向上,上臂前屈90°,阻力加于上臂远端	坐位,肩外展,放滑板上能主动前屈	同左,试臂前屈时可扪到胸大肌收缩
	外旋	冈下肌;小圆肌	俯卧,肩外展,肘屈,前臂在床沿外下垂,肩外旋,阻力加于前臂远端	俯卧,上肢在床沿外下垂,上肢可主动外旋	同左,试上肢外旋时,在肩胛外缘可扪到相应肌肉收缩
	内旋	肩胛下肌;胸大肌;背阔肌;大圆肌	俯卧,肩外展,肘屈,前臂在床沿外下垂,肩内旋,阻力加于前臂远端	俯卧,上肢在床沿外下垂,上肢可主动内旋	同左,试上肢内旋时在腋窝前、后襞可扪到内旋肌群收缩

续表

关节	运动	主动肌	测试及评定		
			5级、4级、3级	2级	1级
肘	屈	肱二头肌；肱肌；肱桡肌	坐位，上肢下垂，屈肘，测肱二头肌时前臂后旋，测肱桡肌时前臂中立位，测肱肌时前臂旋前，阻力加于前臂远端	坐位，肩外展，上肢放滑板上可主动屈肘	同左，试屈肘时可扪到相应肌肉收缩
	伸	肱三头肌；肘肌	俯卧，肩外展，肘屈，前臂在床沿外下垂，伸肘，阻力加于前臂远端	坐位，肩外展，上肢放滑板上可主动伸肘	同左，试伸肘时可扪到肱三头肌收缩
前臂	旋后	肱二头肌；旋后肌	坐位，肘屈90°，前臂旋前、旋后，握住腕部施加反方向阻力	俯卧，肩外展，前臂在床沿外下垂，可主动旋后	同左，试前臂旋后时于前臂上端桡侧可扪到相应肌肉收缩
	旋前	旋前圆肌；旋前方肌	同"旋后"测试姿势，做旋前运动	同"旋后"测试姿势，做旋前运动	同"旋后"测试姿势，旋前时在肘下、腕上可扪到肌肉收缩
腕	掌屈尺偏	尺侧屈腕肌	向同侧侧卧，肘屈，前臂旋后，腕向掌侧屈，同时向尺侧偏，阻力加于小鱼际	同左，前臂旋后45°，可做大幅度腕掌屈及尺偏	同左，试行运动时可扪到尺侧屈腕肌肌止点活动
	掌屈桡偏	桡侧屈腕肌	坐或卧位，前臂旋后45°，腕掌屈同时向桡侧偏，阻力加于大鱼际	同左，前臂旋后45°，可做大幅度腕屈及桡偏	同左，试行运动时可扪到桡侧屈腕肌肌止点活动
	背伸尺偏	尺侧伸腕肌	坐或卧位，前臂旋前；腕伸同时向尺侧偏，阻力加于掌背尺侧	同左，前臂旋前45°，可做大幅度腕背伸尺偏	同左，试行运动时可扪到相应肌肉肌止点活动

续表

关节	运动	主动肌	测试及评定		
			5级、4级、3级	2级	1级
腕	背伸桡偏	桡侧伸腕长、短肌	坐或卧位,前臂旋前45°,伸腕同时向桡侧偏,阻力加于掌背桡侧	同左,前臂旋后45°,可做大幅度运动	同左,试行运动时可扪到相应肌肉肌止点活动
掌指	屈	蚓状肌;掌侧、背侧骨间肌	坐或卧位,肘半屈,屈掌指关节同时维持指间关节伸,阻力加于近节手指掌面	前臂转至中立位,手掌垂直时,可主动屈掌指关节	试图屈掌指关节时可扪到掌心肌肉活动
	伸	伸指总肌;示指伸肌;小指伸肌	坐或卧位,肘半屈;伸掌指关节同时维持指间关节屈,阻力加于近节手指背面	前臂转至中立位,手掌垂直时,可主动伸掌指关节	试图伸掌指时可扪到掌臂背肌腱活动
	内收	掌侧骨间肌	坐或卧位,手指自外展主动内收,阻力加于2、4、5指内侧	有一定内收活动	在2、4、5指基部内侧可扪到肌腱活动
	外展	背侧骨间肌;外展小指肌	坐或卧位,肘半屈,伸掌指关节同时维持指间关节屈,阻力加于近节手指背面	前臂转到中立位,手掌垂直时,可主动伸掌指关节	试图伸掌指时可扪到掌背肌腱活动
近侧指间	屈	屈指浅肌	坐或卧位,固定掌指关节,屈曲近侧指间关节,阻力加于手指中节腹侧	有一定屈指活动	在近节手指掌侧可扪到肌腱活动
远侧指间	屈	屈指深肌	坐或卧位,固定近侧指关节,屈曲远侧指间关节,阻力加于手指末节指腹	有一定屈指活动	在中节手指掌侧可扪到肌腱活动

续表

关节	运动	主动肌	测试及评定		
			5级、4级、3级	2级	1级
拇指腕掌	内收	拇肌内收	拇指伸直,从外展位内收,阻力加于拇指尺侧	有一定内收动作	于1、2掌骨间可扪到肌肉活动
	外展	外展拇长、短肌	拇指伸直,从内收位外展,阻力加于拇掌骨桡侧	有一定外展动作	于桡骨茎突远端可扪到肌腱活动
	对掌	对掌拇肌;对掌小指肌	手心向上,使拇指与小指对指,阻力加于拇指与小指掌骨头掌面	有一定对掌动作	于大鱼际桡侧缘可扪到肌肉活动

表2-4 下肢肌力手法测试

关节	运动	主动肌	测试及评定		
			5级、4级、3级	2级	1级
髋	屈	髂腰肌	仰卧,小腿悬于桌沿外,屈髋,阻力加于股远端前方	向同侧侧卧,托住对侧下肢可主动屈髋	仰卧,试屈髋时于腹股沟上缘可扪到肌肉活动
	伸	臀大肌 腘绳肌	俯卧,测臀大肌时屈膝,测腘绳肌时伸膝,髋伸10°~15°,阻力加于股远端	向同侧侧卧,托住对侧下肢可主动伸髋	俯卧,试伸髋时臀部及坐骨结节下方可扪到肌肉活动
	内收	内收大、长、短肌;股薄肌;耻骨肌	向同侧侧卧,两腿伸展,检查者托住对侧下肢;髋内收,阻力加于大腿下端	仰卧,分腿30°,下肢放滑板上可主动内收	同左,试内收时可扪到股内侧部肌肉活动

续表

关节	运动	主动肌	测试及评定		
			5级、4级、3级	2级	1级
髋	外展	臀中、小肌；阔筋膜张肌	向对侧侧卧，对侧下肢半屈，髋外展，阻力加于大腿下端	仰卧，腿伸直，放滑板上可主动外展	同左，试外展时可扪到大转子上方肌肉活动
	外旋	股方肌；梨状肌；臀大肌；上下孖肌；闭孔内、外肌	仰卧，小腿桌沿外下垂，髋外旋，小腿摆向内侧，阻力加于小腿下端	仰卧，腿伸直，髋可主动外旋	同左，试外旋时可扪到大转子上方肌肉活动
	内旋	臀小肌阔筋膜张肌	仰卧，髋内旋，小腿摆向外侧，阻力加于小腿下端	仰卧，腿伸直；髋可主动内旋	同左，试内旋时可扪到大转子上方肌肉活动
膝	屈	股二头肌；半腱、半膜肌	俯卧，膝从伸直位屈曲，阻力加于小腿下端	向同侧侧卧，托住对侧下肢可主动屈膝	俯卧，试屈膝时可扪到腘窝两侧肌腱活动
	伸	股四头肌	仰卧，小腿在桌沿外下垂，伸膝，阻力加于小腿下端	向同侧侧卧，托住对侧下肢，可主动伸膝	仰卧，试伸膝时可扪到髌韧带活动
踝	跖屈	腓肠肌；比目鱼肌	俯卧，测腓肠肌时膝伸，测比目鱼肌时膝屈，踝跖屈，阻力加于足跟上向下推	侧卧，踝可主动跖屈	同左，试踝跖屈时可扪到跟腱活动
	内翻背伸	胫前肌	坐位，小腿下垂，足内翻的同时踝背伸，阻力加于足背内缘，向下外方推	侧卧，可主动使足内翻，同时踝背伸	仰卧，试做内翻背伸动作时可扪到胫前肌运动

续表

关节	运动	主动肌	测试及评定		
			5级、4级、3级	2级	1级
踝	内翻跖屈	胫后肌	向同侧侧卧,足在床沿外:足内翻同时跖屈,阻力置足内缘,向上外方推	仰卧,可主动使跖屈的足内翻	同左,试图使足内翻时可扪到内踝后腱活动
	外翻跖屈	腓骨长短肌	向对侧侧卧,使跖屈的足外翻,阻力加于足外缘向内上方推	仰卧,可主动使跖屈的足外翻	同左,试图使足外翻时可扪到外踝后腱活动
跖趾	屈	蚓状肌;屈𣎴短肌	侧卧或坐位:屈跖趾关节,阻力加于趾近节跖面	同左,有主动屈趾活动	观测到2~5趾微弱屈曲,可扪到𣎴近节跖面肌腱活动
	伸	伸趾长、短肌;伸𣎴短肌	仰卧或坐位,伸足趾,阻力加于近节趾骨背侧	同左,有主动伸趾活动	同左,试伸趾时可扪到足背腱活动
𣎴跖趾	内收	内收𣎴肌	仰卧或坐位,𣎴内收,阻力加于𣎴内侧	同左,有主动内收运动	可见微弱内收运动
	外展	外展𣎴肌;外展小趾肌	仰卧或坐位,足趾外展,阻力加于各趾外缘	同左,有主动外展运动	可见微弱外展运动
近侧趾间	屈	屈趾长、短肌	仰卧或坐位,屈趾,阻力加于趾近节跖面	同左,有主动屈趾活动	有微弱屈趾活动,可扪到𣎴近节跖面腱活动
远侧趾间	屈	屈趾长肌	仰卧或坐位,固定近节足趾;屈趾,阻力加于趾远节跖面	同左,有主动屈趾活动	有微弱屈趾活动
𣎴趾间	伸	伸𣎴长肌	坐或卧位,固定𣎴近节:伸𣎴,阻力加于𣎴远节背侧	同左,有主动伸𣎴活动	可扪到𣎴近节背侧肌腱活动

> **提示**
>
> 肌力功能测试及评价时的注意事项如下：
> (1) 正确的姿势、肢位和必要的固定。
> (2) 使患者了解测试要求、意义，避免假象动作，防止被假象动作蒙蔽，须在掌握解剖学、运动学的基础上认真进行检查。
> (3) 在肌力达4级以上时，抗阻须连续施加于被测关节远侧肢体，并保持与运动相反的方向。
> (4) 避免在运动后、疲劳时及饱餐后进行肌力测试。
> (5) 中枢神经系统病损后，当出现肌肉痉挛时，不宜进行肌力测试。
> (6) 在检查时要充分暴露检查部位。
> (7) 与健侧进行比较。

二、关节活动度评定

（一）概述

关节活动度（ROM）即关节活动范围，是指关节运动时所通过的运动弧。关节活动度检查是关节功能评定的主要内容，包括主动活动范围和被动活动范围。前者指作用于关节的肌肉随意收缩使关节产生运动时所通过的运动弧；后者指由外力使关节运动时所通过的运动弧。

1. 评定目的

① 确定关节活动范围受限的程度。

② 根据主动与被动关节活动范围的测量情况，明确关节活动受限的特点，区别关节僵硬与关节强直。

③ 为制定或修改治疗方案提供依据。

④ 决定是否需要使用夹板和辅助用具。

⑤ 疗效对比。

2. 适应证与禁忌证

（1）适应证

① 骨关节伤病及手术后患者。

② 肌肉伤病及手术后患者。

③ 神经系统疾病患者。

④ 其他原因导致关节活动障碍的患者。

⑤ 康复治疗的效果评定。

（2）禁忌证

① 关节急性炎症期。

② 关节内骨折未做处理。

（二）ROM 评定方法

1. 关节活动度检查的常用仪器

常用的检查关节活动度的仪器有测角计，包括普通测角计、方盘测角计以及一些测量特殊部位的尺子或带子等。

普通测角计［图 2-1（a）］是临床最常用的测量关节角度的器械。它有两个臂：移动臂，标有指针；固定臂，附有刻度盘。两臂于一端以活动轴固定，轴为测角计中心。使用普通测角计时，测角计轴心须与关节活动轴心一致，两臂与关节两端肢体长轴平行。

方盘测角计［图 2-1（b）］是一个中央有圆形分角刻度的正方形刻度盘，尤其适用于脊柱等难以使用普通测角计检查的部位。

2. 各关节活动度的具体范围及检查方法

全身所有的关节一般取解剖姿势为 0°。前臂的运动手掌面在呈矢状面上为 0°，轴、面的概念与解剖学一致。各关节活动度的测量方法以及正常值见表 2-5~表 2-8。

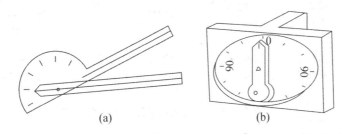

图 2-1　常用测角计

(a) 普通测角计；(b) 方盘测角计

表 2-5　上肢关节活动度测量

关节	运动	受检体位	测角计放置方法			正常值
			轴心	固定臂	移动臂	
肩	屈/伸	坐位或立位，臂置于体侧，肘伸展	肩峰	与腋中线平行	与肱骨纵轴平行	屈 0°~180° 伸 0°~50°
	外展	坐位或立位，臂置于体侧，肘伸展	肩峰	与身体中线平行	同上	0°~180°
	内旋/外旋	仰卧，肩外展 90°，肘屈曲 90°	鹰嘴	与腋中线平行	与前臂纵轴平行	各 0°~90°

续表

关节	运动	受检体位	测角计放置方法			正常值
			轴心	固定臂	移动臂	
肘	屈/伸	仰卧、坐位或立位，臂取解剖位	肱骨外上髁	与肱骨纵轴平行	与桡骨纵轴平行	各0°~150°
桡尺	旋前/旋后	坐位，上臂置于体侧，肘屈曲90°，前臂中立位	尺骨茎突	与地面垂直	腕关节背面（测旋前）或掌面（测旋后）	各0°~90°
腕	屈/伸	坐位或站位，前臂完全旋前	尺骨茎突	与前臂纵轴平行	与第2掌骨纵轴平行	屈0°~90° 伸0°~70°
腕	尺/桡侧偏	坐位，屈肘，前臂旋前，腕中立位	腕背侧中点	前臂背侧中线	与第3掌骨纵轴平行	桡偏0°~25° 尺偏0°~55°

表2-6 手部关节活动度测量

关节	运动	受检体位	测角计放置方法			正常值
			轴心	固定臂	移动臂	
掌指	屈/伸	坐位，腕中立	近侧指骨近端	与掌骨平行	与近侧指骨平行	伸0°~20° 屈0°~90° 拇指0°~30°
指间	屈/伸	坐位，腕中立	远侧指骨近端	与近侧指骨平行	与远侧指骨平行	近侧指间为0°~100° 远侧指间为0°~80°
拇指腕掌	内收/外展	坐位，腕中立	腕掌关节	与示指平行	与拇指平行	各0°~60°

表2-7 下肢关节活动度测量

关节	运动	受检体位	测角计放置方法			正常值
			轴心	固定臂	移动臂	
髋	屈	仰卧或侧卧，对侧下肢伸展	股骨大转子	与身体纵轴平行	与股骨纵轴平行	0°~125°
髋	伸	被测下肢在上	同上	同上	同上	0°~15°
髋	内收/外展	仰卧	髂前上棘	左右髂前上棘连线的垂直线	髂前上棘至髌骨中心的连线	各0°~45°
髋	内旋/外旋	仰卧，两小腿于床沿外下垂	髌骨下端	与地面垂直	与胫骨纵轴平行	各0°~45°

续表

关节	运动	受检体位	测角计放置方法			正常值
			轴心	固定臂	移动臂	
膝	屈/伸	俯卧、侧卧或坐在椅子边缘	股骨外髁	与股骨纵轴平行	与胫骨纵轴平行	屈 0°~150° 伸 0°
踝	背屈/跖屈	仰卧，踝处于中立位	腓骨纵轴线与足外缘交叉处	与腓骨纵轴平行	与第5跖骨纵轴平行	背屈 0°~20° 跖屈 0°~45°
	外翻/内翻	俯卧，足位于床沿外	踝后方两踝中点	小腿后纵轴	轴心与足跟终点连线的垂线	内翻 0°~35° 外翻 0°~25°

表 2-8　脊柱关节活动度测量

关节	运动	受检体位	测角计放置方法			正常值
			轴心	固定臂	移动臂	
颈部	前屈/后伸	坐位或立位，在侧方测量	肩峰	与前额面中心线平行	头顶与耳孔连线	前屈 0°~60° 后伸 0°~50°
	左、右旋转	坐位或仰卧，于头顶测量	头顶后方	头顶中心矢状面	鼻梁与枕骨结节的连线	各 0°~70°
	左、右侧屈	坐位或立位，于后方测量	第7颈椎棘突	第7颈椎与第5腰椎棘突的连线	头顶中心与第7颈椎棘突的连线	各 0°~50°
胸腰部	前屈/后伸	坐位或立位	第5腰椎棘突	通过第5腰椎棘突的垂线	第7颈椎与第5腰椎棘突的连线	前屈 0°~45° 后伸 0°~30°
	左、右旋转	坐位，臀部固定	头顶部中点	双侧髂嵴上缘连线的平行线	双侧肩峰连线的平行线	各 0°~40°
	左、右侧屈	坐位或立位	第5腰椎棘突	两侧髂嵴连线中点的垂线	第7颈椎与第5腰椎棘突的连线	各 0°~50°

（三）评定注意事项

① 被评定关节应充分暴露。

② 评定时检查者与被检查者均须保持正确体位，以保证检查结果的可靠性和可重复性。

③ 评定者应熟练掌握评定关节活动度的仪器操作。

④ 关节被动运动时手法要柔和，速度缓慢均匀，尤其对伴有疼痛和痉挛的患者要更慢、更柔和，以不引起/加剧疼痛与痉挛为宜。

⑤ 为防止其他关节出现代偿运动或构成关节的远端骨运动，而导致近端骨出现固定不充分的现象，检查者应辅助被检查者保持固定体位，并熟练掌握各关节运动时相应的固定方法。

⑥ 避免在按摩、运动及其他康复治疗后立即评定关节活动度。

三、偏瘫运动功能评定

（一）基本概念

1. 联合反应

联合反应指人体的中枢神经系统伤病时，大脑兴奋泛化，失去对脊髓中枢的抑制而导致的脊髓水平的原始反应的释放，主要表现在偏瘫初期健侧肢体进行抗阻力活动时，可诱发患侧肢体不随意的紧张性活动。它可表现为对称性、相反性，同侧性、对侧性，如健侧屈肘做抗阻力运动时可引起患侧肘关节屈曲（对称性），健侧屈膝做抗阻力运动时可引起患侧膝关节伸展（相反性）。

2. 共同运动

共同运动指肢体做随意运动时不能做单个关节的分离运动，只能做多个关节的同时运动。例如，患者只想做患侧肘屈曲，但是动作启动后在屈肘的同时还做了肩屈曲外展外旋、前臂旋后、肘屈、腕掌屈/尺偏和五指屈曲等多个关节的同时运动，形成"敬礼"动作，即典型的屈肌共同运动模式。共同运动的基本类型见表2-9。

表2-9 共同运动的基本类型

部位		屈肌共同运动	伸肌共同运动
上肢	肩胛带肌	向上和向后	前方突出
	肩关节	屈曲，外展，外旋	伸展，内收，内旋
	肘关节	屈曲	伸展
	前臂	旋后	旋前
	腕关节*	掌屈，尺偏	背伸，桡偏
	手指关节*	屈曲	伸展

续表

部位		屈肌共同运动	伸肌共同运动
下肢	骨盆带肌	上提	—
	髋关节	屈曲，外展，外旋	伸展，内收，内旋
	膝关节	屈曲	伸展
	踝关节	背屈，内翻	跖屈，内翻
	足趾	伸展	跖屈**

* 腕关节和手指关节，个体差异很大。

** 踇趾有时背屈。

3. 肌张力

肌张力是肌细胞相互牵引产生的力量，由肌肉静止松弛状态下所保持的紧张度称为肌张力。它是脊髓水平的牵张反射中的紧张性牵张反射或静态牵张反射，可以使肌肉在静止时仍保持一定的紧张度，以便维持身体各种姿势并为进行正常运动打下基础。异常肌张力分为肌张力减低（弛缓）、肌张力增高（痉挛）和肌张力障碍三类。

在正常人日常使用上、下肢的活动中，提举重物、支撑体重和行走占很大比例，故在医学中，上肢的屈肌和下肢的伸肌被命名为"抗重力肌"，其肌张力的正常与否与保持正确的姿势和运动模式的关系密切。

中枢性瘫痪患者的大脑皮层等高位中枢出现了伤病，致使其对下位中枢（如脊髓）的控制力减弱，所以此时其反射常常出现先消失（脊休克）、减弱（患侧肌弛缓），以及再亢进（痉挛）的改变。脑卒中患者会出现患侧肢体先瘫痪，弛缓，继而痉挛的表现，在患肢的抗重力肌中表现尤为明显（表现为上肢屈曲痉挛、下肢伸直痉挛的特征性姿势和运动模式）。

4. 痉挛评定

痉挛评定主要根据被测肌群肌张力是否增高来进行，若患者出现肌张力增高，通常采用改良的 Ashworth 量表（MAS，见表 2-10）进一步评定痉挛程度。

表 2-10　改良的 Ashworth 量表

分级	判定标准
0 级	正常肌张力：患肢被动活动时，在关节活动范围全程均无阻力
1 级	肌张力轻度增加：患肢被动活动时，在关节活动范围之末时呈现最小阻力，或出现突然卡住和突然释放
1 + 级	肌张力轻度增加：在关节活动范围前 50% 范围内突然卡住，在关节活动范围后 50% 范围内均呈现最小阻力

续表

分级	判定标准
2级	肌张力中度增加：通过关节的大部分活动范围时有较明显阻力，但患肢仍能被动活动
3级	肌张力重度增加：在关节活动范围全程均有阻力，被动活动困难
4级	肌张力极度增加：患肢被动活动时呈现僵直状态，阻力很大，不能活动

（二）两种瘫痪的区别

周围神经伤病所致瘫痪（简称周围性瘫痪）的恢复过程是肌力不断改善的量变过程。随着肌力的增强，其功能活动也随之改善，对其评价可采用肌力评价法。而中枢神经系统伤病所致的瘫痪（简称中枢性瘫痪）与周围性瘫痪的恢复过程不同，中枢神经系统的伤病可造成脊髓等低位中枢由于失去高位中枢的抑制，其各种原始反射释放，表现为肌张力增高，肌群间协调异常，出现联合反应、共同运动等脊髓水平的低级反应和异常运动模式等，故其恢复过程是一种肌张力和运动模式不断衍变的质变过程。单纯肌力的评价无法全面地评价中枢性瘫痪恢复的全过程，故其评价不宜采用肌力评价法，而推荐采用Brunnstrom（布朗斯兆穆）偏瘫运动功能评价法、Fugl-Meyer（富戈-梅尔）评价法等。

提示

两种瘫痪有本质的区别：周围性瘫痪只有肌力大小的不同（量变），中枢性瘫痪则主要是运动模式的异常（质变）。

（三）恢复六阶段理论

布朗斯兆穆对大量的偏瘫患者进行了观察，注意到偏瘫的恢复几乎是一个定型的连续过程，提出了著名的恢复六阶段理论。

阶段Ⅰ：患侧肌肉软瘫，肌张力消失。

阶段Ⅱ：出现肌张力、痉挛和联合反应，患者试图主动活动时出现不伴有关节活动的微弱肌收缩。

阶段Ⅲ：患者可随意引起不同程度的共同运动或其组成成分，痉挛明显，达到病程中的极值。

阶段Ⅳ：共同运动模式开始被打破，出现脱离共同运动模式的分离运动，痉挛减轻。

阶段Ⅴ：分离运动进一步改善，可以完成较难的功能活动，痉挛明显减轻。

阶段Ⅵ：共同运动模式完全消失，痉挛基本消失或轻微可见，协调运动、运动速度大致正常。

布朗斯兆穆以此理论为基础设计了 Brunnstrom 偏瘫运动功能评价表（表2-11）。该评价法简便易行，一般在临床检查中应用最多，但分级较粗，欠敏感，在科研中较少使用。

表2-11 Brunnstrom 偏瘫运动功能评价表

级别	上肢	手	下肢
Ⅰ级	弛缓，无任何运动	弛缓，无任何运动	弛缓，无任何运动
Ⅱ级	出现痉挛/联合反应，不引起关节运动的随意肌收缩	出现轻微屈指动作	出现痉挛/联合反应，不引起关节运动的随意肌收缩
Ⅲ级	痉挛加剧，可随意引起共同运动或其组成成分	能全指屈/勾状抓握，不能伸，有时由反射引起伸展	痉挛加剧：①随意引起共同运动或其组成成分；②坐位和立位时髋、膝可屈曲
Ⅳ级	痉挛开始减弱，出现一些脱离共同运动模式的运动：①手能置于腰后；②肩前屈90°（肘伸）；③肩0°，屈肘90°，前臂能旋前、旋后	能侧方抓握及拇指带动松开，手指能半随意、小范围伸展	痉挛开始减弱，开始脱离共同运动出现分离运动：①坐位，足跟触地，踝能背屈；②坐位，足可向后滑动
Ⅴ级	痉挛减弱，共同运动进一步减弱，分离运动增强：①上肢外展90°（肘伸展，前臂旋前）；②上肢前平举并上举过头（肘伸）；③肘伸展位，前臂能旋前、旋后	用手掌抓握，能握圆柱状及球形物，但不熟练，全指随意伸开，但范围大小不等	痉挛减弱，共同运动进一步减弱，分离运动增强：①立位，髋伸展位能屈膝；②立位，膝伸直，足稍向前踏出，踝能背屈
Ⅵ级	痉挛基本消失，协调运动大致正常；Ⅴ级动作的运动速度达健侧2/3以上	能进行各种抓握；全范围的伸指；可进行单指活动，但比健侧稍差	协调运动大致正常。下述运动速度达健侧2/3以上：①立位，伸膝位髋外展；②坐位，髋交替内外旋，伴踝内外翻

四、平衡功能评定

(一) 概述

1. 基本概念

(1) 平衡

平衡是人体或人体某一部位处于某种特定姿势或运动时以及受到外力干扰情况下，自动调整以保持姿势稳定及动态平衡的能力。人的平衡功能正常时，能够做到：保持体位；在随意运动中调整姿势；安全有效地对外来干扰做出反应。为了保持平衡，人体重心必须垂直地落在支持面上或范围内。换言之，平衡就是维持重心于支持面上的能力。

(2) 支持面

支持面指人在各种体位下（站立、坐、卧、行走）所依靠的表面，即接触面。站立时的支持面为包括两足底在内的两足间的表面。支持面的面积大小和质地均影响身体平衡。

(3) 稳定极限

稳定极限指正常人站立时身体倾斜的最大角度，是判断平衡功能的重要指标之一。在这个极限范围内，平衡不被破坏，人体重心能够安全地移动而无须借助挪动脚步或外部支持来防止跌倒。稳定极限的大小取决于支持面的大小和性质。正常人双足自然分开站在平整而坚实的地面上时，稳定极限的周长围成一个椭圆形。前后方向的最大摆动角度约为12.5°，左右方向为16°。

> **提示**
>
> 老年人的平衡功能由于生理功能的退行性变化而下降，其容易跌倒。通过对老年人进行平衡功能的评定和跟踪监测，有助于及早发现障碍、对可能发生的危险情况进行预测并及时采取有效的预防措施。

2. 平衡功能的分类

(1) 静态平衡

静态平衡是指身体不动时，维持身体于某种姿势的能力，如坐、站立、单腿站立、倒立、站在平衡木上维持不动等。

(2) 动态平衡

动态平衡是指运动过程中调整和控制身体姿势稳定性的能力。动态平衡从另一个角度反映人体随意运动控制的水平。坐或站着进行各种作业活动，站起和坐下、走、跑、跳等动作都需要个体具备动态平衡能力。

3. 平衡功能评定的适应证与禁忌证

（1）适应证

① 中枢神经系统损害，如脑外伤、脑血管意外、帕金森病、多发性硬化、小脑疾患、脑肿瘤、脑瘫、脊髓损伤等。

② 前庭器官功能障碍。

③ 骨科疾病或损伤，如下肢骨折、骨关节疾患、截肢、关节置换、颈部与背部损伤及各种运动损伤、肌肉疾患及外周神经损伤等。

④ 老年人。

⑤ 特殊职业（如飞行员）人群。

（2）禁忌证

① 下肢骨折未愈合。

② 不能负重站立。

③ 严重心肺疾病。

④ 发热、急性炎症。

⑤ 不能主动合作者。

4. 平衡功能的评定目的

① 确定是否存在影响行走或其他功能性活动的平衡障碍。

② 确定障碍的水平或程度。

③ 寻找和确定平衡障碍发生的原因。

④ 指导康复训练计划的制订。

⑤ 评定或监测平衡功能障碍康复训练的疗效。

⑥ 预测跌倒风险。

（二）主要评定方法

临床上可对平衡功能进行观察，也可采用定性评定、半定量评定和定量评定等方法对平衡功能做出评定。下文主要介绍观察法和 Berg 平衡量表。

1. 观察法

观察受试者的静态平衡和动态平衡的情况，作为平衡评定的初筛法，在临床中广泛应用。

2. Berg 平衡量表

Berg 平衡量表是平衡功能评定中最为常用的方法。Berg 平衡量表（表 2-12）包含 14 个动作项目，根据患者完成的质量，将每个评定项目均分为 0、1、2、3、4 五个功能等级予以记分。最低分为 0 分，最高分为 56 分。评分结果为 0~20 分，提示平衡功能差,患者需要乘坐轮椅;21~40分,提示有一定的平衡能力,患者可在辅助下步行;41~56分,则说明平衡功能较好,患者可独立步行;≤40分提示有跌倒的危险。检查工具包括秒表、尺子、椅子、小板凳和台阶。注意:测试用椅子的高度要适当。

表2-12 Berg平衡量表

序号	测定项目	功能等级				
		4	3	2	1	0
1	从坐位站起	不用手扶能够独立地站起并保持稳定	用手扶着能够独立站起	几次尝试后能自己用手扶着站起	需要他人少量的帮助才能站起或保持稳定	需要他人中等或最大量的帮助才能站起或保持稳定
2	无支持站立	能够安全站立2 min	在监视下能够站立2 min	在无支持的条件下能够站立30 s	需要若干次尝试才能无支持地站立达30 s	无帮助时不能站立30 s
3	无靠背坐位,但双脚着地或放在一个凳子上	能够安全地保持坐位2 min	在监视下能够保持坐位2 min	能坐30 s	能坐10 s	没有靠背支持,不能坐10 s
4	从站立位坐下	最少量用手帮助安全地坐下	借助双手能够控制身体的下降	用小腿的后部顶住椅子来控制身体的下降	独立地坐,但不能控制身体下降	需要他人帮助坐下
5	转移	稍用手扶着就能够安全地转移	绝对需要用手扶着才能够安全地转移	需要口头提示或监视能够转移	需要一个人的帮助	为了安全,需要两个人的帮助或监视
6	无支持闭目站立	能够安全地站10 s	监视下能够安全地站10 s	能站3 s	闭眼不能达3 s,但站立稳定	为了不摔倒,需要两个人的帮助

续表

序号	测定项目	功能等级				
		4	3	2	1	0
7	双脚并拢无支持站立	能够独立地将双脚并拢，并安全站立 1 min	能够独立地将双脚并拢，并在监视下站立 1 min	能够独立地将双脚并拢，但不能保持 30 s	需要别人帮助将双脚并拢，但能够双脚并拢站 15 s	需要别人帮助将双脚并拢，双脚并拢站立不能保持 15 s
8	站立位时上肢向前伸展并向前移动*	能够安全地向前伸出 >25 cm	能够安全地向前伸出 >12 cm	能够安全地向前伸出 >5 cm	上肢可以向前伸出，但需要监视	在向前伸展时失去平衡或需要外部支持
9	站立位时从地面捡起鞋	能够轻易且安全地将鞋捡起	能够将鞋捡起，但需要监视	伸手向下达 2～5 cm 且独立地保持平衡，但不能将鞋捡起	试着做伸手向下捡鞋的动作时需要监视，但仍不能将鞋捡起	不能试着做伸手向下捡鞋的动作或需要帮助才能免于失去平衡或摔倒
10	站立位转身向后看	从左右侧向后看，体重转移良好	仅从一侧向后看，另一侧体重转移较差	仅能转向侧面，但可以维持身体的平衡	转身时需要监视	需要帮助以防身体失去平衡或摔倒
11	转身 360°	在 ≤4 s 的时间内，安全地转身 360°	在 ≤4 s 的时间内，仅能从一个方向安全地转身 360°	能够安全地转身 360°，但动作缓慢	需要密切监视或口头提示	转身时需要帮助
12	无支持站立时将一只脚放在台阶或凳子上	能够安全且独立地站，在 20 s 的时间内完成 8 次	能够独立地站，完成 8 次用时 >20 s	无须辅助用具在监视下能够完成 4 次	需要少量帮助能够完成 >2 次	需要帮助以防止摔倒或完全不能做

续表

序号	测定项目	功能等级				
		4	3	2	1	0
13	一脚在前的无支持站立	能够独立地将双脚一前一后地排列（无距离）并保持30 s	能够独立地将一只脚放在另一只脚的前方（有距离）并保持30 s	能够独立地迈一小步并保持30 s	向前迈步需要帮助，但能够保持15 s	迈步或站立时失去平衡
14	单腿站立	能够独立抬腿并保持>10 s	能够独立抬腿并保持5~10 s	能够独立抬腿并保持≥3 s	试图抬腿，不能保持3 s，但可维持独立站立	不能抬腿或需要帮助以防摔倒

* 上肢向前伸展达水平位，检查者将一把尺子放在指尖末端，手指不要触及尺子。测量的距离是被检查者身体从垂直位到最大前倾位时手指向前移动的距离。如可能，要求被检查者伸出双臂以避免躯干旋转。

五、疼痛评定

疼痛作为一种复合感觉，其产生、调制与传导通路、反馈系统及相关的神经递质有关。疼痛包括感觉识别、情绪诱发、认知评价三个维度，常伴有生理、心理和痛行为学的改变；其表现千变万化，多数缺乏规律。

疼痛评定以评测患者主观上的痛体验为主，对主观感觉进行量化，科学地评估疼痛状况及疗效，以便制定/调整治疗方案。疼痛评定应该敏感、精确、可靠，足以检测出个体间的差异，并适用于临床条件。以下三个量表都是常用的将痛觉量化的单因素疼痛量表。

（一）视觉模拟评分法

视觉模拟评分法（VAS）是评价疼痛强度的较好方法。国内临床上通常采用中华医学会疼痛学分会监制的VAS卡（图2-2），也可以模拟该方法在白纸上做图完成。

具体方法为：在白纸上画一条长10 cm的线段，左端点为0（无痛），右端点为10（剧痛难忍），共11个数字，相邻两点距离为1 cm。给患者看的一面两个端点中间无刻度，嘱其根据感受的痛强度，在线段上点上一点表示。左端点与该点处距离对应的数值为痛强度，根据纸的另一面标刻度的线显示的痛点位置得出结果。

该方法的优点为：科学可靠，简单易行，灵敏度高，有量化指标便于统计。该方法是临床最常用的疼痛强度评价法，广泛用于评定疼痛治疗法的疗效，也可用作多维疼痛评价，但其评定结果受患者所受的教育程度的影响大。

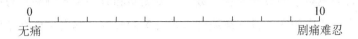

图 2-2 视觉模拟尺（VAS 卡）

（二）口头描述评分法

口头描述评分法（VRS）的具体实施方法为：将视觉模拟评分法与口述评分结合完成。口头描述评分法根据患者主诉将疼痛分级：0 级无痛；Ⅰ级痛（轻度痛）可忍受，生活/睡眠无干扰；Ⅱ级痛（中度痛）明显，要服镇痛药，睡眠受干扰；Ⅲ级痛（重度痛）剧烈不能忍受，需镇痛药，严重干扰睡眠，有自主神经紊乱、被动体位等现象。

该方法的优点是简单快捷、方便实用，适用于文化程度低及对抽象概念理解有困难的患者；其缺点是可靠性差，不适合科研。

（三）Wong-Baker 面部表情量表

Wong-Baker 面部表情量表（FPS）由六种面部表情及对应分值构成，程度从不痛到疼痛难忍（不痛→微痛→有些痛→很痛→疼痛剧烈→疼痛难忍，见图 2-3）。由患者选择图像或数字来反映最接近其疼痛的程度，Wong-Baker 面部表情量表与视觉模拟评分法有很强的相关性，可重复使用。

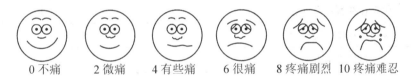

图 2-3 Wong-Baker 面部表情量表

该方法适用于交流困难患者，如儿童（3~6 岁）、老年人、意识不清/不能用言语表达的患者。

此外，常用的疼痛评定方法还有莫克吉尔疼痛问卷（为多因素疼痛问卷）、疼痛行为量表（以评定疼痛行为为主）、医用红外热像技术（客观的评测疼痛方法，需要与 CT、MRI 等其他检查结果比对）等。

六、认知功能评定

认知是指人在对客观事物的认识过程中感觉输入信息的获取、编码、操作、提取和使用的过程，也是输入和输出之间产生内部心理的过程，这一过程包括知觉、注意、记忆及思维等。认知功能障碍是脑的高级功能障碍。

记忆的测定方法有韦氏记忆测验等；注意的测定方法有韦氏记忆测定中的数字长度分测验，韦氏智力测验中的算术测验、数字广度测验和数字符号测验；思维的评定有修订韦氏成人智力测验中的图片排列测验和卡片分类测验等。本书主要介绍两种简易的认知功能评定方法。

（一）简明精神状态检查表

简明精神状态检查（MMSE）表是一种适用于老年认知功能障碍的筛查工具（表2-13），可用于社区人群大规模筛查，也可作为临床医师建立认知功能损害的诊断依据，是最具影响力的认知缺损筛查工具之一。

表 2-13 简明精神状态检查（MMSE）表

题号	检查内容	评分	（对）	（错）
1	今年的年份？		1	0
2	现在是什么季节？		1	0
3	今天是几号？		1	0
4	今天是星期几？		1	0
5	现在是几月份？		1	0
6	你现在在哪一省（市）？		1	0
7	你现在在哪一县（区）？		1	0
8	你现在在哪一乡（镇、街道）？		1	0
9	你现在在哪一层楼上？		1	0
10	这里是什么地方？		1	0
11	复述：皮球		1	0
12	复述：国旗		1	0
13	复述：树木		1	0
14	100-7 是多少？		1	0
15	93-7 是多少？		1	0
16	86-7 是多少？		1	0
17	79-7 是多少？		1	0
18	72-7 是多少？		1	0
19	用手拿纸		1	0
20	将纸对折		1	0
21	放在大腿上		1	0

续表

题号	检查内容	评分	（对）	（错）
22	复述：四十四只石狮子		1	0
23	辨认：铅笔（出示铅笔问：这东西叫什么名字？）		1	0
24	辨认：手表（出示手表问：这东西叫什么名字？）		1	0
25	说出一个完整句子（含主语、谓语、宾语）		1	0
26	回忆：皮球		1	0
27	回忆：国旗		1	0
28	回忆：树木		1	0
29	闭上眼睛按卡片上书写的指令动作		1	0
30	按样做图		1	0

注：① 计分法为：正确回答或完成1项计1分，30项得分相加为总分。
② 结果因文化程度不同而异：文盲≥17分，小学生≥20分，中学生及以上者≥24分为正常。

（二）认知功能筛查量表

认知功能筛查量表是一套筛查痴呆的神经心理量表（表2-14），可以对定向、注意、心算、远时记忆、新近记忆、结构模仿、语言（命名、理解、书写）、概念判断等做出定量评价。

表2-14 认知功能筛查量表

序号	项目	评分
1	今天是星期几？	
2	现在在哪个月？	
3	今天是几号？	
4	今天在哪一年？	
5	这里是什么地方？	
6	请说出8、7、2这三个数字	
7	请倒过来说刚才的三个数字	
8	请说出6、3、7、1这四个数字	
9	请听清6、9、4这三个数字，然后从1数到10，再说出6、9、4这三个数字	
10	请听清8、1、4、3这四个数字，然后从1数到10，再说出8、1、4、3这四个数字	
11	从星期日倒数至星期一	

续表

序号	项目	评分
12	9+3等于几？	
13	再加6等于几？（在9+3的基础上）	
14	18减5等于几？	
15	记住这几个词/数字，等一会儿我会问你（帽、汽车、树、26）	
16	快的反面是慢，上的反面是什么？大的反面是什么？硬的反面是什么？	
17	橘子和香蕉是水果类，红和蓝属于哪一类？	
18	这是多少钱？①_____分；②_____分	
19	我刚才让你记住的第一个词是什么？	
20	第二个词是什么？	
21	第三个词是什么？	
22	第四个词是什么？	
23	110减7等于几？	
24	再减7等于几？	
25	再减7等于几？	
26	再减7等于几？	
27	再减7等于几？	
28	再减7等于几？	
29	再减7等于几？	
30	再减7等于几？	

注：① 计分法为：答对1题得1分，30项得分相加为总分。
　　② 痴呆标准：≤20分。

七、心肺功能评估

（一）心功能评估

1. 概述

冠心病是目前危害老年人健康的主要身心疾病之一。心功能是指心脏做功能力的限度，取决于心脏的收缩和舒张功能，也受心脏负荷和心率的影响。心脏功能容量又称为体力工作容量，是体力活动的最高限度。测定心脏功能容量一般使用平板或踏车运动试验，测定时应从最低负荷量开始。在测定时须有医生在场，连续监测心电图，直至体力疲惫或出现症状时，即达到终点的负荷量，折算成梅脱（METs），即是心脏或体力工作容量。

机体在坐位休息时，摄氧 3.5 ml/(kg·min)，即为 1 梅脱。梅脱是用来度量心脏功能容量的基本单位，用以指导患者的生活自理、家务、体育娱乐、职业等活动。应用梅脱测定指导康复活动时，应参考各种活动的能量消耗水平（表 2-15）。

表 2-15 各种活动的能量消耗水平（用梅脱衡量）

能量消耗	活动项目
小于 3 METs	洗漱、剃须、穿衣、案头工作、洗盘子、开车、轻家务
3~5 METs	擦窗、耙地、使用自动除草机、铺床/脱衣服、搬运 13~27 斤重物
5~7 METs	花园中简单挖土、手工修剪草坪、慢速爬楼梯、搬运 27~55 斤重物
7~9 METs	锯木、较重挖掘工作、中速爬楼梯、搬运 55~80 斤重物
大于 9 METs	搬运大于 80 斤重物、快速爬楼梯、大量铲雪

注：1 斤 = 500 g。

2. 纽约心脏病学会心功能分级

美国纽约心脏病学会（NYHA）心功能分级是目前最常用的心功能分级方法，主要根据患者的呼吸困难或者乏力等症状进行分级。此分级方法的缺点是其依赖主观感觉分级，缺少客观指标，评估者判断的差异较大、患者表达能力差会影响分级的准确性，难以区分引起症状的原因是心源性还是肺源性的。但此分级方法已应用多年，被广泛接受，目前仍有较大的使用价值。具体分级如下：

Ⅰ级：体力活动不受限，一般的体力活动不引起过度的乏力、心悸、气促和心绞痛。

Ⅱ级：轻度体力活动稍受限，一般的体力活动即可引起心悸、气促等症状。

Ⅲ级：体力活动明显受限，休息时尚正常，但低于日常活动量即可引起心悸、气促。

Ⅳ级：体力活动完全丧失，休息时仍有心悸、气促。

3. 运动试验

运动试验在心血管疾病康复中的应用见表 2-16。

表 2-16 运动试验在心血管疾病康复中的应用

序号	应用
1	调整住院过程中的身体活动量
2	出院前评价
3	制定运动处方，预告危险
4	用于心导管检查、药物治疗或运动方案的筛选
5	确定所需运动程序（监测/不监测，医务人员在场/不在场）
6	作为随访检查内容的一部分

(1) 运动试验分类

按照运动大小，运动试验可分为：低水平运动试验（一般主张用于急性心肌梗死、冠脉搭桥术后等住院过程中，以及出院前评价）；次极限量运动试验（可用于复工以及制定运动处方等心脏功能容量测定）。应注意的是，试验终点不应以心率标准确定，而应以试验中出现的症状，如心绞痛、呼吸困难或运动引起血压下降不小于 10 mmHg、连续 3 个以上室性早搏或室性心动过速为终点，此即症状限制性运动试验。

(2) 低水平运动试验

① 平板试验方法。应用 Bruce 运动试验方案，颇为适合。

② 踏车试验方法。此试验方法试验时等量递增负荷运动量。不同的负荷运动量分别对应 1~8 级，每级 2~3 min，起始负荷量为 25~30 W（1W = 0.102 kg·m/s），速度为 35~100 转/min，理想速度为 90 转/min。

③ 二阶梯运动试验方法。本方法简便易行，1/2 单倍量试验相当于 4 METs，单倍量和双倍量试验分别相当于 5.6 METs 和 6.7 METs。

患者进行以上低水平运动试验时，应有医生在场监护，心率一般不应超过 115 次/min，出现症状时，应根据表 2-17 终止运动试验标准及时停止。

表 2-17 终止运动试验标准

序号	表现
1	出现胸痛、疲乏、呼吸困难、心悸、头晕等症状
2	有冒冷汗、苍白、步态不稳、低血压等体征
3	有室性心律失常，有意义的 ST 段偏移，房室或室内传导阻滞等心电图改变
4	收缩压达 225 mmHg，舒张压较休息时升高 20 mmHg 以上
5	血压不升或下降 10 mmHg 以上
6	被检人不愿继续进行试验

(3) 应用 METs 指导康复活动的方法

在心血管疾病康复中，体力活动既不应不足，也不应过度，只有这样才能取得更好的疗效。应用 METs 指导康复活动，特别是用于冠心病的康复，是较为科学有效的方法。

(二) 呼吸功能评估

在进行呼吸功能评估时需要考虑两个重要影响因素：

① 精神因素。呼吸受精神因素的直接影响较多。呼吸功能检查需要患者高度配合，往往合作程度的高低明显影响检测结果。因此，必须重复多次进行，取其比较恒定的

值，并且一般以 ±20% 为其正常范围。

② 呼吸系统状态。在不同的呼吸系统状态，呼吸功能改变也较明显。例如，某人在呼吸道炎症情况下和消除呼吸道炎症后均进行检查，往往两次结果有较大差别。因此，必须注意前后动态检查中基本条件的一致性。

呼吸功能评估包括主观症状的评估和客观检查两大类。对于老年患者，首先要进行的就是主观症状的评估。

1. 主观症状的评估

主观症状的评估通常以有无出现气短、气促症状为标准。一般采用六级制，即按日常生活中出现气短、气促症状，分成六级，主观症状分级见表 2 - 18。

表 2 - 18 主观症状分级

分级	临床表现
0 级	虽存在不同程度的呼吸功能减退，但活动如常人。日常生活能力不受影响，即和常人一样，并不过早出现气短、气促
1 级	一般劳动时出现气短，但平常尚未出现气短
2 级	平地步行不气短，速度较快，但登楼、上坡时，同行的同龄健康人不感到气短而自己感觉气短
3 级	慢走不足百步出现气短
4 级	进行讲话或穿衣等轻微动作时出现气短
5 级	安静时也出现气短，无法平卧

2. 用肺功能检查来评估

采用肺功能检查仪等来评估气流受限的严重程度，可测出的最常用的指标如下：

① 用力肺活量（FVC）：用力吸气后缓慢而完全呼出的最大空气容量。

② 第一秒钟用力呼气量（FEV_1）。

③ FEV_1 占预计值的百分比（FEV_1）。

④ FEV_1/FVC。

以 FEV_1 下降的幅度对慢性阻塞性肺病（COPD）严重程度做出分级，见表 2 - 19。

表 2 - 19 COPD 严重程度的评估

分级	分级标准
0 级：高危	具有患 COPD 的危险因素，有慢性咳嗽、咳痰症状，肺功能正常
Ⅰ级：轻度	$FEV_1/FVC < 70\%$，$FEV_1 \geq 80\%$ 预计值，有或无慢性咳嗽、咳痰症状
Ⅱ级：中度	$FEV_1/FVC < 70\%$，50% 预计值 $\leq FEV_1 < 80\%$ 预计值，有或无慢性咳嗽、咳痰症状

续表

分级	分级标准
Ⅲ级：重度	$FEV_1/FVC<70\%$，30%预计值≤FEV_1<50%预计值，有或无慢性咳嗽、咳痰症状
Ⅳ级：极重度	$FEV_1/FVC<70\%$，FEV_1<30%预计值，或FEV_1<50%预计值，伴慢性呼吸衰竭

3. 起立坐下评估法

起立坐下评估法（STS）是一种老年人简易心肺功能评估法，是一种与运动相关的功能和身体表现的测量方法，与6分钟步行运动试验有较好的相关性，最早用于预测死亡率，近年来用于评估老年人功能能力。近年研究证实，30 s STS 就具有很好的评估功能能力，可作为预测死亡率的一项指标。具体测试方法见表2-20、表2-21。

表2-20　30 s椅子"坐立"测试

从座椅上站起、坐下，连续重复30 s，计数。
仪器：43 cm左右无扶手椅子一把、秒表。
测试指标：受试者在30 s内的起坐次数。
标准动作：受试者双手交叉于胸前，从站立姿势开始坐下，其背部挺直，不能贴于椅背；起立时要求膝完全伸直。当测试人员发出开始口令后，受试者以最快的速度进行站立动作。记录30 s内的完成次数。不正确的站立姿势将不被计数

表2-21　测试结果分级

参考值	优	良好	中等	较差	差
30 s连续坐椅次数	>22	18~22	15~18	12~15	<12

4. 计时步行距离测定

计时步行距离测定适合运动能力较差的患者的心肺运动试验，包括6分钟步行运动试验和12分钟步行运动试验。前者较为常用，测定在特定的时间内一定水平过程中受试者可步行的距离。

该检查的优点在于需要用的设备少，结果重复性好，并且适用于不能进行平板或者功率自行车运动试验者或者严重虚弱者，而且结果与最大运动试验的耗氧量相关，与功能状况相关。6分钟步行运动试验适应于心肺功能受损较严重的患者，因为轻度功能受损时步行距离不受限制。

5. 其他呼吸功能测定方法

U形管试验、屏气试验、吹蜡烛试验（将点燃的蜡烛放于口前10 cm处，令患者吸气后用力吹蜡烛，使蜡烛火焰飘动直至熄灭）、吹瓶试验、数数法（标准的数数法要求患者深吸气后以大约每秒1个数的速度均匀数数，观察其最大数数能力）等。这些方法较为粗略，但简单易行，可用于一般治疗前后对比观察。

八、日常生活活动能力评定

(一) 概述

日常生活活动（ADL）能力是指人们为了维持生存或适应生存环境的需要，每天必须进行的，与衣、食、住、行、交往密切相关的最基本、最具有共性的活动。日常生活活动能力包括手臂活动、转移、行走、使用交通工具、穿衣、修饰、洗漱、就餐、如厕、洗浴、做家务、表达、交流，以及对常识事物的恰当认知反应等的能力。ADL 能力与患者生活质量、医疗费用、死亡风险以及医疗资源消耗、社会养护等方面息息相关，是老年患者功能评估的重要内容之一。

(二) 评定方法

有多种方法可以用于评定 ADL 能力，本书重点介绍以下两种方法。

1. 龙氏日常生活能力评定量表

深圳大学第一附属医院王玉龙教授及其康复团队设计研发了一种日常生活情景图示的评价量表，即龙氏日常生活能力评定量表，该量表一经问世即得到国际康复医学界以及 WHO 的重视与推荐，2018 年成为我国对失能患者进行等级划分的国家标准《功能障碍者生活自理能力评定方法》（GB/T 37103—2018）。该量表将 ICF 理论应用到制定的评估标准中，可以全面、准确地辨识对象及其生活自理能力等级需求。龙氏日常生活能力评定量表突出了健康和环境因素的理念，其评定内容不仅包括日常的生活活动，还包括交流、社会参与以及环境等内容，其评定的项目都与我国普通民众的生活活动能力密切相关，也是长期护理服务的重要内容，能够较全面地反映被评估者的实际能力。

该量表首次将 ADL 能力分为三个层次，即床上人、家庭人、社会人。依据不同层次，康复的终极目标与对策有所不同。量表以关键问句"能否自己下床""能否自己到户外"为线索，确定评定对象所属的人群层次，每个层次包括三个方面的评定，分值对应三个等级，分别是：床上人，包含大小便控制、进食、娱乐等内容；家庭人，包含如厕、清洁、家务等内容；社会人，包含小区锻炼、购物、社区活动等内容。评分越高，自理能力越强。具体参见图 2-4、图 2-5。该量表的评估结果可以直接作为老年人照护需求的标准，以及进一步康复治疗方案的依据。该量表的意义在于可以准确、快速、简便地辨识人的生活自理能力。通过龙氏日常生活能力量表建立的失能等级评定模型，可以了解老年人群中生活自理能力各个等级的比例。随着年龄的增长，老年人生活自理能力发生变化。通过分析引起失能的原因，了解导致不同功能等级的病因，能够为疾病和失能的预防提供重要的依据。

评定流程如图 2-4 所示。

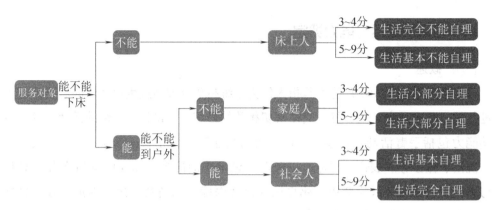

图2-4 龙氏日常生活能力评定量表的评定流程

评定内容如图2-5所示。

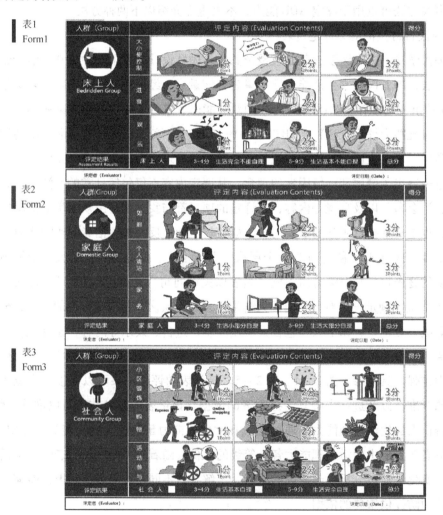

图2-5 龙氏日常生活能力评定量表的评定内容

2. Barthel 指数

Barthel 指数（BI）评定是国际康复医学界常用的方法。该评定方法简单易掌握，信度、效度和灵敏度均较高，可用于预测治疗效果、住院时间和评估预后情况。BI 是通过对 10 项活动独立程度打分来区分等级的（表 2-22），总分为 100 分，0 分表示完全依赖；大于 60 分为轻度功能障碍，生活基本自理；41~60 分为中度功能障碍，生活部分依赖；20~40 分为重度功能障碍，生活绝大部分依赖；20 分以下为特重度功能障碍，生活基本依赖。

提示

对于 BI，总分分值 60 分是被检测者能否独立的分界点。

表 2-22 Barthel 指数评定标准

序号	日常活动项目	独立	部分独立	较大依赖	完全依赖
1	进食	10	5	0	
2	洗澡	5	0		
3	修饰（洗脸、梳头、刷牙、刮脸）	5	0		
4	穿衣（包括系鞋带）	10	5	0	
5	控制大便	10	5（偶失禁）	0（失禁）	
6	控制小便	10	5（偶失禁）	0（失禁）	
7	如厕（包括拭净、整理衣裤、冲水）	10	5	0	
8	床椅转移	15	10	5	0
9	行走（平地行走 50 m）	15	10	5	0
10	上下楼梯	10	5	0	

3. 社会功能活动问卷

社会功能活动问卷（FAQ）（表 2-23）是典型的工具性日常生活活动能力（IADL）评定，信度和效度较高，项目较全面。社会功能活动问卷所得分数越高，障碍越重，正常标准为低于 5 分；大于或等于 5 分为异常。

4. 功能独立性评定

功能独立性评定（FIM）是评定独立生活能力的主要方法之一，1983 年由美国物理医学与康复学会制定，并列入"医学康复统一数据系统"。FIM 在 Barthel 指数的基础上增加了交流与认知项目。

表 2-23 社会功能活动问卷

序号	评定项目	正常或从未做过,但能做 (0分)	困难,但可单独完成或从未做过 (1分)	需要帮助 (2分)	完全依赖他人 (3分)
1	每月平衡收支的能力、算账的能力				
2	患者的工作能力				
3	能否到商场买衣服、杂货和家庭用品				
4	有无爱好,会不会下棋和打扑克				
5	会不会做简单的事,如点炉子、泡茶等				
6	会不会准备饭菜				
7	能否了解最近发生的事件（时事）				
8	能否参加讨论和了解电视、书和杂志的内容				
9	能否记得约会时间、家庭节日和吃药				
10	能否拜访邻居、自己乘公共汽车				

九、老年心理评定

（一）概述

老年人随着增龄而机体日趋衰老，各项功能呈线性下降。随着健康状态和社会环境的改变，老年人的心理状态也不同程度地发生变化，可能出现一些心理健康问题。因此有必要进行老年心理评定，为制订康复干预、护理照护计划提供依据。

（二）老年心理评定方法

1. 老年抑郁量表

老年抑郁量表（GDS）（表 2-24）为 56 岁以上者的专用抑郁筛查量表，用以评估老年人一周以来最切实的感受。该量表共有 30 个条目，包括以下症状：情绪低落，活动减少，容易激惹，存在退缩痛苦的想法，对过去、现在与未来消极评价。每个条目要求被测者回答"是"或"否"，10 个条目（第 1、5、7、9、15、19、21、27、29、30 项）回答"否"为抑郁表现，其他 20 个条目回答"是"为抑郁表现。抑郁表现每项计 1 分。总分为 0~10 分，属正常；11~20 分，为轻度抑郁；21~30 分，则为中重度抑郁。

表 2-24 老年抑郁量表

问题	回答
1. 你对生活基本上满意吗？	是　否
2. 你是否放弃了许多活动和兴趣？	是　否
3. 你是否觉得生活空虚？	是　否
4. 你是否常感到厌倦？	是　否
5. 你觉得未来有希望吗？	是　否
6. 你是否因为脑子里的一些想法摆脱不掉而烦恼？	是　否
7. 你是否大部分时间精力充沛？	是　否
8. 你是否害怕会有不幸的事落到你头上？	是　否
9. 你是否大部分时间感到幸福？	是　否
10. 你是否常感到孤立无援？	是　否
11. 你是否经常坐立不安？	是　否
12. 你是否愿意待在家里而不愿去做些新鲜的事？	是　否
13. 你是否常常担心将来？	是　否
14. 你是否觉得记忆力比以前差？	是　否
15. 你觉得现在活着很惬意吗？	是　否
16. 你是否常感到心情沉重、郁闷？	是　否
17. 你是否觉得像现在这样活着毫无意义？	是　否
18. 你是否总是为过去的事忧愁？	是　否
19. 你觉得生活很令人兴奋吗？	是　否
20. 你开始一个新的工作很困难吗？	是　否
21. 你觉得生活充满活力吗？	是　否
22. 你是否觉得你的处境已毫无希望？	是　否
23. 你是否觉得大多数人比你强得多？	是　否
24. 你是否常为一些小事担心？	是　否
25. 你是否常感觉想哭？	是　否
26. 你集中精力有困难吗？	是　否
27. 你早晨起来很快活吗？	是　否
28. 你希望避开聚会吗？	是　否
29. 你做决定很容易吗？	是　否
30. 你的头脑像往常一样清晰吗？	是　否

2. 焦虑自评量表

焦虑自评量表（SAS）（表2-25）含有20个反映焦虑主观感受的项目，可以评定焦虑症状的轻重程度及其在治疗中的变化，适用于具有焦虑症状的成年人。焦虑自评量表主要用于疗效评估，不用于诊断。SAS采用4级评分，主要评定症状出现的频率，其标准为："1"表示没有或很少时间有；"2"表示有时有；"3"表示大部分时间有；"4"表示绝大部分或全部时间有。20个条目中有15项是用负性词陈述的，按上述1~4的顺序评分。其余5项（第5、9、13、17、19项）是用正性词陈述的，按4~1的顺序反向计分。焦虑症测试的分界值为标准分50分，分数越高，焦虑倾向越明显。按照中国常模结果，SAS标准分的分界值为50分，其中50~59分为轻度焦虑，60~69分为中度焦虑，70分以上为重度焦虑。

> **提示**
> 各项得分相加得出总分，总分乘以1.25，四舍五入取整数即得到标准分。

表2-25 焦虑自评量表

序号	题目	没有或很少时间有	有时有	大部分时间有	绝大部分或全部时间有
1	我觉得比平常容易紧张和着急	1	2	3	4
2	我无缘无故地感到害怕	1	2	3	4
3	我容易心里烦乱或觉得惊恐	1	2	3	4
4	我觉得我可能要发疯（发疯感）	1	2	3	4
5*	我觉得一切都很好，也不会发生什么不幸（不幸预感）	4	3	2	1
6	我手脚发抖打寒战（手足颤抖）	1	2	3	4
7	我因为头痛、颈痛和背痛而苦恼（躯体疼痛）	1	2	3	4
8	我感觉容易衰弱和疲乏（乏力）	1	2	3	4
9*	我觉得心平气和，并且容易安静地坐着	4	3	2	1
10	我觉得心跳很快（心慌）	1	2	3	4
11	我因为一阵阵头晕而苦恼（头昏）	1	2	3	4
12	我有晕倒发作或觉得要晕倒似的（晕厥感）	1	2	3	4
13*	我呼气、吸气都感到很容易	4	3	2	1
14	我手脚麻木和刺痛	1	2	3	4
15	我因为胃痛和消化不良而苦恼	1	2	3	4

续表

序号	题目	没有或很少时间有	有时有	大部分时间有	绝大部分或全部时间有
16	我常常要小便（尿意频数）	1	2	3	4
17*	我的手常常是干燥温暖的	4	3	2	1
18	我脸红发热（面部潮红）	1	2	3	4
19*	我容易入睡并且整夜睡得很好	4	3	2	1
20	我做噩梦	1	2	3	4
总分					

*用正性词陈述。

案例分析

1. 本例中患者存在烦躁气急，坐立不安；悲观绝望；厌食消瘦；大脑反应迟钝；不愿与人交往等典型表现，可以诊断为老年抑郁症，需要进行相关评估。

2. 根据患者的情况，可判定该患者因脑卒中使得患侧肢体的抗重力肌的肌张力（脊髓水平的紧张性牵张反射）亢进（痉挛）加剧，导致患侧上肢屈曲痉挛（"挎篮"姿势）、下肢伸直痉挛（因为难以屈膝使得下肢伸长，致使出现"画圈"步态）的典型表现。此对应 Brunnstrom 偏瘫运动功能评价表的Ⅲ级。

练习题

一、单项选择题

1. 老年健康综合评估主要有（　　）四大领域。
   A. 医疗、功能、心理和社会　　　　B. 医疗、功能、职业、教育背景
   C. 医疗、家庭、心理和社会　　　　D. 医疗、功能、家庭和社会

2. 针对老年人的体格检查，重点是（　　）。
   A. 询问　　　　B. 查阅既往病史　　　　C. 观察　　　　D. 实验室检查

3. 针对老年人询问病史的困难，进行有效沟通需要做到（　　）。
   A. 耐心　　　　B. 注意询问技巧　　　　C. 有针对性　　　　D. 以上均需采用

4. 以下（　　）不属于功能性评估。
   A. 肌力评定　　　　　　　　　　　　B. 血压测量
   C. 关节活动范围评定　　　　　　　　D. 平衡功能评定

5. 考虑老年人的生活自理依赖程度分级，以下（　　）是错误的。
   A. 是否需要他人协助才能完成　　　　B. 是否需要辅助器具
   C. 即使他人给予帮助也无法完成　　　D. 仅仅存在心理需求

6. 有关社会评估的内容，以下（　　）不包括在内。
   A. 居住环境情况　　　　　　　　　　B. 有无经济来源
   C. 认知功能情况　　　　　　　　　　D. 有无照顾人员

7. 在肌力检查中，肌力分为（　　）。
   A. 3级　　　　B. 6级　　　　C. 5级　　　　D. 7级

8. 某患者，右肩肌无力，检查发现其坐位时不能主动抬起肩关节，但卧位时可以主动外展达90°，此时你评估他的肩部外展肌群肌力是（　　）。
   A. 0级　　　　B. 1级　　　　C. 2级　　　　D. 3级

9. 8题中的患者，如果他的左下肢不能主动抬起来，但触诊股四头肌有轻微收缩，但不能引起关节运动，你评估他的股四头肌肌力是（　　）。
   A. 0级　　　　B. 1级　　　　C. 2级　　　　D. 3级

10. 以下（　　）疾病不适合于徒手肌力检查。
    A. 股骨骨折恢复期　B. 腓神经损伤　C. 周围性面瘫　D. 帕金森病

11. 如果某患者臀中肌无力，可能肌力只有1～2级，检查时应该采取（　　）。
    A. 仰卧位　　　B. 侧卧位　　　C. 坐位　　　D. 立位

12. 以下（　　）是关节活动范围评估的禁忌证。
    A. 关节急性炎症期　　　　　　　　　B. 人工关节置换后
    C. 周围神经损伤　　　　　　　　　　D. 老年性骨关节炎

13. 肩关节外展的正常活动范围是（　　）。
    A. 0°～90°　　B. 0°～180°　　C. 0°～150°　　D. 0°～120°

14. 测量髋关节内收/外展时，关节测量尺的轴心应放置于（　　）。
    A. 股骨大转子　B. 股骨外髁　C. 髂前上棘　D. 髌骨下端

15. 测量踝关节内翻与外翻时，测量尺移动臂应放置在（　　）。
    A. 小腿后纵轴　　　　　　　　　　　B. 与第5跖骨纵轴平行
    C. 腓骨纵轴线　　　　　　　　　　　D. 垂直于轴心与足跟终点的连线

16. 动态平衡是指（　　）调整和控制身体姿势稳定性的能力。
    A. 运动过程中　B. 身体　　　C. 四肢　　　D. 静态姿势

17. 以下（　　）不是平衡功能评定的禁忌证。
    A. 下肢骨折未愈合　B. 听力障碍　C. 严重心肺疾病　D. 下肢肌力0级

18. 如果某患者Berg平衡量表评分结果为（   ），说明平衡功能较好，患者可独立步行。

　　A. <40分　　　B. 0~20分　　　C. 41~56分　　　D. 21~40分

19. 老年人的疼痛评定适合用（   ）。

　　A. 面部表情评分法　　　　　　B. 疼痛行为量表

　　C. 视觉模拟评分法　　　　　　D. 莫克吉尔疼痛问卷

20. 偏瘫的痉挛开始减弱出现在Brunnstrom偏瘫运动功能评价表的（   ）。

　　A. Ⅰ级　　　B. Ⅱ级　　　C. Ⅲ级　　　D. Ⅳ级

21. 改良的Ashworth量表（MAS）共分为（   ）。

　　A. 2级　　　B. 6级　　　C. 4级　　　D. 5级

22. 简明精神状态检查表是（   ）。

　　A. 评价焦虑的量表　　　　　　B. 检测抑郁的量表

　　C. 行为情绪评定量表　　　　　D. 老年认知功能量表

23. 认知功能筛查量表共计30项，共30分，（   ）为异常。

　　A. ≤30分　　　　　　　　　　B. ≤20分

　　C. ≤24分　　　　　　　　　　D. ≤17分

24. 心脏功能容量是体力活动的最高限度，其测定一般应用平板试验或踏车试验，测定时（   ）。

　　A. 应从最高负荷量开始　　　　B. 只要有医生在场，任何负荷量均可

　　C. 应从中等负荷量开始　　　　D. 应从最低负荷量开始

25. 1梅脱，是指机体在坐位休息时，摄氧（   ）。

　　A. 3.0 ml/（kg·min）　　　　　B. 2.5 ml/（kg·min）

　　C. 3.5 ml/（kg·min）　　　　　D. 4.5 ml/（kg·min）

26. 在呼吸功能评估中，如果一个老年人慢走不足百步就出现气短、胸闷，则主观症状分级为（   ）。

　　A. 1级　　　B. 3级　　　C. 2级　　　D. 4级

27. 在简易呼吸功能评估中，吹蜡烛试验的做法是：将点燃的蜡烛放在口前（   ）处，吸气后用力（一口气）吹蜡烛，使蜡烛火焰飘动直至熄灭，记录时间与距离。

　　A. 15 cm　　　B. 30 cm　　　C. 20 cm　　　D. 10 cm

28. 在简易呼吸功能评估中，标准的数数法要求以大约（   ）的速度数数。

　　A. 每秒3个数　　B. 尽可能快　　C. 每秒1个数　　D. 每秒2个数

29. 以下（   ）与日常生活活动无关。

A. 洗脸、刷牙　　B. 使用电脑打字　　C. 如厕　　D. 进餐

30. Barthel 指数总分（　　）为中度功能障碍。

A. 41～60分　　B. ＞60分　　C. 20～40分　　D. ＜20分

31. 若一个患者不能正常系鞋带以及扣纽扣，但利用一些辅助用具可以完成穿脱衣物，这种情况 Barthel 指数可以计（　　）。

A. 2分　　B. 10分　　C. 2.5分　　D. 5分

32. 功能独立性评定与 Barthel 指数评定的不同在于增加了（　　）。

A. 交流　　B. 认知　　C. 交流与认知　　D. 社会活动

33. 考量一个高龄老人是否需要康复护理照护时，需要进行（　　）评估。

A. ROM　　B. FIM　　C. 肌力　　D. Barthel 指数

34. 老年抑郁量表是专用于老年人抑郁的筛查，该量表共有（　　）个条目，包括以下症状：情绪低落，活动减少，容易激惹，存在退缩痛苦的想法，对过去、现在与未来消极评价。

A. 30　　B. 20　　C. 25　　D. 40

35. 老年抑郁量表的总分为（　　）属于轻度抑郁。

A. 11～20分　　B. ＜5分　　C. 21～30分　　D. 5～10分

36. 焦虑自评量表可评定焦虑症状的轻重程度，（　　）为中度焦虑。

A. 50～59分　　B. 60～69分　　C. 40～49分　　D. 70～75分

37. 应用龙氏日常生活能力评定量表可以全面、准确、快速地辨识评估对象独立生存以及生活自理能力的等级，请问有关该量表的分级中，以下错误的是（　　）。

A. 健康人　　B. 社会人　　C. 家庭人　　D. 床上人

二、思考题

1. 肌力检查的注意事项有哪些？
2. 简述日常生活活动能力的定义及康复医学界常用评估量表及其意义。

参考答案

1. A；2. C；3. D；4. B；5. D；6. C；7. B；8. C；9. B；10. D；11. A；12. A；13. B；14. C；15. D；16. A；17. B；18. C；19. A；20. D；21. D；22. D；23. B；24. D；25. C；26. B；27. D；28. C；29. B；30. A；31. D；32. C；33. D；34. A；35. A；36. B；37. A

（王　颖　戴　红）

第三章 老年常见病的康复训练与照护

第一节 脑卒中的康复训练与照护

案例引入

患者,女性,63岁,3天前劳累后突发右侧肢体软弱无力,走路困难,吃面条难以下咽,洒至前胸,出现大小便失禁、言语不清等症状,急诊入院。患者机体的哪一部分可能出了问题?请带着这个问题学习本节,希望你能给患者提供健康指导。

学习目标

掌握:脑卒中急性期的体位摆放、变换和关节被动活动训练方法;恢复期和后遗症期的康复治疗和照护的要点;吞咽功能障碍的处理。

了解:脑卒中康复医疗的原则;废用综合征/误用及过用综合征的定义。

一、概述

脑卒中是一组急性脑血管病的总称,分为缺血性脑卒中和出血性脑卒中两种类型。前者包括脑血栓形成、脑栓塞和腔隙性脑梗死;后者包括脑出血和蛛网膜下腔出血。尽管类型不同,但针对各种障碍所采取的康复训练和处理大致相同,故将这些急性脑血管病的康复统称为脑卒中的康复。

脑卒中是我国的常见病,发病率、致残率、复发率和死亡率都很高,幸存者中约75%留有不同程度的残疾,近一半生活不能自理,给家庭和社会造成沉重负担,是康复医学的主要病种之一。针对该病的康复训练与照护体现了该学科的特色和良好疗效,在国内外得到公认。

二、主要功能障碍

（一）躯体功能障碍

1. 脑卒中直接引起的功能障碍

脑卒中直接引起的功能障碍包括：运动障碍（如偏瘫、肌张力异常、协调运动异常、平衡功能障碍等）；感觉障碍；言语障碍；吞咽功能障碍；认知功能障碍；智力和精神障碍；二便功能障碍；偏盲及意识障碍；等等。中枢神经系统（主要是皮层运动区）伤病可引起中枢性瘫痪，导致身体运动功能和运动形式的异常；周围神经病损等可引起周围性瘫痪，主要导致某部位肌力下降或消失、肌萎缩和腱反射下降。二者的本质不同。

2. 病后处理不当而继发的功能障碍

废用综合征是由患者长期卧床、活动量不足引起的。局部活动减少可引起压疮、肺感染、关节挛缩、肌萎缩、肌力耐力下降、骨质疏松、深静脉血栓形成等；全身活动减少可引起心肺功能下降、易疲劳等；卧位低重心可引起体位性低血压等；感觉运动刺激不足可引起反应迟钝、自主神经不稳定、平衡及协调功能下降等。

误用及过用综合征是由病后治疗/自主活动方法不当或过度引起的，如肌及韧带损伤，骨折，异位性骨化，肩、髋关节痛，肩关节半脱位，肩手综合征，膝过伸，痉挛加重，异常痉挛模式加重，异常步态及尖足内翻加重与习惯化等。

（二）日常生活活动能力障碍

脑卒中患者不同程度地丧失了生活自理、交流等能力。

（三）社会参与能力障碍

功能和活动能力障碍限制了脑卒中患者参与家庭和社会活动。

三、康复评定

脑卒中存在多种功能障碍，对其进行康复评定可确定患者的障碍类型及程度，以便拟定治疗目标、治疗方案，确定治疗效果及进行预后预测等。

（一）功能评定

运动功能评定常采用 Brunnstrom 偏瘫运动功能评价表和 Fugl-Meyer 评价法，肌张力评定多采用改良的 Ashworth 量表。失语症评定采用波士顿诊断性失语检查等，吞咽障碍评定采用临床吞咽障碍检查法及 X 射线造影录像检查法。评测认知功能时，可采用韦氏智力量表、简明精神状态检查表、认知功能筛查量表等，特定的认知功能多采用系列专项评定量表。

（二）日常生活活动能力评定

日常生活活动能力评定多采用 Barthel 指数和功能独立性评定。

（三）社会参与评定

社会参与评定多采用生活满意度评定或生活质量评定量表等。

四、脑卒中的康复训练和照护

（一）脑卒中的康复目标

① 通过以物理治疗、作业治疗、言语治疗为主的综合措施，最大限度地促进功能障碍的恢复，防止出现废用/误用/过用综合征，减轻后遗症。

② 充分强化残余功能，通过代偿和使用辅助工具，争取使患者能够生活自理。

③ 通过生活环境改造及心理再适应帮助患者最大限度地回归家庭和社会。

（二）脑卒中康复医疗的原则

1. 脑卒中康复的适应证和禁忌证

适应证：神志清楚，生命体征稳定，且无严重合并症。

禁忌证：意识障碍，生命体征尚未稳定，且伴有严重合并症或并发症者（如严重感染、急性心肌梗死、重度失代偿性心功能不全、不稳定性心绞痛、急性肾功能不全等）。

在不影响抢救的情况下，所有患者脑卒中早期均可进行抗痉挛体位、体位变换和关节被动运动等预防性康复手段。

2. 急性期早期开始康复训练

① 选择适宜的易化技术。中枢性瘫痪治疗时要求患者把注意力集中在放松身心、保持正确的姿势和运动模式方面。

② 要着重患侧的恢复性训练，不宜过早应用代偿手段（如过早地由健肢或辅具代偿活动），防止习得性废用。

③ 训练要达到足够的量才能取得最佳效果，宜从小量开始，循序渐进、少量多次反复练习；要求患者专注于运动模式，防止过度用力。

3. 采取目标指向性治疗，强调患者的主动参与

在评定和预测的基础上，由患者、家属、专业人员共同制定训练目标，以帮助其回归家庭和社会；加强教育，使患者和家属认识训练的重要性和长期性，以调动其合作的积极性。

4. 多学科的综合治疗

治疗师之间加强沟通协作；教育患者反复练习，以重获功能；激发患者的训练动机和兴趣；确保治疗环境接近家庭环境。

5. 康复医疗纵贯疾病的全过程

急性期采取预防性康复，恢复期采取主动康复训练，后遗症期采取维持和适应性康复治疗。

（三）急性期的康复训练和照护

在病情尚未稳定的时期，其康复目的主要是预防废用及误用综合征，以被动活动为主。应积极处理原发病、并发症和合并症，以尽可能减少脑损伤并顺利过渡到下一个康复阶段。对于因严重合并症或并发症不能耐受主动康复训练者及因严重精神症状、意识障碍等不能配合康复训练者，康复处理方法如下：

1. 抗痉挛体位的摆放

抗痉挛体位摆放的目的是预防或减轻痉挛姿势的出现和加重。摆放原则是上肢伸直、下肢屈曲（图3-1）。

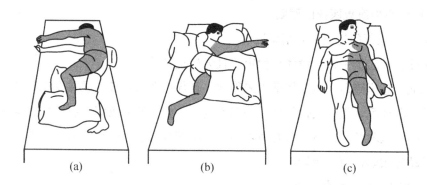

图3-1 脑卒中早期的抗痉挛体位
（a）健侧卧位（推荐体位）；（b）患侧卧位（最佳体位）；（c）仰卧位（应避免体位）

（1）健侧卧位

健侧在下，患侧在上。头用枕头支撑，不向后扭转。躯干大致垂直，患侧肩胛带充分前伸，肩屈曲90°~130°，肘、腕伸展，上肢置于前面的枕头上。患侧髋、膝屈曲似踏出一步置于身体前面的枕头上，足不要悬空。

（2）患侧卧位

患侧在下，健侧在上。头部用枕头舒适地支撑，躯干稍后仰，背后垫枕头。为避免患肩直接受压（于身体下），患侧上肢充分前伸，肩屈曲90°~130°，患肘伸展，前臂旋后，手自然地呈背屈位。患侧下肢在后，患髋伸展，患膝轻度屈曲。健肢上肢置于体上或稍后方，健侧下肢屈曲置于前面的枕头上。足底不放任何支撑物，手不握任何物品。

（3）仰卧位

枕头不宜过高。患肩垫起防止后缩，患侧上肢伸展稍外展，前臂旋后，拇指指向外方。患髋垫起以防后缩,患髋及股骨外侧垫枕头以防止大腿外旋。该体位易于引起紧张性迷路反射和对称性紧张性颈反射,导致下肢伸肌痉挛,诱发步行时屈膝困难,产生"画圈"步态,故应避免。

> **提示**
> 推荐体位是健侧卧位,最佳体位是患侧卧位,应避免的体位是仰卧位。摆放时上肢以伸为主,下肢以屈为主。手心不握物,足底不蹬足底板。

2. 体位变换

体位变换的目的主要是预防压疮和肺感染,并且可使肢体的伸屈肌张力达到平衡,以防痉挛模式出现。一般每 60～120 min 变换体位一次。变换体位后随时拉平床单,并保持其干燥。被动体位变换训练包括以下两类:

(1) 被动向健侧翻身训练

先旋转头、上部躯干,再旋转下部躯干。照护人员一手掌放在颈部下方,另一手掌放在患侧肩胛骨周围,先将患者头部及上部躯干转至侧卧位。一手掌放在患侧骨盆将其转向前方,另一手掌放在患膝后方,将患侧下肢旋转并摆放于自然半屈位。

(2) 被动向患侧翻身训练

先将患侧上肢放置于外展90°的位置,再让患者自行将身体转向患侧。

3. 关节被动活动

关节被动活动的主要目的是预防关节活动受限(挛缩),促进肢体血液循环和增加感觉输入的作用。先从健侧开始,然后参照健侧关节活动范围活动患侧。一般按从肢体近端到肢体远端的顺序逐渐推进,动作要轻柔缓慢,保证无痛。重点进行肩关节外旋、外展和屈曲,肘关节伸展,腕和手指伸展,髋关节外展和伸展,膝关节伸展,足背屈和外翻等运动。在急性期每天做两次,以后每天做一次,每次每个关节做3～5遍。

> **提示**
> 关节被动活动适合较长时间卧床且无法进行患侧关节主动活动的患者。

4. 饮食管理

有意识障碍和吞咽障碍者通常需靠静脉补充营养,如三天后仍不能安全足量地经口进食,就需要进行鼻饲。要加强口腔护理。

5. 排泄管理

此期间患者易出现尿潴留、尿失禁及便秘,必要时可给予导尿,应用开塞露、缓泻剂等。注意预防泌尿系感染和压疮。

6. 呼吸管理

应防治呼吸系统并发症。

7. 教育培训

对家属进行脑卒中的护理和康复知识的宣教和培训。

（四）恢复期的康复治疗

恢复期是指病情已稳定，功能开始恢复的时期。此期间要应用各种易化技术和运动再学习的方法促进功能恢复，以主动训练为主。应遵循瘫痪恢复的规律，先从躯干、肩胛带和骨盆带开始，按肢体近端至远端的顺序，进行坐位、立位和步行的训练。一般多种训练在一天内交替进行，有所侧重。

一般而言，患者意识清楚、生命体征稳定且无进行性加重表现后1~2天，就应开始主动康复训练。对于不伴有意识障碍的轻症脑卒中，病后第2天就可在严密观察下开始主动训练，但开始时活动量要小，要循序渐进。

1. 床上翻身训练

床上翻身训练即主动翻身训练，是最基本的躯干功能训练之一，包括主动向健侧翻身训练和主动向患侧翻身训练。患者取仰卧位，双手手指交叉在一起，患侧拇指在上，双上肢腕肘伸展（称Bobath握手，见图3-2），先练习前方上举，再练习伸向侧方。翻身时先转头，交叉的双手摆向翻身侧，躯干、下肢依次翻至侧卧位，然后返回仰卧位向另一侧翻身。每日多次，必要时在肩部和髋部给予助力或利用床栏练习。向患侧翻身比较容易，很快即可独立完成。

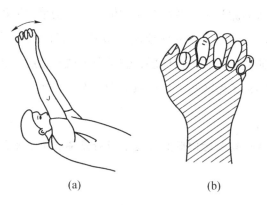

图3-2 脑卒中早期上肢训练的Bobath握手

（a）健肢带动患肢做肩的屈伸和左右旋转，便于移动身体重心，进行体位转移和平衡训练；

（b）双手十指交叉，病侧（阴影部分）拇指压在健侧拇指上方

2. 桥式运动

桥式运动（图3-3）可训练腰背肌群、伸髋的臀大肌和屈膝的股二头肌，可有

效防止立位时因髋不能充分伸展而出现的臀部后突等异常立姿，因患侧屈膝困难使患肢过长而出现的"画圈"等异常步态，以及因膝关节不稳而出现的膝打软、跌倒等现象。

① 双桥式运动：患者仰卧位，双上肢放于体侧，双膝屈曲，双足踏床，慢慢地抬起臀部伸髋，维持一段时间后慢慢放下。

② 单桥式运动：在患者能较容易地完成双桥式运动后，让患者悬空健腿，患腿屈曲，患足踏床伸髋抬臀。早期多需要照护人员帮助固定下肢并叩打刺激臀大肌的收缩。

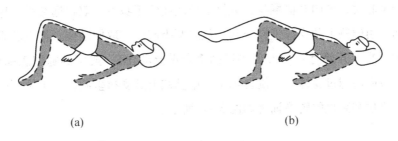

(a)　　　　　　　　　　　(b)

图 3-3　桥式运动

(a) 双桥式运动；(b) 单桥式运动

3. 坐位训练

坐位训练是患者最容易完成的训练之一，也是预防体位性低血压，以及站、走和日常生活活动所必需的。在病情允许的情况下，应尽早开始坐位训练。

(1) 使用靠背架/起立台

老年人和较长期卧床者易出现体位性低血压，故在首次取坐位时，不宜马上取直立（90°）坐位。可用起立台或靠背架，依次取 30°、45°、60°、80°坐位（或平台直立位）。如前一种体位能坚持 30 min 且无明显体位性低血压表现，就可过渡到下一项；如已能取 80°坐位 30 min，则以后取坐位和立位时可忽略体位性低血压问题。

提示

理论上应避免床上半坐位，以免强化下肢伸肌优势。

(2) 坐位平衡

① 开始训练的体位。要求患者取无支撑下床边或椅子上的静坐位，髋、膝和踝均屈曲 90°，足踏地，双足分开约一脚宽，双手置于膝上。

② 坐位平衡训练，包括一级平衡、二级平衡和三级平衡。一级平衡（静态坐位平衡）指照护人员协助患者调整躯干和头至中间位，当感到双手已不再用力时松开双手，

此时患者可保持该位置数秒,然后慢慢地倒向一侧。随后照护人员要求患者自己调整身体至原位,必要时给予帮助。二级平衡(自动态坐位平衡)指患者取 Bobath 握手,分别伸向前、后、左、右、上、下方并伴有相应的重心移动然后回位,或从身体的前、后、左、右取物。三级平衡(他动态平衡)指患者受到突然的推拉外力时仍能保持平衡,开始时照护者须坐在患侧保护。

(3) 耐力训练

耐力训练与平衡训练同时进行。在正确坐姿下逐渐增加保持坐位的时间。

(4) 坐位和卧位的转换训练

从健侧坐起时,先向健侧翻身,健侧上肢屈曲置于身下,双腿远端垂于床边后,头向患侧侧屈,由健侧上肢支撑慢慢坐起。从患侧坐起时,取仰卧位,将患者患腿置于床边外,使膝屈曲(开始时照护人员要帮助患者做此动作),或用健腿把患腿放到床边。然后健侧上肢向前越过身体,并旋转躯干,由健侧上肢支撑坐起。由坐位到卧位的动作与此相反。坐位和卧位的转换训练如图3-4所示。

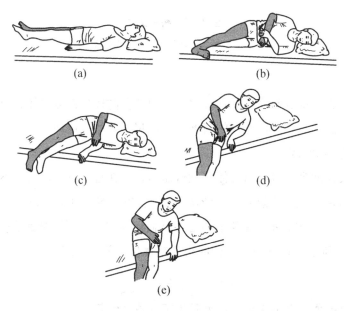

图 3-4 坐位和卧位的转换训练

4. 立位训练

一般在自动态坐位平衡训练的同时开始进行立位训练。

(1) 借助器材启动立位训练

一般情况较差、早期进行此训练有困难者,可用起立床练习。躯干功能较好、下肢功能较差者可用长下肢支具。此外,可利用部分减重支持装置进行立位平衡训练。

（2）起立训练

患者坐位，双足分开约一脚宽，Bobath 握手后前伸、低头，足跟后移重心前移，双腿均匀承重缓慢站起。此时训练者坐于患者前，用双膝支撑患者患侧膝部，双手置于患者髋两侧帮其重心前移、伸髋挺直躯干。坐下时动作与起立相反。之后采用不同高度的椅子做同样训练。要防止仅用健腿支撑站起，注意控制速度。

起立训练可分为五步：Bobath 握手、身体前倾重心前移、抬臀、伸髋伸膝、恢复为站起。注意，训练时莫忘记足跟后移。

（3）立位平衡训练

① 一级平衡训练。患者站起后，令其松开双手，上肢垂于体侧，逐渐除去支撑，保持立位。注意防止膝过伸。患者能独自保持静态立位后，让其将重心逐渐移向患侧，练习患侧承重。最后达到双腿承重、重心在中间的平衡状态。

② 二级平衡训练。Bobath 握手伸向各个方向并回到原位，伴随躯干相应的摆动，即自动态立位平衡。

③ 三级平衡训练。三级平衡即在突发外力的推拉时仍能保持平衡。开始必须由治疗师/护理人员用双手扶住患者双髋练习，逐步脱离保护。

除练习双腿立位平衡外，还要训练单腿承重时的自动态和他动态的立位平衡。

5. 步行训练

（1）步行训练前的膝控制训练

训练早期常有膝过伸和膝打软（膝突然屈曲）现象，故需要进行有针对性的膝控制训练。先练习双腿交替前后迈步和重心的转移。如出现患侧骨盆上提的"画圈"步态，则需要加强膝屈曲和踝背屈训练。

（2）步行训练指征

患者达到二级立位平衡；患腿承重达体重的一半以上；可屈髋屈膝向前迈步。某些患者步行训练可适当提前进行，必要时用下肢支具。

（3）步行训练的顺序和量

① 步行训练的顺序。先做平行杠内和对着训练镜并由治疗师/照护人员辅助的训练，然后逐渐脱离辅助，独立完成步行。有些患者不必经过平行杠内训练，即可直接做监视下或少许扶持下的步行训练。若使用生活辅具，则先使用步行器辅助步行，然后从使用双拐辅助步行逐渐过渡到用单拐步行直至最后脱拐步行。

② 训练量。早期训练量要小，以不使患者因过度费力而出现足内翻和足尖畸形或全身痉挛加重为度。

③ 不宜过早使用手杖，以免影响患侧恢复。

(4) 步行路面的选择

在可独立步行后，练习上下楼梯（健腿先上，患腿先下）、走直线、绕圈、跨越障碍、上下斜坡，以及实际环境下的实用性步行。

(5) 使用部分减重支持装置

近年提倡的用部分减重装置提早进行步行训练，在步行能力和行走速度恢复方面有较好效果，在有条件的社区应尽量使用。

6. 作业治疗

作业治疗一般在患者能取坐位后开始。

(1) 日常生活活动能力训练

吃饭、个人卫生、穿衣、移动、洗澡及家务活动等日常生活活动能力训练，在掌握一定的技巧后，多可单手完成。必要时可应用生活辅具（图3-5），如带多用袖套的勺、粗柄勺、带套圈的筷子、U形夹持杯器、有吸盘固定且把手加长的指甲刀、穿衣棒、带袖套的剃须刀，还有四脚手杖、助行器和轮椅等。从训练的角度出发，应尽量使用患手。

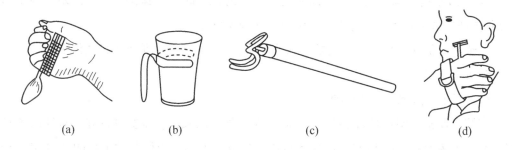

(a)　　　　　　(b)　　　　　　(c)　　　　　　(d)

图3-5　生活辅具

(a) 用多用袖套持勺；(b) U形夹持杯器；(c) 穿衣棒；(d) 用带袖套剃须刀剃须

(2) 工艺活动

插各种型号的插片、搭积木、玩弹球等游戏可训练患手指的精细动作；手轮、砂板磨、种花养草（园艺治疗）能够训练上肢的粗大运动；编织、剪纸、做工艺品等活动可以训练眼睛和两手的协同操作和手指精细运动的功能；踏车运动可以训练下肢关节活动范围、肌力和协调性，对运动功能障碍的疗效很好。工艺活动还可愉悦心情。

7. 物理治疗和针灸治疗

功能性电刺激、生物反馈及针灸治疗等对增加感觉输入、促进功能恢复与运动控制等有一定的作用。

8. 有针对性地针对失语、构音障碍、认知功能障碍等训练

结合患者情况应尽早地实施出院计划。患者出院前可先回家住几日，以适应家庭环

境，发现问题给予相应的指导和训练。可配置适当的设备（如助听器、轮椅等）补偿患者缺失的功能，在出院前还可带患者集体购物、参加社区活动等。

（五）后遗症期康复治疗

经积极训练一般在发病 6 个月后进入后遗症期。此期的康复目的是使患者能更加自如地使用患侧，提高日常生活活动能力。此期出院回家的患者，由于活动空间限制、家属照顾过多或无暇顾及、患者主动性差等原因，易出现功能和能力的退化，甚至卧床不起等现象。应该用"不进则退"的道理激励患者，鼓励他们坚持训练。

1. 在医生指导下的家庭维持性训练非常必要

应于出院前与患者约定去综合医院康复科复诊的时间，以获得及时指导。

2. 教育患者及家属应每日练习翻身和坐位

对仍不能步行者，要求每日练习翻身和坐位。适宜的被动坐位（最低限度活动）也可明显减少压疮、肺炎等并发症，减轻家庭负担。

3. 运动耐力训练

可通过上下楼梯、远距离步行等提高耐力，使活动空间和活动种类渐增，生活质量得到提高。患肢达一定功能并可保持坐位的慢性脑卒中患者，可按照"社区脑卒中康复训练套路"（戴红、王文志等研发）参加集体训练，有患者在训练 3 个月后，运动、言语、手功能、生活自理、心理等得到较明显改善。

4. 必要的环境改造

必要的环境改造适合不能适应原生活环境的患者，如尽量住平房或楼房底层，去除门槛/台阶，改为坡道/两侧安装扶手，厕所改为坐式、加扶手，地面防滑，所有用品要方便取放和使用。

5. 患者要定期到医院或社区康复机构接受职业再评价

年龄较小及病情较轻者力争恢复工作。

另外要注意：所有活动要在安全的前提下进行，并循序渐进，切不可冒进。

（六）抗痉挛训练

脑卒中后患侧肌肉有不同程度痉挛，多表现为上肢屈曲痉挛（"挎篮式"），下肢伸直痉挛（"画圈"步态）。它限制关节运动，影响运动模式和速度、精细运动和日常生活活动，会引起关节挛缩、畸形和疼痛不适等症状。

1. PT 中的运动治疗

（1）体位和姿势控制

利用中枢神经受损后激活的各种紧张性反射来抑制上肢屈肌群和下肢伸肌群肌张力的增加，如抗痉挛体位。

（2）肌牵张

使痉挛肌受到持续牵张的活动或姿势均可使相应肌的肌张力降低。温热治疗与持续牵拉结合效果更好。可采取主动/被动牵张、特定姿势及器具（起立平台、支架夹板等）辅助。

（3）易化技术

易化技术有 Bobath 握手等多种技术。

① 控制关键点。针对躯干肌痉挛患者，可将胸骨柄作为中心关键点控制（图3-6），对纠正痉挛有一定作用。图3-6（a）中治疗师双手放在患者胸骨柄部位，将患者躯干交替向左右上下及侧方拉动，做弧形运动。图3-6（b）中治疗师一手放在患者胸骨柄前用力向下及后方挤压，使患者胸部下压，躯干放松；另一手在背部将其躯干向前上方推动，使患者挺胸，多次重复，可缓解躯干张力。

② 躯干抗痉挛模式是：患者健侧卧位，治疗师一手扶肩部，另一手扶髋部，双手做相反方向的牵拉动作，可缓解躯干肌的痉挛（图3-7）。

③ 上肢的反射性抑制体位是：坐位患肩外展，外旋45°，肘伸直，腕背屈，平放在床上负重，可解除痉挛的发作等。

④ Bobath 握手对于手部和上肢痉挛有缓解作用。还可采取 Bobath 握手做向各个不同方向推 Bobath 大球的动作，引导肩胛骨充分前伸、肘关节伸展。在立位时，双手撑于桌上，前臂旋后，伸肘；如立于桌前，双手后撑于桌上，前臂旋后，伸肘。

⑤ 划船动作也是缓解痉挛的好方法。

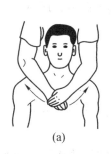
(a)

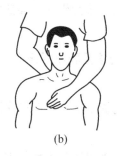
(b)

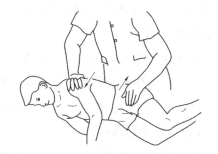

图3-6 用"中心关键点"控制痉挛模式的方法　　　　　图3-7 躯干抗痉挛模式

2. PT 中的电/冷/热/水疗/震动等物理因子治疗

应用冰袋冷敷或把患肢置于冰水中25～30 min，可减轻痉挛，但效果短暂。热疗、水疗及震动也可短暂降低肌痉挛，还可使用肌电生物反馈与功能性电刺激方法降低肌痉挛。

3. 其他治疗

可采用石炭酸和 A 型肉毒杆菌毒素等药物缓解痉挛；病后2年以上且非手术疗法无

效患者，可采用尖足内翻畸形的矫治手术治疗。

（七）吞咽功能障碍的康复治疗和照护

吞咽功能障碍是脑卒中的常见症状，发生率为 16%～60.4%，可造成水和营养成分摄入不足，易出现吸入性肺炎甚至窒息。轻者会影响患者对饮食的乐趣和言语的交流。意识障碍者先采用非经口摄取营养方法，预防颈部伸直位挛缩。一旦意识清楚、病情稳定，可检查有无吞咽障碍。吞咽障碍的康复主要是进行进食训练。

1. 间接吞咽训练

（1）基础训练

基础训练包括口腔颜面肌及颈部屈肌的肌力强化，颈部及下颌关节活动范围训练，改善运动及降低有关诸肌和全身肌痉挛的训练。

① 下颌运动：以固定下颌被动进行上下活动，逐步过渡到自己张闭下颌，左右前后反复运动。

② 口唇运动：口唇突起、圆形、牵拉、张口、闭口、闭口咬压舌板等练习。

③ 面部运动：反复双腮鼓起、瘪下，鼓起时两唇紧闭后放松吐气。

④ 颈部放松：前后左右运动以放松颈部，颈部左右旋转，做提肩/沉肩运动，反复做。

⑤ 舌部运动：舌头进行前突、后伸、上卷、下降、左右等运动。用手牵拉舌头或用压舌板抵压舌头。

（2）改善咽反射

用冷冻的湿棉签反复刺激软腭及咽后壁，连续 5～10 次。

（3）闭锁声门练习

患者双手压在桌子上或墙壁上的同时，练习大声发"啊"。训练随意地闭合声带，可有效地防止误咽。

（4）声门上吞咽练习

声门上吞咽练习包括充分吸气、憋气、咽唾液，然后呼气，最后咳嗽等一系列训练。此练习适用于咽下过程中易引起误咽的患者。

2. 直接吞咽训练

训练不需要食物，要求患者神志清楚、病情稳定、有咽反射，并可随意充分地咳嗽，可取坐位。

（1）进食体位

以躯干后倾、轻度颈前屈位进食为宜。健侧卧位时，颈部稍前屈易引起咽反射，可减少误咽。颈部向患侧旋转可减少梨状隐窝残留食物。

(2) 阶段性进食训练

选择训练用食物要考虑到食物形态、黏度、表面光滑度、湿度、流动性、需咀嚼程度、营养成分含量及患者的喜好等。先选择容易在口腔内移动又不易出现误咽的蛋羹、面糊、果冻等食物，再过渡到普食和水。

(3) 一口进食量

一口进食量以 1 小汤匙为宜，进食速度不宜过快。每进食一小食团后，要反复吞咽数次。酸性和含脂肪多的食物的吸入易引发肺炎，因此要特别注意。

(4) 注意事项

① 为防止食物残渣存留，保持口腔卫生，应定时进行口腔护理。

② 为防止食道反流误吸，餐后应保持数十分钟坐位。

③ 吞咽功能障碍者因摄入不足，早期易出现水电解质紊乱，可能出现低蛋白等营养不良表现。应密切观察患者的营养状况，对摄入不足者通过鼻饲等方式补充营养。

提示

吞咽功能障碍者经 1 个月左右的训练，90% 以上可经口进食普食。

五、常见并发症的处理

(一) 肩关节半脱位

1. 预防肩关节囊及韧带的松弛延长

上肢 Brunnstrom 偏瘫运动功能评价表分级 Ⅱ 级以下者，取直立位时患侧上肢应给予支撑，如放在前面的小桌上、使用吊带、取 Bobath 握手（坐位时）、他人扶持等。护理时应避免牵拉肩关节。卧位时注意防止肩胛骨后缩，防止关节囊和韧带延长、松弛。

2. 纠正肩胛骨的位置

通过纠正肩胛骨的位置进而纠正关节盂的位置，以恢复肩部的自然绞索机制。关键是抑制使肩胛骨内收、后伸和向下旋转的诸肌的肌张力。如可通过手法活动肩胛骨位置，使其充分前屈、上抬、外展并向上旋转。患侧上肢伸展持重、卧位向患侧滚动等均可降低上述各肌的肌张力。卧位时患肩垫起以防肩胛带回缩还应反复练习双手交叉上举前伸。坐位上肢需支撑床面。

3. 刺激肩周围起稳定作用的肌肉

用徒手和电刺激等方法刺激肩周围肌肉以增加肩关节周围起稳定作用的肌肉的肌张力。

4. 维持全关节活动范围的无痛性被动运动范围

循序渐进地进行关节被动运动和辅助被动运动，可防止肩痛和关节挛缩。治疗中应避免牵拉损伤引起肩痛和半脱位。

(二) 肩痛

肩痛多在脑卒中后 1~2 个月时出现，可能主要是由于肩关节正常运动机制受损，给活动患肩造成了局部损伤和炎症。肩痛起初表现为肩活动范围终末时局限性痛，随着症状加重，范围越来越广，可涉及整个患肩，甚至涉及上臂和前臂。多为运动时痛，重者表现为静息痛。严重影响患者的休息和训练。

1. 合理的体位摆放

体位摆放按抗痉挛体位进行，尤其要注意肩胛带的处理；要进行偏瘫肩损伤的健康教育。

2. 抗痉挛、恢复正常肩肱节律

在帮助患者患肩外展时，需要及时使上臂外旋。可采用肩吊带，用电刺激改善肩周围肌肉肌张力的方法，可参见肩关节半脱位的处理。

3. 增加关节活动范围

进行主动/被动活动以增加关节活动范围，被动活动要缓慢，外展至 90°时肱骨要外旋。

4. 其他

可口服消炎镇痛药物、类固醇、抗痉挛药物，应用局部注射、局部理疗。对于后遗症期伴有严重挛缩且肩胛骨固定的肩痛患者可行手术松解。

(三) 肩手综合征

肩手综合征的典型表现是肩痛、手水肿和疼痛（被动屈曲手指时尤为剧烈）、皮温升高，部分伴有足水肿。重症者晚期可出现手部肌肉萎缩，甚至挛缩畸形。

1. 尽可能避免引起肩手综合征的诱因

避免患者上肢尤其是手的外伤（即使小损伤）、疼痛、过度牵张及长时间垂悬和腕部屈曲。卧位时患侧上肢可适当抬高。已有水肿者应避免患侧静脉输液，以便尽快地减轻水肿和僵硬。

2. 向心性加压缠绕

用一根粗为 1~2 mm 的长线，先缠绕每个手指，最后缠绕手掌和手背，直至腕关节以上。随后立即松开。此方法可暂时减轻水肿。

3. 冷疗

把肿胀的患手反复地浸泡在冰水中，可逐渐减轻水肿。但进行较长时间冷疗后，反射性血管收缩后扩张，反而会使水肿加重，应避免。

4. 主动活动和被动运动

主动活动和被动运动可防治肩痛，维持关节活动范围，并能够增加静脉回流。

5. 药物治疗

星状交感神经节阻滞对多数早期肩手综合征非常有效。

案例分析要点

根据患者情况，可初步判定该患者因脑卒中发作而致各种症状出现，如运动障碍（右侧肢体无力，走路困难）、吞咽功能障碍（吃面条咽不下去，洒至前胸）、排泄障碍（大小便失禁）、言语障碍（言语不清）等急性症状。照护人员遇到这类患者须立即拨打120，将其送入医院。住院期间，要注意患者是否出现由处理不当导致的废用综合征、误用及过用综合征。急性期在医生指导下帮助患者进行体位摆放、变换和关节被动运动，保持其清洁卫生。恢复期在医生指导下帮助患者进行床上翻身训练、桥式运动、坐位训练、立位训练、步行训练等。此时要注意不应包办患者的一切活动，要循序渐进地减少对患者日常生活动作的辅助，必要时辅以生活辅具。后遗症期患者多已出院，照护人员要帮助患者继续进行原先的训练并坚持下去。注意帮助患者纠正痉挛，恢复吞咽功能；出院前，应与康复科医生预约，出院后间隔多长才去医院检查、指导训练，以保证康复训练照护的准确性，帮助患者早日康复。

练习题

一、单项选择题

1. 脑卒中早期患侧卧位时，不正确的患侧肢体姿势为（   ）。
   A. 前臂旋前   B. 肘伸直   C. 膝下垫软枕   D. 髋伸直

2. 脑卒中患者应尽可能少用（   ）。
   A. 患侧卧位   B. 健侧卧位   C. 仰卧位   D. 半卧位

3. 脑卒中患者的最佳卧位是（   ）。
   A. 患侧卧位   B. 健侧卧位   C. 左侧卧位   D. 右侧卧位

4. 脑卒中患者坐位训练，开始时坐位不宜立即取（   ）坐位。
   A. 30°   B. 45°   C. 60°   D. 90°

5. 脑卒中可以进行步行训练的前提之一是（   ）。
   A. 静态平衡   B. 坐位平衡   C. 立位平衡   D. 卧位平衡

6. 脑卒中患者练习上下楼梯的原则是（   ）。

A. 健腿先下，患腿先上　　　　　　　B. 健腿先上，患腿先下

C. 上楼梯手扶扶手，患腿先上　　　　D. 下楼梯手扶扶手，健腿先下

7. 王奶奶，60岁，患脑梗死3个月，经积极康复治疗和护理已出院，现能拄拐杖行走，进食、洗漱、穿衣需家人协助，现阶段需主要对其进行（　　　）。

A. 语言训练　　　　　　　　　　　　B. 平衡训练

C. 吞咽训练　　　　　　　　　　　　D. 日常生活活动能力训练

8. 朱爷爷，65岁，脑血栓一周入院，要进行关节被动运动，以下做法正确的是（　　　）。

A. 幅度由大到小　　　　　　　　　　B. 入院后即做

C. 活动从肢体近端到远端　　　　　　D. 先进行患肢运动

9. 脑卒中患者早期体位变换的频率为（　　　）。

A. 2 h一次　　　B. 3 h一次　　　C. 4 h一次　　　D. 5 h一次

10. 下列脑卒中有关步行训练的说法，错误的是（　　　）。

A. 先练习双腿交替迈步　　　　　　　B. 练习重心转移

C. 达到一级立位平衡　　　　　　　　D. 早期量要小

11. 下列（　　　）游戏不可以训练患侧手指的精细动作。

A. 插片　　　　B. 搭积木　　　　C. 弹球　　　　D. 手轮

12. 吞咽功能障碍患者在阶段性进食训练初期，不适宜进食（　　　）类食物。

A. 面糊　　　　B. 蛋羹　　　　　C. 普食　　　　D. 果冻

13. 中枢性瘫痪恢复期的特点不包括（　　　）。

A. 言语不清　　　　　　　　　　　　B. 病理反射阴性

C. 腱反射亢进　　　　　　　　　　　D. 偏瘫

14. 下列不是脑卒中的高危因素的是（　　　）。

A. 男性　　　　B. 脑血管畸形　　　C. 高血压　　　D. 吸烟、酗酒

15. 脑卒中患者步行训练开始的指征不包括（　　　）。

A. 达到自动态立位平衡　　　　　　　B. 患腿承重达体重的1/2

C. 患腿承重达体重的1/2以上　　　　D. 可以向前迈步

二、思考题

脑卒中恢复期的康复治疗要点有哪些？

参考答案

1. A；2. C；3. A；4. D；5. C；6. B；7. D；8. C；9. A；10. C；11. D；12. C；13. B；14. A；15. B

（戴　红）

第二节 脊髓损伤的康复训练与照护

案例引入

患者，男性，68岁，于20天前发生车祸，造成C6椎体骨折脱位，患者受伤后立即被家属送至北京某骨科医院，给予颈椎后路切开复位内固定术。麻醉清醒后，该患者反复发烧，呼吸困难，四肢均不能活动，大小便失禁。造成该患者出现这些症状的有哪些疾病和并发症？康复训练什么时候可以介入？康复医学对该患者有何处理措施？请你带着这些问题学习本节内容，并希望你能给患者提供健康指导。

学习目标

掌握：脊髓损伤的评定，脊髓损伤急性期及慢性期的康复训练和照护，常见并发症的预防手段。

了解：脊髓损伤的康复治疗措施，高位脊髓损伤肺康复。

一、概述

脊髓损伤是指由直接或间接因素导致脊髓结构或功能改变，在损害的节段或以下的四肢躯干的瘫痪，同时合并膀胱直肠等障碍。脊髓损伤的病因多种多样，包括外伤、脊髓肿瘤、血管畸形、血管栓塞、脊髓炎症、脊髓压迫及其他因素等。脊髓损伤的程度和临床表现主要取决于原发性损伤的部位和性质，如下位颈椎脊髓损伤常引起高位截瘫，钝力所致的脊髓损伤多发生于下位颈椎及胸椎移行部，轻微外伤多见于高龄者，颈椎损伤多引起高位截瘫，由重症外伤（交通事故、坠落事故等）所致的脊髓损伤多见于胸腰椎移行部，脊髓栓系综合征可单纯导致二便功能障碍。

脊髓损伤可分为完全损伤和不完全损伤，其中不完全损伤存在中央束综合征、半切综合征、前束综合征、后束综合征、脊髓圆锥综合征、马尾综合征、脊髓震荡等特殊类型。

二、主要功能障碍

脊髓为脑的延续，同时是神经信号上传下达的中枢通路，四肢、躯干及内脏器官行使正常功能有赖于脊髓的完整性。当出现脊髓损伤时，就会出现相应支配节段的各种功能障碍。

（一）运动功能障碍

脊髓损伤后，损伤节段以下的肢体和躯干可出现瘫痪，胸段以下脊髓损伤造成的躯干下部和下肢瘫痪，称为截瘫；颈段脊髓损伤造成的上肢和下肢瘫痪，称为四肢瘫。长期失神经支配肌肉可出现萎缩，也可因中枢神经元损伤出现肌痉挛。

（二）感觉功能障碍

脊髓损伤后，浅感觉（痛觉、温度觉、触觉）及深感觉（位置觉、运动觉、振动觉）均可出现障碍，可表现为感觉减退、感觉消失、感觉过敏、感觉异常、麻木感、踩棉花感等，有时表现为幻肢痛等。

（三）自主神经功能障碍

当脊髓损伤时，可出现血压改变、消化功能障碍、排尿功能障碍等，比较严重时出现自主神经过反射。

（四）二便功能障碍及性功能障碍

二便功能及性功能是躯体神经系统及自主神经系统协调完成的，需要多级神经系统整合作用。当发生脊髓损伤时，可出现尿潴留、尿失禁、大便干燥、大小便感觉丧失、勃起障碍、射精障碍等。

三、康复评定

根据2001年世界卫生组织的ICF标准，脊髓损伤可造成患者身体结构功能损伤、能力受限和参与局限三个层次的障碍，因此应从这三方面分别进行康复评定。

（一）身体结构和功能水平

对身体结构和功能水平的评估主要包括神经功能学评估、运动功能评估及心理情绪评估。运动功能评估主要包括肌力、肌张力、反射和病理反射等评估，在此不具体阐述。

1. 神经功能学评估

目前用于评估脊髓损伤神经功能学的主要为美国脊髓损伤学会（ASIA）评分标准。经过3个版本的修改，目前使用的为2011版，包括身体左右侧各28个皮节的关键点（C2～S4/5）检查、肛门深部压觉（DAP）检查、左右各10对肌节（C5～T1及L2～S1）对应的肌肉肌力检查、肛门自主收缩（VAC）检查等来综合评定感觉运动平面、神经损伤平面及ASIA分级。

2. 心理情绪评估

脊髓损伤后患者会产生感知觉、情感和性格等方面的变化。感知觉的表现为：损伤平面以下感知觉部分或全部丧失，对躯体的感受与控制发生困难，并由此产生一系列的心理问题；情感方面表现主要为孤独感、自卑感以及过度敏感反应。脊髓损伤后心理变化可分为 5 个阶段，即休克期、否认期、混乱期、努力期和承受期。同时可以采用艾森克人格问卷（EPQ）（成人）、症状自评量表（SCL-90）、A 型行为问卷、Zung 抑郁自评量表（SDS）、Zung 焦虑自评量表、社会支持评定量表等进行定量评估。

（二）能力水平

能力水平主要通过 ADL 量表来评估，目前常用的评定量表有 Barthel 指数、功能独立性评定、改良 PULSES 评定量表、Katz 指数评定、修订的 Kenny 自理评定等。

（三）参与水平

对参与水平的评定多采用生活满意度评定或生活质量（QOL）评定量表等，如 SF-36 健康调查量表等。

四、脊髓损伤的康复训练和照护

（一）脊髓损伤的康复目标

当询问患者通过康复治疗希望恢复到什么程度时，我们有时候会听到高位截瘫患者说"希望能用双脚走路"，听到运动员说"希望重返运动场"，这些目标是不是可以达到呢？不同损伤有其特性，制定脊髓损伤患者的康复目标应该同患者的脊髓损伤程度及阶段相对应。关于恢复的效果和最终获得的功能之间的关系，一般是越早介入康复措施的患者其最终功能恢复得越好。脊髓损伤患者的目标应以短期目标为主。

（二）脊髓损伤患者的康复及照护方案

脊髓损伤康复的要点包括急性期预防并发症和恢复期改善活动能力。完全性脊髓损伤主要加强肌肉功能、促进恢复关节活动范围、利用轮椅等提高 ADL 能力；不完全性脊髓损伤则主要是加强残存肌的功能，改善功能障碍。

1. 急性期床边康复

（1）良肢位的摆放

良肢位是使患者感到舒适的肢位。仰卧位时（图 3-8），在患者头下放置薄枕，将头两侧固定，肩胛、上肢、膝关节、踝关节下垫软枕，用毛巾卷使腕关节保持伸展位，尽量在足部放一个架子将被子支撑起来防止重物使足下垂，同时足掌前部与床头之间应垫垫子防止足下垂，但要避免刺激足底中间部。侧卧位时，使患者上侧的肘关节保持伸展位，下肢略前屈，肢体下都应垫软枕，背部垫长靠垫使其保持侧卧位，尽量使头部和脊柱保持在一条线上。

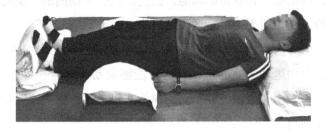

图 3-8 脊髓损伤患者仰卧位姿势

（2）床上翻身训练（含脊柱的保护）

脊椎骨折后，由于伤后脊柱的序列和稳定性受到破坏而极易损伤脊髓，所以必须进行保护。患者翻身时须轴向翻身，即头、颈、胸椎、腰椎须保持在一条直线上且无旋转（轴向翻身，见图 3-9），这要求由 2~3 人帮助患者保持躯干平直地翻身，着重注意头、肩、腰、髋部和踝部应保持在一条直线上。另外，在患者坐位、站立时须佩戴颈托、腰围。

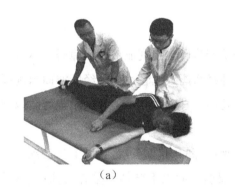
（a）

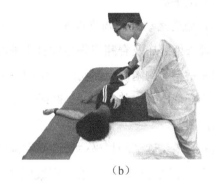
（b）

图 3-9 脊髓损伤患者轴向翻身

（3）关节活动范围的维持

为防止关节挛缩，须进行关节活动范围训练，可以徒手训练，也可以使用连续被动运动（CPM）机器训练，损伤平面以下的大关节、小关节均需要训练，且关节的各个活动方向的活动范围均应训练。训练时须动作缓慢，范围由小逐渐增大，频率为每日 1 次。上肢瘫痪患者腕关节、掌指关节及指间关节容易出现屈曲畸形，可使用夹板或矫形器保持腕、掌、手指关节的伸展位。下肢瘫痪时，由于重力或被子的压迫，容易出现足下垂，除可以用支架支撑被子外，还可以配备足部矫形器（FO）。

（4）残存肌力的维持

截瘫患者双下肢的功能丧失，需要双上肢的功能来代偿。上肢和躯干的肌训练，不仅是为了防止发生肌萎缩，还要锻炼出比下肢更强的肌力，以便能够独立地驾驶轮椅在各种路面上移动，以轮椅代替双腿的功能。因此，在卧床期间的早期就需要进行床边运动，包括通过哑铃、拉力器等器具来增强上肢力量。

瘫痪部位残存肌力的强化顺序为：首先依靠主动辅助运动来增强较弱的残存肌力，逐渐过渡到使用以主动运动为主的运动疗法；能够主动运动后，再进行抗阻运动训练。对于高位截瘫呼吸功能障碍来说，呼吸肌的训练亦很重要，详见呼吸功能康复部分。

（5）坐位平衡训练

良好的坐位平衡是从床上训练过渡到离床训练的关键，且截瘫患者的日常活动均需在轮椅上完成，因此坐位平衡的训练很重要。此处重点介绍床上被动坐位训练。

颈髓损伤患者，长时间卧床后多出现体位性低血压，因此训练需要缓慢进行。首先从摇高床头 30°开始训练，根据患者耐受程度，每次训练 15～30 min，逐渐摇高床头，直到床头为 90°后患者能保持长坐位 2 h 不出现头晕、恶心等症状。然后过渡到端坐位（屈髋屈膝各 90°，双足着地，床边坐位），辅助训练者从各个方向给予患者推力，破坏患者的坐位平衡。

（6）血管运动神经调节重建

患者长期卧床及脊髓损伤导致自主神经功能障碍，出现血液回流障碍、体位性低血压，尤其是第 5 胸髓以上损伤时，由内脏大神经断离致血管运动神经麻痹而出现顽固性低血压综合征，其症状有冷汗、眩晕、颜面苍白、耳鸣、晕厥、呼吸困难等。因此须及早预防控制。

康复对策：逐渐增加坐位训练；在深呼吸训练的同时，进行上肢上举运动，这对于促进腹部、下肢静脉环流有益；穿戴腹带；损伤平面以下肢体穿戴弹力袜；肢体按摩；应用气压血液训练驱动治疗。

（7）本体感觉的重建

脊髓损伤时，不仅损伤平面以下四肢、躯干肌肉的浅表及出现深部感觉丧失，本体感觉及运动感觉亦消失；T12 以上损伤时出现髋以下的本体感觉丧失，颈髓损伤则胸腰部的本体感觉丧失，不利于"核心稳定"。

康复对策：令患者渐增调整上肢的支持，进行坐位平衡训练；令肩外旋、伸展、前臂旋后，以肘伸展锁住来支持（肱三头肌瘫痪）；长坐位的平衡训练；盘腿坐位，利用打气球控制上肢及躯干；由头上给予压力，令患者挺直脊柱。

（8）日常常规照护及并发症的预防

除上述训练外，尚需要每日擦洗身体，尤其是会阴部；因患者节段以下部位感觉减退或丧失，皮肤容易损伤，需要每日检查皮肤情况，查看有无发红、破溃等，特别需要注意应力较高的骨突部位，如头后部、肩胛部、鹰嘴部、骶尾部、踝关节部及足跟部等；每2h翻身一次，一旦发现身体局部发红，则采用不压迫发红处的体位，以防形成压疮，注意须轴向翻身；如痰液较多，则需要掌握翻身叩背排痰的方法。

提示

> 脊髓损伤的急性期一般指伤后8周内。伤后脊柱的序列和稳定性受到破坏而极易损伤脊髓，因此急性期处理原则是：早期处理必须做到不加重脊髓损伤，而且要防止并发症的发生。

2. 慢性期的康复训练

（1）垫上训练

① 起坐训练。

A. 截瘫患者。截瘫患者床上翻身起坐动作有用肘支撑起坐和翻身起坐两种方法。

用肘支撑起坐方法：仰卧位将头抬起；头颈部屈曲的同时，肩部伸展与内收使肘呈支撑位；用单侧肘移动体重并伸展对侧肘；手撑在后方承重；另一侧肘亦伸展，用两手支撑。

翻身起坐方法：抓住床挡或上肢用大力气向翻身侧摆动并翻身；翻身侧肘支起，然后转动躯干，对侧手再支撑于床面；体重过渡到支撑于床面的手上，用另一侧肘伸展坐起。

B. 四肢瘫患者。四肢瘫患者的起坐训练有四种方法，即抓绳起坐法、抓床挡起坐法、不抓物体起坐法及双上肢撑起上身起坐法。

抓绳起坐法：在床脚用结实的绳子做成环扎上；左腕背屈手钩住床挡，肘支撑于床面强力屈曲，在此连续动作中，躯干则向侧方旋转；右前臂拉住绳环，强拉起躯干，利用右臂将绳环卷2~3次；在拉起躯干的同时，左肘靠近躯干并拉起身体；右上肢拉绳环进一步拉起躯干，用连续动作伸开左肘并将手掌撑于床面；放下绳环，手撑于床面，双手支撑躯干。

抓床挡起坐法：想翻向右侧，则右前臂事先拉住床挡；翻身到半侧卧位，左手背屈钩住床挡；用双上肢用力拉起上身，屈伸头颈部，将右肘的位置慢慢地蹭向下肢侧。

不抓物体起坐法：按翻动动作翻成侧卧；将在上面的左上肢转向背后，返回仰卧位，单肘支撑；躯干向左倾斜，体重加在左肘上，然后对侧肘亦撑在背后；双肘支撑的姿势，用单肘支撑体重（此时对侧肘抬起，肘伸展，手掌撑在后方；肱三头肌瘫痪肘不能伸展时，利用反作用伸展肩并将前臂向后摆将肘伸开）；用伸肘侧上肢，肩关节要尽量在伸展水平内收，手掌移向躯干后方正中；利用头颈部的反作用，体重加在已伸展的上肢上，对侧屈曲的肘抬起并将肘伸开；左右两上肢交替移动以支撑身体，手掌向腰部靠近，使上半身接近直立位。

双上肢撑起上身起坐法：双手放入裤兜中或放在臀部下，在屈曲双肘的同时，屈曲头颈部抬起上半身，左右肘边交替支撑体重，边移向后方，之后的训练同"不抓物体起坐法"。

② 坐位保持训练。训练可以在床上进行，也可以在训练室内进行。截瘫患者宜从直腿坐位、椅坐位开始训练坐位平衡能力。

训练难度顺序：双手在后方支撑；坐位时前后左右晃动；坐位时进行动态练习（哑铃练习、接球训练、抗阻平衡练习等）。同时可以在患者前方放置镜子辅以视觉代偿，逐渐撤掉镜子，最后可以闭眼训练。训练时可以通过调整床头高度、安置床挡、安置绳梯等进行辅助。

③ 垫上移动训练。训练开始必须利用支撑台加强手指肌力，待手指支撑力足够后取出支撑台。因向后移动容易些，所以先练习向后移动，再练习向前移动。

注意，为避免压疮，可在臀部和足跟部加用保护垫。

（2）斜台站立训练

斜台站立训练适用于 T6 以上截瘫及四肢瘫患者。

由于血管的交感神经系统广泛麻痹，伤后 10 周患者容易发生血压在下肢和腹部脏器潴留，发生体位性低血压。斜台站立训练可以明显改善体位性低血压。

训练步骤：斜台平放，患者平躺在斜台上，上肢戴上血压计，量血压，将患者固定在斜台上（注意，开始时腹部及下肢须使用腹带及弹力袜）；使斜台倾斜 15°（头高脚低），观察血压变化，5 min 后无异常则可再增加 15°，直到保持 30 min 为止。

训练过程中如发生面色苍白、头晕、虚汗、打哈欠、意识模糊等低血压表现或者血压计显示血压改变较大，则应立即将斜台平放或者改为头低脚高位。训练频率为每日 2 次。训练强度循序渐进。

（3）轮椅训练

① 移动训练。截瘫和四肢瘫患者，首先应进行轮椅和床之间的转移（包括侧方、前后方移动训练），当自立后再进行轮椅与便盆、浴缸、汽车之间的转移，最终达到"人椅合一"，使轮椅成为自己"后天获得的腿"。其中最基础的训练为床椅之间的转移。

床椅之间的移动训练（以横向转移为例）：轮椅与床斜对着放置，不使用碍事的扶手，向轮椅垫的前方移动；在轮椅上横向移动（轮椅的扶手最好选用穿脱型或台型）；臀部旋转向床上移动。反之亦然。

② 轮椅操作训练。C4 水平损伤患者不能完成轮椅行走操作，C5 损伤患者可部分完成，所以轮椅行走操作对于 C4/C5 水平损伤患者无实用意义，他们一般使用电动轮椅。对于 C6 以下损伤患者，轮椅行走操作的实用性增加，但四肢瘫患者为了防滑需要在驱动轮

处缠上薄橡胶制品以增大摩擦，并戴手套，以小鱼际与手掌摩擦驱动轮椅。平路行走对于四肢瘫患者有实用意义，截瘫患者可在协助下完成爬坡、越沟、抬前脚轮、走不平地面及乘用自动升降扶梯等，然后再独立进行轮椅操作训练（如进行爬坡和拖重物训练等）。

A. 截瘫患者的训练。截瘫患者的训练包括抬小脚轮动作训练和拖重物训练。

抬小脚轮动作训练：此操作在跨越小台阶、恶劣路面行走时有很强的实用性。动作要领是用轮椅将重心移向后方，且必须有人保护。具体方法是操作者双手紧握驱动轮猛向前转动，由反作用而使轮椅向后仰，前脚抬起；前倾身体，前后驱动驱动轮，找到平衡。下降时则顺序相反。

拖重物训练：在底下贴有毛毡等易滑动材料的箱子里装上哑铃或沙袋等，用绳子系在轮椅的横杆上进行训练，以增强患者的心肺功能。

B. 四肢瘫患者的训练。四肢瘫患者不能用手握扶手轮时，需要用手掌压迫手轮及轮胎来驱动轮椅。

③ 轮椅上支撑动作训练。轮椅训练不要忘记预防压疮的支撑动作训练，应鼓励患者每 15 min 进行一次支撑动作以减少压迫，每次保持 10 s，并在轮椅上垫上 10 cm 厚的泡沫软垫或硅胶垫。

A. 三角肌有功能者要充分在轮椅上练习支撑动作。

B. 三角肌无功能者可按下列方法进行支撑训练。

a. 提臀减压法：双手放在扶轮上或座位上，前臂外旋，肘伸展，以两肩下降的肌肉（斜方肌下部）将臀部提起。

b. 一侧交替减压法：一侧肘屈曲至扶手上，另一侧肘伸展位，伸展肘在后方以手承重将同侧臀部提起，双侧交替进行。

c. 前倾减压法：一只手握住手把，另一只手向扶手倾斜，猛力将上身和头尽量前屈，使坐骨被压迫的部位向前移。

d. 后倾减压法：猛力将上身后仰或协助者将轮椅后倾，亦可改变压迫部位。

患者体弱或者无力时，需要采用完全辅助减压。

（4）平行杠内步行训练

① 四点步行：左手出前方，骨盆提肌起作用抬高右腰部，右下肢摆出着地，然后右手、右下肢执行动作，将此动作反复练习。训练要点为平行杠内以立位练习，髋关节伸展位；抬起躯干进行大折刀样运动练习；重复以上动作。

② 二点步行：用左手、右足承重，躯干向右前方倾斜，右手与左足同时向前方伸出。

③ 拖地步行：经常保持骨盆后倾，髋关节伸展，身体前倾，双手移向前方，然后双下肢在地面上拖动向前方移动。

④ 摆至步步行：体重加在前方双手上，抬起身体，双下肢离开地面向前摆，在双手位置稍后方落地。

⑤ 摆过步步行：体重加在前方双手上，努力抬起身体，双下肢离地，摆至双手稍前方位置，髋关节与躯干伸展而落地。

（5）平行杠内拐杖使用训练及平行杠外拐杖站位保持训练

当平衡较好并能在平行杠内步行后，可进行拐杖步行训练。在拐杖步行练习初期，为防止摔倒，需要在平行杠内进行训练；掌握较好后可在平行杠外进行拄拐平衡训练，这种训练早期要靠墙边进行，把拐杖放在前方、侧方、后方练习平衡。

（6）腋拐步行

腋拐步行的训练动作同平行杠内步行训练动作。

（7）坐椅子训练

坐椅子训练的要点为：正面对着椅子站立；屈腰、屈曲双髋关节，左腋拐固定在腋窝，承重并保持平衡；右腋拐从腋窝松开，靠在椅子上，右手撑在椅子上；左腋拐从腋窝离开，靠在椅子上，双手支撑在椅子上；转腰部使躯干向右旋转，徒步坐在椅子上，腰挺直。

（8）从椅子上站立起来的训练

从椅子上站立起来的训练与坐椅子训练的过程相反：浅坐在椅子边上；用手抬起左下肢，在右下肢上交叉；手撑在座席的右侧，腰向右旋转，向上方抬起；双足并拢面向椅子，抬腰取得平衡；拿起拐杖，取得立位平衡。

（9）卧倒训练

卧倒训练的目的在于避免跌倒时面临的危险。卧倒训练的要点为：面向铺在地面上的垫子站立；腋拐离开腋窝后倒向外侧方，躯干前倾；髋关节屈曲，躯干前屈，双手伸向前方；双手撑于地面，接触地面瞬间肘关节屈曲，注意脸不要着地。

（10）从地面起立训练

从地面起立训练的要点为：在地面上呈俯卧撑姿势；双腋拐的拐尖在前方，拐柄在后，放在身体右侧；下肢取旋外位，足底内侧缘与地面接触，训练初期要注意防止鞋的滑动；伸肘，躯干向上抬起，抬起腰部，记住不要过伸；双下肢立起，手移动到脚底，腰部稳定在最高位置；重心移到左手，右手握住两个腋拐的拐柄，展开拐尖，支撑体重；左手拿腋拐，拐柄抵在前胸部固定，边支撑体重，边抬起躯干；身体呈垂直站立，髋关节呈伸展位，腋拐分为左、右抵在腋窝。

（11）上、下阶梯训练

上、下阶梯训练的要点为：背对阶梯，一手握扶手，另一手握腋拐；以肩为中心，躯干向后上方旋转，腰抬高，双足跟着到上一阶楼梯；躯干抬起，握扶手的位置与握腋拐的位置在同一高度，将身体向上方提起。下阶梯向后动作，相当于上阶梯动作。熟练后可以进行前上、前下阶梯的训练。

（12）ADL 训练

ADL 训练包括穿衣、吃饭、洗漱、如厕等日常生活活动训练。

（13）相关理疗

相关理疗包括水疗、低频电刺激、中频电刺激等。

> **提示**
>
> 目前，是否可离床训练需要根据患者的具体情况进行判断，尚无统一标准。临床上的判定标准为：患者生命体征平稳；脊柱的稳定性良好；可连续保持坐位或站位而无头晕、恶心、血压大幅度变化等。

3. 呼吸功能康复

控制呼吸的主要肌肉为膈肌，受 C3~C5 支配；起辅助作用的呼吸肌为肋间外肌，受 T1~T7 支配。C4~C8 节段脊髓损伤时，呼吸只能由膈肌完成，此时肺活量非常低，呼吸功能受影响，进而引起肺不张、肺部感染、呼吸衰竭等一系列并发症。C1~C3 节段脊髓损伤则需要人工呼吸机维持生命，此时自发呼吸已不可能，但辅助肌的胸锁乳突肌、斜方肌属副神经支配，尚存有功能，配合舌咽呼吸，可在早期进行适当的肺部物理治疗。目前的广泛共识为，高位脊髓损伤患者需要上人工呼吸机。

肺康复的目的为维持、强化肺换气功能，强化残存呼吸肌力量，增加肺活量，起到促进分泌物咳出、试行体位排痰、预防肺部并发症、扩张胸廓、预防肋间挛缩并维持其活动、预防静脉血栓等作用。

（1）深吸气训练

物理治疗师将两拇指指腹或手掌置于上腹部的膈上，令患者注意力集中在该处，缓慢地用鼻尽量深吸气，同时治疗师给膈轻度抵抗、压迫。然后进行屏气训练，直到患者最大吸气后屏气，通常每小时练习 5 次。接下来进行叹气呼吸训练，亦可以进行吹气球、吹纸片、吹灭打火机训练。

（2）辅助咳嗽训练

令患者进行数次深呼吸训练吸气之后，呼气的同时进行咳嗽，物理治疗师两手将患者季肋区及膈肌向内上方压迫推举。

（3）排痰法

① 体位引流法：在不影响损伤脊椎范围内变换病床高低及角度，使脚高位，头低

位时取侧卧位，按动力原则将痰导出。

② 叩击法：使手掌呈圆形如杯状，含空气，活动腕关节，进行规律性叩击；因叩击而胸壁传导振动，使痰液化并使气管壁的黏性降低。

③ 振动法：利用振动器振动，作用同叩击法。

④ 用手加压法：强制大力吸气后，治疗师两手置于患者两侧季肋区下，用力加压，令患者呼气时将痰咳出。

⑤ 深吸气后呼出法：深吸气后缓慢呼出，使痰移至口腔。

提示

其他肺康复方法有舌咽呼吸（蛙式呼吸），胸廓扩张训练，皮肤滚动，肩胛带、肩关节的伸展训练等。

五、常见并发症的处理

脊髓损伤后常出现几种特殊的病例状态，被称为脊髓损伤并发症。这些并发症对脊髓损伤患者的生活质量有着重要影响。

（一）压疮

发生压疮的主要原因是持续压迫导致毛细血管闭塞，局部组织缺血而出现代谢障碍并发生组织坏死。压疮的好发部位多为骨突部位，如骶尾部、大粗隆部、坐骨结节部、跟骨部、肩胛骨部、棘突部、后头部。

1. 预防

（1）局部管理

勤更换体位，每2h变换一次体位；在受压部位放置减压垫，如气垫床、气压垫、骨突部位垫软枕等；床垫、坐垫等要透气良好及干燥，无摩擦和局部压迫；乘坐轮椅一定要指导患者定时做支撑动作；局部保温按摩；保持皮肤清洁干燥，每天至少擦拭1次；指导患者进行自我皮肤管理。

（2）全身管理

摄取高蛋白饮食；鼓励患者积极参加运动；经常洗浴；控制肌肉痉挛；预防对皮肤造成损伤的事件发生。

2. 治疗

（1）局部治疗

急性期局部使用抗生素治疗，如百多邦；2~3天换1次药，如渗液较多，可1天换1次药；可使用促进创口愈合的药物治疗，如康复新液等；可进行手术治疗，如切除坏死组织，行皮瓣转移等。

（2）全身治疗

如出现发热等表现，急性期也可全身使用抗生素；高压氧治疗，提高血氧溶度；改善营养，改善贫血及低蛋白血症。

（二）尿路并发症

尿路并发症包括泌尿系感染、痉挛性萎缩性膀胱、肾积水、尿道瘘、膀胱尿道憩室等。泌尿系并发症是一个系列过程，预防和治疗相辅相成。

尿路并发症的预防治疗措施：减少残余尿；无菌导尿，若长期导尿可行清洁导尿；不适合进行导尿的可以留置尿管；如患者的膀胱容量较小，可使用 M 受体阻滞剂，如托特罗定等；定期复查尿常规，进行尿流动力学检查及泌尿系超声检查。

（三）呼吸系统感染

在脊髓损伤急性期，呼吸系统感染为最常见的并发症，主要为长期卧床及呼吸肌活动减弱所致。

呼吸系统感染的预防治疗措施：如允许，患者尽量采取坐位或站位休息活动；对于高位脊髓损伤患者，鼓励患者咳嗽及进行呼吸功能训练，可在腹部放置沙袋等重物，定时定量进行呼吸训练；对于严重的呼吸功能障碍患者，在脊髓损伤慢性期可行膈肌功能重建。

（四）排便功能障碍

脊髓损伤致副交感神经损伤，肠道蠕动减弱，大便不易排出，从而导致便秘。

排便功能障碍的预防治疗措施：鼓励患者多参加活动；腹部按摩及保温；可借助开塞露辅助排便；可适当使用口服药物辅助排便，如乳果糖等。

（五）痉挛

痉挛是指中枢神经损伤后，受损部位以下平面支配的肌肉呈反射亢进状态。痉挛受患者身体及精神状况、环境的影响，其原因尚不明了，但以下因素可加重痉挛：压疮及其感染灶，尿路感染，尿路结石，外伤，膀胱直肠充盈、痔等肛门疾病，气候气温的急剧变化，衣物过紧，精神不安，过度紧张等。

痉挛的预防治疗措施：及时发现及去除促使痉挛恶化的因素是最基本的措施；避免肌紧张；良肢位摆放；口服药物治疗，如巴氯芬、地西泮等；物理治疗，如冰按摩、冷水浴、减重训练等；石炭酸等神经封闭注射治疗；肉毒素注射治疗；手术治疗，如选择性脊髓后根切断术（SPR）等。

（六）截瘫神经痛

截瘫神经痛指脊髓损伤患者常主诉与大脑完全阻断部位存在疼痛，已知的生理学无法解释这种疼痛,但患者主诉疼痛较剧烈。患者主观主诉此疼痛可为灼烧痛、针刺样疼痛、麻木痛、放射痛、切割通、绷紧痛和跳动痛等。此症状多起于脊髓损伤后1年以内,其原因尚不明确,目前发现可能与全身系统病变、麻痹区域的病变、心理因素等有关。

截瘫神经痛的预防治疗措施如下:

1. 全身管理

给予足够的镇静药物,慢性期要追忆身心管理,饮食及环境均要细心调整,去除疼痛诱发因素,鼓励患者积极参加运动。

2. 药物治疗

急性期要充分消除疼痛,可进行梯度止痛治疗。首先使用非甾体镇痛药,若无效则改用拟阿片药物,最后使用阿片类药物,同时可配合使用抗抑郁药物。

3. 神经组织

可使用酒精或酚甘油椎管内注射。此法的止痛效果只能维持短时间,且可能发生蛛网膜炎等。

4. 电刺激疗法

目前使用比较广泛的电刺激疗法为经皮神经电刺激(TENS),同时脊髓电刺激也有效果。

5. 物理治疗

物理治疗如四肢主动、被动运动,按摩、超声等亦可起到止痛作用。

6. 心理疗法

心理疗法可缓解患者紧张情绪,目前证明有效。

7. 手术治疗

可行手术切断神经末端、剥离粘连等。脊髓后根进入局部破坏术、后根切断术等一系列手术证明有效。

(七)关节挛缩

关节挛缩是关节周围的皮肤、肌肉、肌腱、血管、神经等病变导致的运动障碍,表现为关节活动范围受限。

关节挛缩的预防治疗措施:良肢位摆放;早期关节活动范围训练;使用夹板;训练时避免粗暴动作导致骨折等。可辅以蜡疗、红外线照射等物理治疗,以及外科治疗性肌腱延长术、关节囊松动术等。

(八)深静脉血栓形成

深静脉血栓形成(DVT)是脊髓损伤常见的并发症之一,其主要原因为血管损伤、长时间制动或不活动导致静脉血流动减慢、凝血机制亢进等。

1. 预防

脊髓损伤后如无特殊禁忌证,应在伤后 48 h 内进行深静脉血栓形成的预防,主要包括以下方法。

(1) 机械性预防方法

机械性预防方法包括:抬高患肢;损伤节段以下肢体穿弹力袜;每天行肢体气压驱动训练治疗;脉冲电刺激使肌肉收缩。

(2) 小剂量抗凝药物疗法

小剂量抗凝药物疗法包括:口服华法林预防;口服利伐沙班预防;间断肝素皮下注射预防等。

2. 治疗

发生血栓时谨慎选择肢体活动,同时抬高患肢;应用利伐沙班、华法林、低分子肝素钙等抗凝药物治疗,应用华法林时注意控制国际标准化比值(INR)在 2.0~3.0;外科治疗方法有氯气栓塞、开放手术取栓等。

(九) 异位骨化

异位骨化是指解剖学上不存在骨的部位有骨组织形成。异位骨化常发生在脊髓损伤后 4~10 周,发生部位以髋关节和膝关节处多见。异位骨化的发生原因尚不清楚,可能与氧分压偏低、过度活动、活动粗暴等有关。

异位骨化的预防治疗措施为早期进行肢体活动;活动过程动作轻柔,避免损伤;口服药物治疗,如活性维生素 D_3、降钙素、阿仑膦酸钠等;降钙素注射治疗,如鲑鱼降钙素;严重时手术切除多余的骨块。

(十) 骨代谢障碍

脊髓损伤平面以下部位的骨骼可出现骨代谢障碍,即骨萎缩或骨质疏松,并可能发生骨折。骨代谢障碍的发生原因多种多样,可为失神经支配、废用性、负氮平衡、营养不良、内分泌改变等。

处理骨质疏松的关键在于预防,需要在早期进行关节活动范围训练和负重训练;补充足量的钙、磷、蛋白质等;如发生骨折,应尽早处理。

案例分析要点

从患者的症状来看,有 C6 椎体骨折脱位,以及运动功能和二便功能障碍,可初步诊断为脊髓损伤及其并发症。在早期就可以进行康复介入,即进行急性期床边康复训练;随着疾病的康复,还需要进行慢性期康复训练,具体内容可参见前文。

练习题

一、单项选择题

1. 脊髓损伤卧床期仰卧位时,不正确的姿势为（　　）。
   A. 前臂旋前　　　B. 肘伸直　　　C. 腕关节屈曲　　　D. 膝下垫软枕

2. （　　）阶段脊髓损伤会造成严重呼吸困难,但仍可自主呼吸。
   A. C1～C3　　　B. C4～C8　　　C. T1～T7　　　D. T8～T12

3. 脊髓损伤急性期的照护不包括（　　）。
   A. 定时翻身　　　　　　　　　　B. 注意查看皮肤防止压疮
   C. 至治疗室进行康复训练　　　　D. 进行肢体按摩防止血栓形成

4. 脊髓损伤并发症不包括（　　）。
   A. 压疮　　　　　　　　　　　　B. 直立性低血压
   C. 自主神经过反射　　　　　　　D. 一侧肢体痉挛

5. 压疮预防的全身管理不包括（　　）。
   A. 摄取高蛋白饮食　　　　　　　B. 鼓励患者积极参加运动
   C. 经常洗浴　　　　　　　　　　D. 抬高下肢

6. 脊髓损伤后预防下肢深静脉血栓形成的方法不包括（　　）。
   A. 穿弹力袜　　　B. 口服抗凝药物　　　C. 按摩　　　D. 针灸

7. 脊髓损伤急性期一般指伤后（　　）内。
   A. 2周　　　B. 4周　　　C. 8周　　　D. 12周

8. 脊髓损伤康复的最终目标是（　　）。
   A. 治愈脊髓损伤　　　　　　　　B. 治疗并发症
   C. 增强残存肌力　　　　　　　　D. 让患者回归家庭和社会

9. 截瘫神经痛一般发生在脊髓损伤后（　　）内。
   A. 3个月　　　B. 6个月　　　C. 1年　　　D. 2年

10. 下列关于斜台站立训练的说法,错误的是（　　）。
    A. 训练开始需要测血压,但因测血压会影响训练,故如果血压正常则在训练过程中及训练完不需要监测
    B. 开始时腹部及下肢须使用腹带及弹力袜
    C. 使斜台倾斜15°（头高脚低）,5 min后无异常则可再增加15°,直到保持30 min为止
    D. 训练过程如发生面色苍白、头晕、虚汗、打哈欠、意识模糊等低血压表现或者

血压计显示血压改变较大,则应立即将斜台平放或者改为头低脚高位

11. 脊髓损伤患者急性卧床期(　　)变换一次体位。

A. 1 h　　　　　B. 1.5 h　　　　　C. 2 h　　　　　D. 3 h

12. 步行训练时,"体重加在前方双手上,抬起身体,双下肢离开地面向前摆,在双手位置稍后方落地",这种训练方式称为(　　)。

A. 四点步行　　　B. 拖地步行　　　C. 摆至步　　　D. 摆过步

二、思考题

脊髓损伤慢性期康复训练的要点有哪些?

参考答案

1. C;2. B;3. C;4. D;5. D;6. D;7. C;8. D;9. C;10. A;11. C;12. C

(武　亮)

第三节　骨折的康复训练与照护

案例引入

患者,女性,65岁,于某日上午走路时不慎跌倒,右上肢着地,立即引起右前臂远端肿痛、功能障碍,局部可见淤青,患者摔伤后无头晕、头疼,否认当时有昏迷、呕吐、腹痛等病史,未进行外固定及其他治疗,由家人陪同下来某院急诊科就诊。经急诊医师查体后,结合X射线检查结果诊断为:右侧桡骨远端骨折,并以上述诊断收入该院治疗。入院症见:患者神清,精神可,无胸闷胸痛,无恶寒发热,无腹胀腹痛,胃纳可,睡眠一般,大小便可;局部压痛,活动受限,右前臂远端肿胀,舌淡红,苔薄白,脉弦。X射线检查结果显示:右侧桡骨远端骨折,骨折远端稍向外侧移位,骨折线为螺旋形,余各骨未见明显异常,局部软组织肿胀明显。请问该患者外伤后,可能是机体的哪部分出了问题?请你带着这个问题学习本节内容,并希望你能给患者提供健康指导。

学习目标

掌握:骨折后康复功能评估,康复医疗的原则,康复训练要点和照护。

了解:骨折的定义,骨折后的功能障碍。

一、概述

在各种老年疾患中,骨折是常见的损伤。进入衰老阶段的人体,在发育、代谢、内分泌等许多方面与年轻人截然不同,其中骨骼肌肉系统方面的变化尤为明显。老年人由于存在骨质疏松症,骨折后愈合差,并发症多,常常危及生命,所以本病对老年人群健康的影响重大。

老年骨折的原因包括骨质疏松、外伤和跌倒。老年骨折有以下特点:

① 患有骨质疏松的老年人骨量减少、骨脆性增加,受到轻微外力作用就容易发生骨折;

② 老年人修复能力下降,骨的血液供应不够丰富而致骨折愈合时间明显延长;

③ 由于老年人身体组织发生了退行性改变,一旦骨折,创伤、制动造成的骨关节功能障碍恢复较慢,甚至遗留功能障碍;

④ 由于老年人器官功能的退变,其免疫力、抵抗力下降,加之如已患基础疾病(如糖尿病、高血压、骨质疏松、心肺疾病),一旦骨折,即可造成已病变器官的进一步损害,导致或加重骨折并发症,如脂肪栓塞、坠积性肺炎、压疮、二次骨折、泌尿系统感染、肾衰竭等。

二、主要功能障碍

依据骨折部位的不同,是否合并神经损伤,所涉及的功能障碍也不同。例如,四肢骨折,主要为相应肢体的运动功能障碍;脊柱骨折,则依据有无脊髓损伤,不仅可有躯体运动功能障碍,还可有感觉功能、内脏功能和排泄功能的障碍。

三、康复评估

针对发病原因,对所有老年人应定期进行肌力/平衡功能/感觉功能评估、关节活动度评估等,其中应特别注重骨折风险评估。世界卫生组织推荐的骨折风险评估工具(FRAX),便于临床医师早期发现骨折高危人群并作出治疗决策;该方法可评估10年内骨折发生的概率以及骨质疏松发生的可能性。

依据骨折患者骨折部位的不同进行相应评估。单项评估时,肌力/ROM/感觉评估是必需的,其他评估可酌情选用;综合功能评估时,ADL评估是必需的,其他综合评估也可酌情选用。

四、骨折后康复训练和照护

（一）康复目标

恢复运动和感觉功能、防止并发症是骨折后康复训练的终极目标。

（二）康复治疗原则

老年骨折患者在遵循复位、固定及功能训练这一基本治疗原则的同时，必须注意以下几点：

1. 采用最小创伤的方法进行治疗

老年人对创伤的耐受能力下降，在遭受骨折后身体的反应能力已降到了较低的水平。因此，在选择治疗方法时，必须考虑患者的耐受力，尽量减少治疗给患者带来创伤。

2. 采用能使患者尽早离床活动的治疗方法

骨折后，患者长期卧床将会产生一系列合并症，因此老年人骨折后应想办法使其尽早离床活动，以恢复伤前的生活和活动习惯，预防制动带来的一系列骨折并发症。

3. 积极进行肢体功能训练

老年人骨折后应尽早开始进行肢体功能训练，可促进骨折愈合和肢体功能的恢复。

4. 重视并发症防治

在治疗老年骨折时，必须把防治并发症与治疗骨折同等对待。同时应积极治疗患者原有的基础疾病，如糖尿病、冠心病、慢性肺部疾患、肾功能不全、骨质疏松等。

老年人骨折后康复功能训练目标应以各关节活动度不严重影响日常生活活动的最低范围为准则，不宜强求达到完全正常的生理范围，见表3-1。

表3-1 各关节活动度不严重影响日常生活活动的最低范围

关节	活动度	活动方向
肩	0°~75° 45°	屈曲/外展 内旋
腕	0°~20° 0°~60°	屈曲/伸展 旋前/旋后
掌指	0°~70°	屈曲
近节指间关节	0°~90°	屈曲
髋	0°~30° 25°	屈曲 伸/旋转
膝	0°~60°	屈曲

续表

关节	活动度	活动方向
踝	5°	背屈至15°跖屈
颈	0°~30° 0°~45°	屈曲/伸/侧弯 旋转

（三）骨折后的康复训练和照护

1. 骨折非手术治疗的康复分期及训练

（1）骨折非手术治疗的康复分期

非手术外固定情况下治疗骨折时要参照骨折愈合的过程，根据骨折愈合的分期可将骨折康复分为三个阶段，见表3-2。

表3-2 骨折康复阶段

第一阶段：此阶段指伤后1~2周	
康复目的	本阶段是在不影响骨折复位的前提下，通过康复治疗增加局部血液循环，促进肿胀消退，预防肌萎缩，减少/防止粘连和纤维化的形成
训练方式	急性期抬高患肢、冰敷、骨折远端的向心性按摩和骨折局部邻近部位的肌肉主动的等长收缩活动，注意保持骨折部位的上、下关节固定不动。肌肉收缩应有节奏地缓慢进行，可从轻度收缩开始，无痛时逐渐增加用力程度，直至最大力量收缩，每次收缩持续数秒钟，然后放松，再重复训练，每小时可训练5~10 min。有些病人在刚开始训练时，难以掌握练习动作，可以先在健侧肢体试练等长收缩，待熟练后在健侧的帮助下试练患侧的收缩。上肢骨折可做握拳、伸指和提肩举臂动作，但不能进行前臂的旋转活动，并且同时保持腕和肘关节不动；当手部骨折被固定时，必须加强手掌和手指各关节的屈伸活动，并做两手虎口的对撑动作，以防虎口挛缩；股骨骨折只进行股四头肌的等长舒缩和踝关节的跖屈背伸活动，髋/膝关节保持不动；脊柱屈曲型骨折，可进行头、双肘和两足五点支撑的拉伸活动。中老年人关节挛缩极易发生，更应特别加强这类主动活动
第二阶段：此阶段指伤后2周至骨折临床愈合，为伤后2~3个月	
康复目的	巩固第一阶段的成效，减轻肌肉的进一步萎缩，并增加血液循环促进骨折愈合
训练方式	除继续进行患肢肌肉的等长收缩和未固定关节的伸屈活动外，还可在健肢或治疗师的帮助下，逐步开始骨折局部上、下关节的石膏内肌肉的等长收缩活动，以及与骨折移位相反方向的活动，依据老年人个体不同情况编制体操练习。上肢骨折如全身情况许可，原则上不应卧床；下肢骨折必须卧床休息时，应尽量缩短卧床时间。卧床期间应加强护理，并实施床上保健操，以防止全身性并发症的发生。另外，也可用红外线或各种透热疗法促进消肿；用断续直流电或低频、中频电流刺激预防肌萎缩等

续表

第三阶段：从骨折临床愈合到骨痂改造塑型完毕，约从伤后 2~3 个月到 1 年以上	
康复目的	扩大关节各方向的活动范围，恢复肌力，增加肢体运动功能，促进生活和工作能力的最大限度恢复
训练方式	以抗阻活动和加强 ROM 为主，加上肌力恢复训练，并辅以适当的理疗，也可装配支具、扶拐、手杖、轮椅等替代部分机体功能。上肢骨折应进行力所能及的轻微工作；下肢骨折步行训练由持拐逐步过渡到弃拐步行；屈曲型脊柱骨折可下床直立，双臂在腰部反抱，做挺胸伸腰活动。训练中所加阻力不宜过大，以免造成新伤，以患者健肢供给阻力为佳，因易于掌握阻力大小，且简便易行。增大 ROM 以主动活动为主，必要时可辅以适当的被动活动或关节活动器（CPM 机）

(2) 骨折非手术治疗的康复训练

骨折非手术治疗的康复训练项目以及训练方案见表 3-3。

表 3-3　骨折非手术治疗的康复训练项目以及训练方案

训练项目	训练方案
ROM 练习	① 长骨干骨折经石膏固定邻近关节后，所导致的关节活动度障碍一般程度较轻，经过主动、主动辅助及被动 ROM 练习，可以逐步消除。 ② 关节内骨折经长期的石膏固定后会后遗较严重的关节挛缩，可做加热后的关节功能牵引。 ③ ROM 练习前做适当的热疗、超声治疗也可增强练习的效果。 注：练习至一定程度如出现进步停顿时，应根据实际功能恢复程度采取相应对策，如对日常生活及工作无明显妨碍时，可结束康复疗程；如仍有明显妨碍，则应考虑施行关节松动术；关节挛缩严重者可在麻醉下使用手法来松动关节，须由有经验的医生施行，以防造成二次骨折
肌力训练	① 当不伴有周围神经损伤或特别严重的肌损伤时，骨折伤区的肌力常在 3 级以上，应按渐进抗阻练习原则进行。 ② 等张、等速练习的运动幅度应随 ROM 的恢复而加大。 ③ 受累肌肉应按关节运动方向依次进行练习，至达到肌力与健侧相近或相等时为止
本体感觉、平衡及协调功能练习	① 可采用蹦床、平衡板、平衡训练仪进行训练。 ② 训练应逐步增加难度。 注：多发骨折和复杂骨折长期固定后受累肌肉范围较广，老年人的本体感觉、平衡力和协调能力本来就比较差，此时应特别强调这方面的训练，以降低再次摔跤的可能性

2. 骨折手术治疗的康复分期及训练

相比传统手术，内固定手术能使功能训练的时间进度提早 1~2 个月，极大地减少了骨折后遗症的发生。若当内固定足够稳固且无须额外的外固定措施时，骨折的康复进程可明显加快。骨折手术治疗的康复分期及训练见表 3-4。

表 3-4　骨折手术治疗的康复分期及训练

时间	训练方案
术后第 1 周内	进行第一阶段的肌肉等长收缩训练，并辅以其他的消肿措施
术后第 2 周内	进行第二阶段的不负重关节活动，因没有外固定的限制，关节活动要求在数天内接近于健侧关节的活动范围。关节活动度练习强调应于术后早期开始，以防止再次粘连
术后第 3 周	进入第三阶段康复，开始下肢的部分负重行走和上肢的应力动作训练，为早日重返社会生活做准备。不累及关节的四肢长干骨骨折基本上都能达到上述要求，且一般不会出现邻近关节的明显功能障碍，病人在术后 1 个月或 2 个月的时间内可重返工作岗位

3. 各类骨折患者术后肢体功能位的摆放以及照护措施

（1）髋部骨折

髋部是老年人骨折最常见的部位。老年人髋部骨折，若未予以手术及积极治疗，1 年内的病死率高达 40%~50%。髋部骨折分为股骨颈骨折和股骨粗隆间骨折。髋部骨折术后康复照护见表 3-5。

表 3-5　髋部骨折术后康复照护

股骨颈骨折	① 保持床铺清洁平整、干燥，硬板床上褥子应厚些，经常按摩受压部位，可协助患者适当半坐位，以减轻不适。 ② 抬高患肢，以利消肿止痛。 ③ 患者应保持患肢外展中立位（内收型骨折外展 20°~30°；外展型骨折外展 15°左右即可），忌侧卧、盘腿、内收、外旋，以防螺纹钉移位，造成不良后果。 ④ 两腿之间放一枕头，以防患肢外旋、内收
股骨粗隆间骨折	① 体位：术后下肢保持外展中立位，同时将下肢抬高 20°~25°在双下肢之间放置海绵软枕，在腘窝处放置一软枕，保持膝关节屈曲 10°~15°。 ② 注意：患者使用便器时，切忌屈髋，应将骨盆整个托起，防止内固定移位

(2) 腰椎压缩性骨折

此骨折在老年人群中非常常见，腰椎压缩性骨折术后康复照护见表3-6。

表3-6 腰椎压缩性骨折术后康复照护

体位护理	应平卧硬板床，去枕，以保持脊柱平直，防止发生畸形或进一步损伤。 注： ① 根据骨折压缩的程度，在受伤椎体下垫适当软枕，垫枕时可先低，后逐渐加高，疗程不少于6周。 ② 应帮助指导患者定时进行轴向翻身，即肩部和髋部同时翻身，避免肢体扭曲，造成脊柱扭转。翻身时嘱患者挺直腰背部，绷紧背肌。
康复训练	① 复位期：垫枕1~2周，鼓励患者练习主动挺腹，1日3次，每次5~10 min。 ② 五点支撑法：伤后1周左右进行。仰卧，用头部、双肘、双足跟五点支撑起全身，使背部腾空后伸。 ③ 三点支撑法：在五点支撑法的基础上，患者仰卧，双臂置于胸前，用头及双足支撑，拱腰臀及背腾空离床，有利于腰背肌锻炼，伤后2~3周进行此项练习。 ④ 四点支撑法：伤后3~4周练习。进行仰卧，用双手、双足四点支撑在床上，全身腾空呈拱桥状。 ⑤ 飞燕点水法：5~6周后练习。患者俯卧上肢后伸，小腿与踝部垫一枕头，颈后伸稍用力后抬起胸部离开床面，两上肢向后背伸，同时下肢尽量绷直后伸，全身翘起，仅让腹部着床作为支撑点，呈一弧形，形似飞燕点水。

(3) 桡骨远端骨折

桡骨远端骨折术后康复照护见表3-7。

表3-7 桡骨远端骨折术后康复照护

体位护理	① 无移位骨折，可用功能位石膏托或小夹板固定4周。 ② 移位型骨折，需要闭合复位。术者沿前臂长轴方向牵拉患者手掌及拇指，使腕部尺偏，并使前臂旋前。然后使腕关节掌曲，同时在桡骨远端骨折段上向掌侧及尺侧推压。保持腕部在旋前及轻度掌屈尺偏位，应用前臂石膏托或小夹板固定4周，10~14天后改为中立位固定4周
康复训练	第一阶段消肿、消炎、促进骨痂愈合措施下同步进行手指关节无负荷屈伸练习。 第二阶段继续如上物理治疗等，增加手腕减张位置的屈伸活动，以无痛或轻痛为限

(4) 肩关节骨折

老年人以肱骨外科颈移位骨折以及肱骨大结节骨折较为多见。肩关节骨折术后康复照护见表3-8。

表3-8 肩关节骨折术后康复照护

非手术疗法	① 体位护理：无论是三角巾悬吊还是手法复位后外展架固定，只要患者全身情况允许，日间均应下床活动。卧床时床头抬高30°~45°较为舒适；平卧位时，应在患侧胸壁垫一软枕，以免患侧上肢向侧方下坠。 ② 症状护理：行外展架固定前，向患者做好解释，以得到其配合，然后维持外展架固定于肩关节外展70°、前屈30°、屈肘90°，防止已复位的骨折再移位。 ③ 注意：使用外展架后如出现明显不适，如疼痛、肿胀、麻木等症状时，须查明原因，并进行处理
肱骨外科颈移位骨折切开复位内固定术后护理	① 术后48 h，在肩关节悬吊带的保护下，开始肩关节轻柔的钟摆样活动。 ② 术后1~6周，被动助动运动练习；如Codman钟摆运动练习，或仰卧位，双手握一根短棒，进行外旋运动练习。 ③ 术后3周，增加辅助性前举和滑轮辅助性练习、仰卧位下的肩袖肌群的等长收缩练习。 ④ 术后6~12周，重点是主动的牵拉和抗阻训练。 ⑤ 术后12周，开始巩固性练习。可采用弹力治疗带和力量性运动来增强牵拉练习，开始负荷重量约为0.5 kg，逐渐增加至2 kg
肱骨大结节骨折切开复位内固定术后护理	① 术后1~4周：患肢悬吊缠绕固定24 h，24 h后更换为可拆除的吊带固定。患者仰卧位，由治疗师帮助患者，进行被动前屈和外旋活动练习。亦可开始试行Codman肩关节环绕运动练习，或由健手通过滑车协助患肢进行上举活动练习。 ② 术后4~6周：开始中等强度的三角肌和肩袖肌群的等长收缩练习。当X射线检查结果显示大结节与肱骨干愈合时，可采用弹力治疗带进行抗阻练习，增强三角肌和肩袖肌群力量

4. 物理治疗

在骨折的康复过程中，正确选择物理治疗方案非常重要，尤其是对高龄、身体虚弱、严重复杂的骨折患者。选择正确的物理治疗可有效地协助治疗、促进康复、减少致残率和致残程度。物理治疗的选择如下：

(1) 骨折早期

① 冷敷法：适合伤后24 h内，如无开放性骨折及软组织破损，尽早用冷敷法处理，

如用冰、冷水袋等局部持续冷敷，同时适当加压包扎，可有效刺激断裂的血管收缩，阻止继续出血，减少局部渗出，缩小损伤范围，有利于日后康复。

② 温热法：48 h 以后，可考虑配合选用温热疗法（必须是水肿停止发展后）。最常用的是温热盐水、温热中药洗剂局部湿敷，有活血化瘀、消肿止痛之功效。家庭中可自配红外线设备，可将骨折部位的石膏开窗，经窗做红外线照射，疗效颇佳，尤适合寒冷的冬季，每日两次，每次 30 min，可长期应用。

③ 高频电疗：可在石膏和夹板外进行，有止痛、消肿、促进骨痂形成的作用，早期可选用。注意，如有金属内固定植入物则不宜采用本法。

④ 直流电离子导入疗法：常用直流电钙、磷离子导入，有促进钙、磷于骨折端沉着和骨痂形成的作用。一般于伤部位置，用 2%～10% 氯化钙（阳极导入）或用 2%～5% 磷酸钠（阴极导入），每日一次，每次 20 min，适用于疼痛、肿胀消失后 2～4 周的骨痂形成期及以后相当一段时间。注意，如果有金属内固定植入物则不宜采用本法。

⑤ 手法治疗：骨折恢复期的早期手法治疗，只能由肢体远端做向心性安抚或揉捏，越过骨折处至肢体近端。本法只适用于小夹板固定，石膏固定则无法使用。骨折恢复的后期，骨痂已经成熟，外固定解除后，按摩力度可加大。如有关节僵硬，则可适度被动地增加关节屈伸幅度。

⑥ 超声波治疗：用固定法或接触移动法，剂量宜小（0.8 W/cm^2 以下），每日一次，每次 5 min 左右，10 次为一疗程。可连续应用 2～3 疗程。超声波有刺激骨痂形成的作用。

（2）骨折后期（恢复期）

此期骨痂已基本形成，骨折端相对稳固，局部疼痛、肿胀基本消失，功能基本恢复。但仍不能胜任远行、跑跳及其他额外负重等较剧烈活动。此时患肢功能尚未达到最佳状态和完全康复。此期外固定已解除或将要解除，内固定仍需保留。所以可以选择如下物理治疗：局部粘连、关节僵硬、关节活动范围不受限者首选超声波治疗；单独关节活动范围受限者首选关节功能牵引技术。

(四) 常见并发症处理

老年人骨折后容易发生一系列并发症，并发症又可诱发原有疾病迅速恶化。对于老年人而言，衰老与骨折之间在不同程度上形成了一个互为因果而又相互促进的恶性循环。其中全身性并发症有：休克、神经血管合并伤、感染、脂肪栓塞综合征、创伤后呼吸衰竭综合征、坠积性肺炎等。局部并发症有：骨筋膜室综合征、神经损伤、血管损伤等。在常规护理中密切观察患者的各项生命体征，还应注意观察固定肢体的指（趾）头的血循环情况。

提示

正确的康复宣教以及预防是减少老年骨折并发症的良方。老年人行动迟缓，应变能力、肢体活动协调较差，若同时患有脑卒中、心脏病、肾脏病，又无家人照顾起居，就更容易发生意外。

（五）康复宣教

1. 训练安全

（1）要按运动处方进行运动训练

功能训练前需要严格进行运动负荷试验等测定，开始时运动量要小，逐渐加大，直至有效强度、有效时间。

（2）选择适宜老年人的功能训练项目以及家居活动方式

老年人不宜选择速度性和力量性项目，而宜选择以提高心肺功能的有氧代谢为主的全身运动项目，如散步、慢跑、太极拳、气功、保健操、游泳等。

（3）功能训练过程中加强医疗护理监护

① 掌握速度，如慢跑时不能太快，因为速度快容易造成踝关节扭伤，高血压患者容易出事故，还可能由于缺氧诱发心绞痛。跑的过程中可以跑、走交替，呼吸要自然，动作要缓慢而有节奏，避免做憋气或过分用力的动作。尤其是动脉硬化的老人，更应该避免引起血压骤然升高的动作，如倒立，突然低头、弯腰等。

② 经常了解自己的脉搏、血压及身体健康情况，做好自我监督。运动之后若心情舒畅、精神愉快、轻度疲劳、食欲及睡眠较好、脉搏稳定、血压正常，则说明运动量适宜、身体状况良好，可继续运动。如果运动后出现头痛、胸闷、心悸、食欲缺乏、睡眠不佳及明显的疲劳等不适现象，说明运动量过大，应及时调整或暂时停止一段时间。

③ 控制运动量。老年人训练时可以利用运动后的即刻脉搏和恢复时间来控制运动量。一般用"170 – 年龄"的公式计算。这一公式为运动后的即刻脉搏标准，一般不宜超过 110 次/min，以运动后 5~10 min 之内恢复到运动前的脉搏水平为宜。

（4）老年人在功能训练期间要遵循正常的生活制度

要注意营养适量，多食易消化、高蛋白质、高维生素、少脂肪的食物。要戒烟，限酒或戒酒。

2. 环境安全

环境安全对预防老年人骨折后再次发生骨折十分重要。

（1）地面

室内地面要求平整、防滑、没有落差；使用地毯时，必须固定、接缝平整、没有翻卷。厨房、浴室、洗手间地面保持干燥，不油腻，要使用防滑地砖。地面要求整洁，不能有散落的儿童玩具和报纸杂志等。

（2）楼梯走廊

高龄老人适合走楼梯，阶梯的脚踏面应在30 cm以上，垂直面高15 cm左右最合适。走廊最好装扶手，不能堆放杂物。

（3）浴室厕所

一般家庭的浴室地砖均有防滑效果，要随时保持干燥状态。马桶旁最好加装扶手。尽量不使用盆浴。若无法改成淋浴，浴缸内部要铺设防滑垫或贴止滑带，浴缸高度要合适，有踏脚垫，浴缸旁边设扶手。

（4）照明

老年人居住的房间特别强调光线充足，灯光设计合理，既保证照明度，又不刺眼。老年人的床头、走廊、浴室、卫生间等经常走动的地方，都必须有夜光灯，方便老年人夜间活动。

（5）住宅周围

老年人的住宅周围最好有绿地，道路状况好，车辆少，方便老年人早晚散步、活动。

提示

康复教育的重点是要普及老年性骨折后的功能训练安全。

案例分析要点

结合病例发生外伤、右上肢着地、局部肿胀淤青、疼痛、功能障碍等表现，结合X射线检查结果，诊断清楚（右侧桡骨远端骨折局部轻度移位）。对这位患者可以执行非手术康复治疗方案，但还需要进行闭合复位。术者沿前臂长轴方向牵拉患者手掌及拇指，使腕部尺偏，并使前臂旋前。然后使腕关节掌曲，同时在桡骨远端骨折段上向掌侧及尺侧推压。保持腕部在旋前及轻度掌屈尺偏位，应用前臂石膏托或小夹板固定4周，10~14天后改为中立位固定4周。固定期间，应进行右手腕部等长收缩训练，以保持肌力，防止粘连等并发症；休息时，手腕部垫高，以减轻肿胀。可选用高频电疗促进骨痂愈合。后期可进行一些作业治疗，以恢复右手功能。

练习题

一、单项选择题

1. 老年骨折常见原因有（　　）、外伤和跌倒等。
   A. 反应慢　　　B. 肌力低下　　　C. 视力下降　　　D. 骨质疏松

2. 针对骨折的康复评估，必需的项目有肌力评估、ROM评估、感觉评估和（　　）。
   A. ADL评估　　B. 平衡评估　　　C. 协调性评估　　D. 骨质疏松评估

3. 骨折后的康复治疗原则是复位、固定及（　　）。
   A. 休息制动　　B. 补钙　　　　　C. 功能训练　　　D. 促进愈合

4. 主动活动是骨折后第一阶段极其重要的康复治疗措施，一般可采用被固定区域肌肉的（　　）活动，即肌肉收缩不会引起肢体的运动，骨折部位的上、下关节应固定不动。
   A. 肌力训练　　B. 被动活动　　　C. 等长收缩　　　D. 等张收缩

5. 温热法必须在骨折（　　）以后方可考虑。
   A. 2 h　　　　B. 48 h　　　　　C. 12 h　　　　　D. 24 h

6. 高频电疗应用时需要注意如果有（　　）是不宜采用的。
   A. 开放性损伤　　　　　　　　　B. 内固定金属植入物
   C. 局部石膏固定　　　　　　　　D. 局部夹板

7. 骨折后期，针对局部粘连，关节僵硬，关节活动范围受限者，首选的物理治疗措施有（　　）。
   A. 超声波治疗　B. 红外线　　　　C. 高频电疗　　　D. 磁疗

8. 为预防老年人骨折后局部出现并发症，在常规护理中除密切观察患者的各项生命体征之外，还应注意观察固定肢体的（　　）情况。
   A. 局部肿胀　　　　　　　　　　B. 疼痛程度
   C. 指（趾）头血循环　　　　　　D. 伤口渗出

9. 骨折愈合期的康复训练，不正确的是（　　）。
   A. 关节活动范围训练　　　　　　B. 等长收缩训练
   C. 肌力训练　　　　　　　　　　D. 平衡协调功能练习

10. 老年人股骨粗隆间骨折时，术后下肢保持（　　）。
    A. 外展中立位　B. 内收位　　　　C. 屈曲中立位　　D. 后伸位

11. 患者，男，62岁，左股骨干骨折10天，受伤后即行切开复位内固定术，康复治疗时只能进行（　　）。
    A. 股四头肌收缩训练　　　　　　B. 直腿抬高运动

C. 髋关节功能训练　　　　　　　D. 膝关节功能训练

12. 老年人在社区进行功能训练过程中，下列行为正确的是（　　）。

A. 可做过分用力的动作　　　　　B. 出现明显疲劳时仍可继续运动

C. 可做倒立动作　　　　　　　　D. 需要控制运动量

二、思考题

骨折的康复训练和照护的要点有哪些？

参考答案

1. D；2. B；3. C；4. C；5. B；6. B；7. A；8. C；9. B；10. A；11. A；12. D

(王　颖)

第四节　慢性退行性骨关节疾病的康复训练与照护

案例引入

患者，女性，68岁，双膝关节疼痛数年，遇寒遇冷加重，长时间步行则疼痛加重，疼痛以酸痛为主，平地步行可，上下楼梯常有不适，症状呈进行性加重。一个月前劳累后双膝疼痛加重，平地步行亦有疼痛，伴肢体软弱无力，走路困难。查体见双侧髌周压痛，髌骨碾磨试验阳性，浮髌征阴性。X射线检查结果显示双膝关节退变，关节间隙轻度窄变，髁间及髌周有增生表现。请问该患者机体的哪一部分可能出了问题？请你带着这个问题学习本节内容，并希望你能给患者提供健康指导。

学习目标

掌握：慢性退行性骨关节疾病的康复训练方法；各类骨关节疾病康复训练与照护的要点。

了解：慢性退行性骨关节疾病的定义，康复评定及康复治疗的原则。

一、概述

慢性退行性骨关节疾病是一类非炎症性关节疾病，多发于老年人，所以又称为老年性关节炎或退行性关节炎等，简称骨性关节炎或骨关节炎（OA）。本病起病缓慢，症状多出现在 40 岁以后，随年龄增长而发病率增加。

本病是发生在滑液关节的一种发展缓慢的，以局部关节软骨破坏，并伴有相邻软骨下骨板骨质增生、骨赘形成为特征的骨关节病。此外，其还伴有不同程度的特有的滑膜炎症反应。其病理变化主要有关节及其周围软组织的退变，关节软骨面退化、断裂，甚至脱落，软骨下骨质增生硬化，关节边缘骨刺形成，继发滑膜和关节囊充血、肥厚、增生。

本病多发于老年人，女性多见，以承受体重强度最大的关节最为明显。据统计，60 岁以上的人中 80% 被证实有骨关节炎，但仅 20%~30% 有症状。在老年人中尤以颈、腰椎、肩、膝骨关节炎多见，突出表现为颈腰背疼痛、肩、膝关节疼痛。

骨关节炎最重要的临床表现是疼痛与活动受限。

（一）疼痛

疼痛是骨关节炎的早期症状，以后伴随着病情的进展，疼痛程度随之加重。髋关节骨关节炎会出现腹股沟、臀部或大腿外侧的疼痛等。

骨关节炎疼痛的特点如下：

① 休息时疼痛较轻。

② 开始活动（如起床、行走）时，疼痛剧烈；清晨常有"晨僵"现象发生。

③ 活动一段时间或行走一段距离后，疼痛可以明显减轻，病变程度轻者疼痛可消失。

④ 运动强度过大时，疼痛再次加重；当病变严重时，疼痛可呈持续性。此疼痛可表现为由重到轻，再由轻到重的变化规律，使患者不得安宁。

（二）活动受限

受累关节僵硬、肿胀甚至变形（如手指骨关节炎），关节面生出骨赘（骨刺）/损伤，使得关节腔变窄（如膝关节骨关节炎的胫骨平台骨赘/半月板损伤等），关节活动时常出现关节弹响/绞锁/肿胀/积液和关节萎缩等现象，从而限制关节的正常活动，影响患者的日常活动和工作，使其生活质量下降。

二、康复评估

（一）疼痛/关节活动度/肌力/步行能力/ADL 能力/生活质量评定等

主要评定方法参见第二章。

（二）关节压痛评定

可采用 Ritchie 关节指数评定，或参考 Howard 等人设计的 28 个关节简便定量指数。

（三）骨与关节畸形的评定

采用 X 射线等影像学检查可以发现关节局部病损如骨质增生/骨质疏松，关节面不平整/间隙变窄、韧带钙化、局部骨质致密/骨小梁断裂，有硬化和囊性变，骨端变形，关节面凹凸不平，关节内软骨剥落，骨质碎裂形成关节内游离体等，以及整个关节变形如膝内翻/外翻、髋内翻/外翻等。

三、康复训练与照护

本病康复的原则是应减少或预防发生骨关节炎的因素，如减轻体重，避免活动时意外损伤等。对已发生骨关节炎而症状明显者，可以采用相对制动、物理治疗等综合性措施，症状缓解后要进行适宜的运动训练。关节功能障碍严重者可进行关节置换术以恢复关节功能和保持生活质量。

（一）康复训练总则

1. 活动量的调整

一般骨关节炎的患者无须卧床休息，当承重关节或活动较多的关节受累时，应限制其活动量，避免关节过度活动。当关节肿痛症状严重且疼痛剧烈时，应卧床休息、制动，病变关节局部需要夹板或支具短期固定，以减少关节的承重，固定时要维持正确姿势。

2. 运动疗法

运动疗法主要以 ROM 训练和肌力训练为主。在关节僵硬、活动范围受限时，可进行被动 ROM 训练。注意，治疗师的动作要轻柔，避免造成关节周围软组织的撕裂伤，必要时可进行恢复关节活动范围的关节功能牵引；之后过渡到在减重条件下的主动辅助 ROM 训练；逐渐增加关节的活动范围。肌力训练包括在不引起关节疼痛的活动范围内进行多点等长训练/短弧等张训练；逐渐过渡到等张训练和抗阻训练；可依据病情缓解情况，逐渐恢复开展以功能性活动、日常生活活动为目的的运动训练，以及针对性的有氧运动训练，可促使骨关节炎患者恢复正常体重，从而减轻关节负担。

3. 心理治疗

针对存在的抑郁、焦虑进行心理辅导、卫生教育，心理状态的改善有助于预防和控制疼痛。

4. 物理治疗

冷敷可使周围血管收缩，供血量减少，渗出减少，有利于急性期消减肿痛；热疗可使局部血管扩张，使毛细血管通透性增高，降低感觉神经兴奋性，缓解疼痛；水疗有镇痛作用；中频电疗法有明显镇痛作用；高频电疗法能改善血液循环，解除肌痉挛，消炎消肿。此外，超声、磁疗、机械振动疗法（包括冲击波）等也能缓解疼痛。

5. 医疗体操

医疗体操可以维持和改善关节运动范围，增加肌力，从而间接地减轻关节负荷、改善患者的运动能力。医疗体操包括关节体操、等长练习、伸展运动、耐力运动等。但在骨关节炎急性发作期，建议暂停医疗体操的锻炼，仅可做少量的等长运动。

（1）医疗体操的分类

骨关节炎医疗体操可分为以下三类：

① ROM 训练：应由患者主动进行，循序渐进，每日 3 次以上。

② 增强肌力训练：等长收缩运动，为增强肌力的简便有效运动。

③ 耐力训练：散步、游泳等户外运动适用于骨关节炎患者，能增强患者的耐力、日常活动能力，并能减轻抑郁和焦虑。

（2）膝或髋关节骨关节炎患者可做的医疗体操

患膝或髋关节骨关节炎的患者，应避免做负重的运动锻炼，如爬山、爬楼梯、长距离行走等。可做以下医疗体操。

① 膝关节微动：坐在椅子上将脚放在另一张高度相当的椅子上，轻缓地将弯曲的膝盖往下压。

② 膝关节强化：坐在椅子上，将位于下方的腿伸直，保持 6 s。两腿替换进行 5～10 次。可增强腿部肌肉力量。

③ 臀部伸展：平躺在软硬适中的垫子上，将腿举起膝盖弯曲，轻拉膝盖尽量往胸部靠近。两腿各重复 5～10 次。这种动作可改善臀部关节的关节活动范围。

④ 臀部关节强化：平躺在软硬适中的垫子上，将一脚举离地面，维持 6 s 后放松平放在地上；另一脚可略弯。两腿各重复 5～10 次。

6. 关节保护

① 避免同一姿势长时间负重。

② 保持正确体位，以减轻对某个关节的负重。

③ 保持关节正常的对位力线。

④ 工作或活动的强度不应加重或诱发疼痛。

⑤ 在急性疼痛时，关节不应负荷或活动。

⑥ 使用合适的辅助具。

⑦ 更换工作程序，以减轻关节应激反应。

7. 矫形器或助行器的使用

支具常用于炎性疼痛性或不稳定性关节，以减少关节活动，有助于消肿止痛或保持关节功能位。手夹板用于手、腕、肘等上肢关节，踝、膝等支具用于下肢，脊柱支具用于躯干部位。

（二）护理与照护总则

1. 心理护理

① 鼓励患者以积极的心态正确对待疾病，配合治疗。

② 本类疾患是一种长期、反复、渐进的过程，应鼓励患者正确处理好活动与休息、临床护理与介助护理的关系，努力保持较高的生活质量。

2. 康复预防

① 对运动员、舞蹈演员或老师、交警等长期膝部负重的人员，应加强卫生保健的宣传，提倡适当的自我保护并加强医务监督，定期体检。

② 对于中老年人应提倡节制饮食，适当运动，避免体重过重，同时亦需要注意运动中的自我保护，避免运动中的机械性损伤。

③ 积极治疗原发疾病或创伤，对各种畸形应尽早治疗，以免关节面受力不均而使负荷较大部位的关节面过早老化破坏。

④ 注意补充维生素 C 和动物软骨（富含硫酸软骨素）可以预防或延缓软骨衰老。

3. 健康教育

① 普及本类疾患的基本知识，让中老年人了解本类疾患的病因、临床表现，掌握预防知识，在发病早期能够及时就医。

② 对明确诊断的患者，健康教育的重点在于如何正确地运动和休息、了解良好姿位的重要性及如何维持；对用药的患者还应让其了解药物作用、正确的服用方法以及副作用的预防和观察等。

③ 帮助患者建立健康的生活方式，戒烟、戒酒，注意补充蛋白质、维生素和钙等营养，保持平衡膳食。注意保暖、祛湿以及关节保护，防止关节受伤。

（三）膝关节骨关节炎

膝关节骨关节炎在老年人群中发病率极高，膝关节的疼痛与功能障碍严重影响患者的生活质量，因而此疾病的患者是康复治疗的重要目标群体之一。

1. 康复治疗

本病康复治疗的目的：缓解疼痛、减轻炎症、延缓软骨退化、改善功能、避免或减少畸形。

（1）运动疗法

运动疗法包括力量训练、低强度有氧运动、神经肌肉训练等。

（2）物理治疗与传统治疗

酌情使用物理疗法（包括电刺激疗法）以及按摩治疗。

(3) 康复工程

酌情配置使用外翻应力支具（使膝内侧间室不负重）。

2. 康复照护要点

① 保持正常体重。肥胖者要减肥，以减少膝关节的负重。

② 避风寒湿。注意关节保暖，避免关节外伤。

③ 保护关节的功能位置。关节伸屈时勿使肌腱、韧带和关节本身受到过度牵扯、摩擦和挤压。

④ 不要长时间做同一动作或使关节固定于同一姿势。避免做不可停止的动作或节奏过快的动作，当出现疼痛时应立即停止关节动作。

⑤ 避免关节的过度负荷。女性尽量不穿或少穿高跟鞋。有研究证明：穿高跟鞋的膝关节负重压力是穿一般鞋的3倍；穿高跟鞋下楼时，膝关节的压力为穿一般鞋的7~9倍。

(四) 颈椎病

1. 康复训练与照护

颈椎病在中老年人群十分常见，但病情不一，原因不同，症状体征亦较为多样化。针对不同的诊断、不同的病程，常选用不同的康复训练。

(1) 颈椎病患者的睡枕要求

颈部姿势对颈椎病症状有明显影响，其中睡眠姿势的影响尤大。枕头是颈椎的保护工具，所以枕头一定要符合颈部的生理要求。人在熟睡后，颈肩部肌肉完全放松，只靠椎间韧带和关节囊的弹性来维护椎间结构的正常关系。如果长期使用高度不合适的枕头，使颈椎某处屈曲过度，就会将此处的韧带、关节囊牵拉并损伤，进而造成颈椎失稳，发生小关节错位，可进展成颈椎病。这类患者常常表现为睡眠中或睡醒后晨起时颈项不适、落枕、头昏、头痛或顽固性失眠等症状。

合理的枕头必须具备两项要素，即科学的高度和舒适的硬度。枕头的高度不宜过高，亦不宜过低。少数人须适当高枕，如棘突发育畸形等，此时枕头过低则会加重症状。

人体的颈椎有正常的生理弯曲，从侧面看颈椎有轻度前凸；从正面看颈椎排列是一条直线，既不向左也不向右弯曲。只有保持这种状态，颈部的肌肉、韧带、椎间盘及颈部其他器官，如气管、颈动、静脉和神经组织才能处于正常生理状态。而高枕时，无论是左侧卧还是右侧卧，都会使颈椎处于非生理弯曲状态[图3-10(a)]，这就使颈部肌肉、颈椎骨和韧带等都处于紧张状态，得不到真正放松和休息，甚至使一些神经和血管受压，使颈椎病症状在睡后加重。同样，如果采用低枕或不用枕睡觉，也会使颈椎处于非生理弯曲状态［图 3－10（b）］，继而发生与高枕一样的弊病，故枕头高度应结合个体体型确定。一般以仰卧时头枕于枕上，枕中央在受压状态下高度为 5～8 cm 为宜（这是对于胖瘦适中者而言的，偏瘦者甚至可以不用枕头），枕的两端应比中央高出一拳左右，因为侧卧时，肩部在下，垫起会使颈椎弯曲，增加枕两端高度则可消除这一不良影响，保证颈椎的生理弯曲［图 3－10（c）］。总之，枕头的高度以醒后颈部无任何不适为宜。

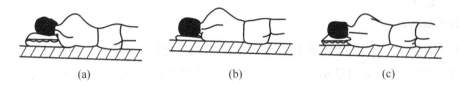

图 3－10　枕高与颈椎弯曲

（a）高枕致颈椎侧弯；（b）低枕致颈椎侧弯；（c）枕高合适，颈椎保持中立位

合乎人体生理状况的枕头应该具有以下特点：曲线造型符合颈椎生理弯曲；枕芯可以承托颈椎全段，使颈肌得到充分的松弛和休息；枕芯透气性良好，避免因潮湿而加重颈部不适。

（2）纠正颈部姿势

颈椎病的起病与头部长期所处位置有密切关系，通常伏案或低头位工作者多见。颈肩部软组织慢性劳损，是发生颈椎病的病理基础。长期伏案工作者应定时改变头部体位，合理调整头与工作面的关系，不宜长期低头伏案看书或工作，也不宜长期仰头工作，因为两者都可破坏颈椎的生理平衡，造成颈椎周围的软组织劳损或肌肉韧带和关节囊的松弛而影响颈椎的稳定。工作中注意端正头、颈、肩、背的姿势，不要偏头耸肩。谈话、看书时要正面注视，不要过度扭曲颈部。总之，要保持脊柱的正常生理曲度，防止因姿势不良而诱发颈椎病。

调整颈椎姿势的同时，还应加强颈肩部肌肉的锻炼。每天在工间或工余时，做头部的前屈后伸、左右侧屈、左右旋转运动，肩关节耸起、放下的交替运动和双肩的前后旋转运动，既可缓解疲劳，又能改善颈肩部的血液循环，使肌肉发达、韧度增强，从而有利于颈段脊柱的稳定性，增强颈肩顺应颈部突然变化的能力。

（3）颈部运动

要加强对颈部肌肉的强化练习，增强其功能运动，以使颈椎保持较好的稳定性。这里介绍一组颈椎操。本组操与麦式（Mckenzie）操、普拉提技术的颈椎操有异曲同工之妙，有相同的原理与相近的操练方法。

① 综合运动训练。综合运动训练，如肌力训练、牵伸训练、稳定性训练等联合训练，常被推荐给慢性颈痛患者。Gross 等人做了运动疗法治疗颈痛的系统评价与 Meta 分析（荟萃分析），纳入 27 项随机对照试验。研究结果显示：颈部的综合训练可显著改善慢性颈痛患者的疼痛程度和功能障碍指数（Ⅰ级证据）。Southerst 等人做了运动疗法与颈痛的系统评价，纳入 10 项随机对照试验。结果显示，颈部的综合训练显著改善颈痛患者的疼痛程度和功能障碍指数，故而值得重点推荐。

② 颈椎操。

具体做法是：

A. 仙鹤点头（类似于麦氏操的颈项牵拉）。先做预备姿势（立正姿势，两脚稍分开，两手撑腰）。练习时低头看地，以下颌能触及胸骨柄为佳；还原至预备姿势；动作宜缓慢进行，以呼吸一次做一个动作为宜。

B. 犀牛望月（类似于麦氏操的抬头拉颈）。预备姿势同仙鹤点头。练习时缓慢抬头，双目仰望天空；还原至预备姿势；呼吸一次做一个动作。

C. 金龟摆头（类似于麦氏操的侧弯颈椎）。预备姿势同仙鹤点头。练习时头颈向左侧弯，左耳尽力靠向左肩，还原至预备姿势；头颈向右侧弯，右耳尽力靠向右肩，还原至预备姿势。动作要配合呼吸，缓慢进行。

D. 金龙回首。预备姿势同仙鹤点头。练习时头左右旋转，先用头部旋转，再以颏部尽力接触肩峰，还原。

以上四个动作按节律反复进行，主要是练习颈部的伸屈与侧弯功能。每个动作可做两个八拍（按做操口令）。每日可进行 1~2 次。

(4) 手法按摩与足底按摩

手法按摩简便易行，有很好的疗效，但按摩前必须明确诊断，手法切忌粗暴。按摩的主要作用是缓解肌肉和血管痉挛，改善局部血液循环，起活血化瘀、消肿止痛、分解粘连、整复移位椎体的作用，从而使症状消失或减轻。通常在颈椎牵引后进行按摩较合适，按摩一般在患者坐位下进行，按摩范围应包括整个颈部及病侧肩背部，对于神经根型颈椎病患者，按摩还应包括患侧上肢。

足底集合了身体全部器官的反射区，通过治疗足底反射区相对应的颈椎反射区即可产生较好的疗效：双足跗趾趾腹根部横纹处，双足外侧第五趾骨中部（足外侧最突出点中部）。颈部肌肉反射区是双足底跗趾后方的 2 cm 宽区域。按摩方法是用拇指指尖或指腹，也可用第二指或第三指的关节，以数毫米幅度移动。力度最初较轻，渐渐增强，以稍有痛感为宜，按摩时间可自选抽空进行。最好是每天早晚各一次，每次 10~30 min，坚持两周以后对一般颈椎病患者即可见效。

（5）佩戴颈围领或颈托

可按需选用颈围领或颈托，可起制动和保护作用。其有助于组织的修复和症状的缓解，配合其他治疗方法同时进行，可巩固疗效，防止复发。但长期应用颈托可引起颈背部肌肉萎缩，关节僵硬，不利于颈椎病的康复，故一般仅在颈椎病急性发作时使用。颈围领和颈托对症状的减轻有一定帮助，但颈围领的高度必须合适，以保持颈椎处于中立位为宜。若颈部损伤，则可应用前面宽、后面窄的颈托使颈部处于轻度后伸位，以利于颈部损伤组织的修复。

（6）颈椎牵引

颈椎牵引是直接纠正椎体排列、肌肉韧带位置和身体姿势造成的病变的最直接、最有效的方法。

2. 康复教育

（1）避免诱发因素

颈椎病是一种慢性病，在短期内难以根除，故平时应加强颈椎病的预防。颈椎病的致病因素是复杂的，总体可以分为内因（体内因素）和外因（急慢性外伤），二者可以互为因果。内因是致病的基础，而外因是可以预防的。应从两方面采取措施，有效地降低发病率和防止复发。诱发因素除外伤外，常见的还有落枕、受凉、过度疲劳、强迫体位工作、姿势不良及其他疾病（如咽喉部炎症、高血压、内分泌紊乱等）。

（2）防止外伤

设法避免各种生活意外及运动损伤，如在乘车中睡着，在急刹车时，极易造成颈椎损伤，故应尽量避免，坐车时尽量不要打瞌睡。劳动或走路时要防止闪伤、挫伤。在头颈部受外伤后，应及时去医院进行早期诊断和治疗。

（3）矫正不良姿势

要注意避免外伤和纠正工作与生活中的不良姿势。可根据不同的年龄和体质条件，选择一定的运动项目，进行增强肌力和增强体质的锻炼。

另外一些规律性的长期运动项目，如散步、老年广场舞等亦有助于降低颈椎病的复发。

（五）肩周炎

1. 康复训练与照护

（1）避免受凉

工作要劳逸结合，注意局部保暖，特别应注意在空调房中，不要坐在冷风口前，要保护肩关节不受风寒；夏季夜晚不要在窗口、屋顶睡觉，防止肩关节长时间受冷风吹袭。

（2）运动治疗指导

在本病康复治疗的诸多方法中，运动治疗是基础，只有依靠行之有效的训练，才有可能较快、较理想地恢复肩关节功能。

① Condman 钟摆运动。肩周炎早期可用此方法进行自我治疗（图 3-11）：体前屈 90°，健肢支撑于桌子上，患肢下垂向前后摆动，左右摆动，画圈摆动，幅度由小到大，手握重物，逐步加负重（1 kg—3 kg—5 kg），每次 20~30 min，每天 1~2 次。本项运动既可通过运动改善关节腔内滑液流动，改善关节活动范围，改善疼痛，又可预防肩周炎后期的粘连。

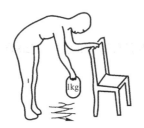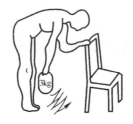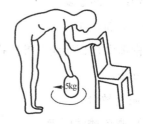

图 3-11　Condman 钟摆运动

② 体操棒练习。预备姿势为患者持体操棒于体前，两手抓握棒的距离尽可能大些，分腿直立。为防止以肩带活动代替肩关节活动，可用压肩带。

动作如下：

A. 前上举，以健臂带动患臂缓慢做前上举，重复 15~30 次；

B. 侧上举，以健臂带动患臂缓慢做患侧的侧上举，重复 15~30 次；

C. 做前上举后将棒置于颈后部，再还原放下，重复 15~30 次；

D. 两臂持棒前上举做绕圈运动，正反绕圈各重复 15~30 次；

E. 将棒置于体后，两手分别抓握棒两端，以健臂带动患臂做侧上举，重复 15~30 次；

F. 将棒斜置于体后，先用患侧手抓上端，健侧手抓下端，以健臂带动患臂向下做患肩外旋动作，重复 15~30 次，然后换臂，用健侧手抓上端，患侧手抓下端，健臂上提做患肩内旋动作，重复 15~30 次。

其他还可选用定滑轮装置，健臂辅助患肩做屈、伸、旋转活动等。

上述方法宜一日多次进行，如在家时，可因地制宜地根据以上原则和要领进行锻炼。

提示

进行体操棒练习要注意：动作范围宜逐渐增大；如一个动作完成后感肩部酸胀不适，可稍休息后再做下一动作。每一动作均应缓慢，且不应引起疼痛。

(3) 保护肩关节

在同一体位下避免长时间患侧肩关节负荷，如用患肢提举重物等；维持良好姿势，减轻对患肩的挤压；维持足够的关节活动范围和肌力训练；疼痛明显时要注意休息患侧肩关节，防止过多的运动，同时避免再次发生疲劳性损伤；疼痛减轻时，可尽量使用患侧进行 ADL 的训练。

(4) 良姿位

较好的体位是仰卧时在患侧肩下放置一薄枕，使肩关节呈水平位，可使肌肉、韧带及关节得到最大限度的放松与休息。健侧卧位时，在患者胸前放置一普通棉枕，将患肢放置在上面。一般不主张患侧卧位，以减少对患肩的挤压。避免俯卧位，俯卧位既不利于保持颈、肩部的平衡及生理曲度，又影响呼吸道通畅，应努力纠正。

(5) 关节松动术

关节松动术主要是用来活动、牵伸关节的。该法对肩周炎有较好疗效。可根据肩部病变程度，采用不同的分级手法进行治疗。对于关节疼痛明显的患者采用Ⅰ级手法，既有关节疼痛又有活动受限者采用Ⅱ级、Ⅲ级手法，而关节僵硬或挛缩但疼痛不显著者，则采用Ⅳ级手法。松动疗法每次治疗 20 min，每日或隔日一次，10 天为 1 疗程。每次治疗时要求患者尽量放松肩部，治疗后应进行主动肩部活动，如配合进行钟摆运动等。

(6) 推拿

推拿是中国传统医学治疗肩周炎的有效方法之一。推拿治疗每日 1 次，10 次为 1 疗程。

2. 康复教育

① 治疗原发病，如颈椎病、类风湿性关节炎、骨质疏松症等。

② 加强生活护理。防受寒、防过劳、防外伤。尽量减少使用患侧手提举重物或过多活动肩关节，以免造成进一步疲劳性损伤。

③ 坚持运动训练。教会患者有效地做医疗体操、肌肉完全放松运动、腹式深呼吸和局部自我按摩等。

④ 改变患者对疼痛的认知和处理过程，帮助患者学习自我控制和自我处理疼痛的能力。

(六) 腰痛

1. 康复训练与照护

腰椎的功能由关节活动范围、肌力、协调性和稳定性组成。康复训练与照护的重点也在这几方面。

康复照护的原则为：防治结合、动静平衡。"防"是指防止发生，特别是防止复发，因而功能训练是长期的。"动静平衡"强调恢复脊柱的协调性与稳定性，即动态、静态的力学平衡。

康复照护的目的为：缓解疼痛、降低肌肉痉挛、改善关节活动范围、提高肌力、矫正姿势、改善功能。

（1）体位护理

体位护理也称体位疗法或姿势疗法。体位对腰椎负荷具有极为重要的影响，因而姿势疗法有其生物力学的基础。脊柱的负荷为某节段以上的体重、肌肉张力和外在负重的总和。不同部位的脊柱节段承担着不同的负荷。由于腰椎处于脊柱的最低位，负荷重，又是活动段与固定段的交界处，所以损伤机会多，成为腰背痛最常发生的部位。脊柱的负荷有静态和动态两种。静态是指站位、坐位或卧位时脊柱所承受的负荷及内在平衡。动态则指身体在活动状态下施于脊柱的力。这些负荷需要相应的关节、韧带和肌肉来维持。此时应尽可能避免有可能增加脊柱负荷、增加椎间盘压力的动作或姿势。人体活动和L3椎间盘压力增加百分比的关系参见表3-9。

表3-9 人体活动和L3椎间盘压力增加百分比的关系

活动	压力增加百分比
咳嗽或施压	5%~35%
大笑	40%~50%
行走	15%
侧弯	25%
轻跳	40%
前弯	150%
旋转	20%
以直背屈膝的方式举起20 kg重的东西	73%
以屈背直膝的方式举起20 kg重的东西	169%

① 站立。正常立姿时，身体重力线通过齿突、颈胸及胸腰交界处，经骶骨岬前方，髋关节中心稍后方，膝及踝关节前方到达地面。正常站立姿势（图3-12D项），身体重力经椎间盘均匀传到椎体各部。姿势不正，如腰椎前凸增加（图3-12A项），则重力后移到关节突关节，可引起关节退变；胸椎后凸增加（图3-12C项），则易引起韧带慢性劳损。

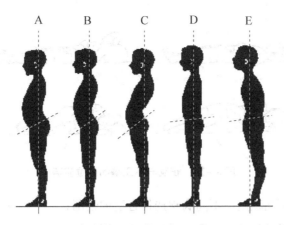

图3-12　立姿时的身体重力线

② 坐位。坐位时腰椎的负荷比站立时大，此时骨盆后倾，腰椎前凸消失，身体重力中心移向脊柱前方，力臂加长，后部韧带紧张，应力增大，椎间盘受压增大。直坐时骨盆前倾，腰椎前凸，腰椎负荷较上述为小。但仍比直立时大；座椅腰后有腰托时，腰椎前凸接近直立位置，负荷也较小。正确与不正确的站立与坐位姿势参见图3-13。

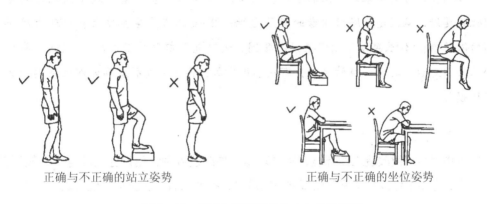

正确与不正确的站立姿势　　　　　正确与不正确的坐位姿势

图3-13　正确与不正确的站立与坐位姿势

③ 卧位。仰卧时脊柱减少了上身的重量，因而负荷最小。伸髋仰卧位腰大肌紧张，增加对脊柱的压力。屈髋仰卧腰部肌肉放松，椎间盘负荷减少。因此椎间盘突出患者屈髋仰卧（或侧卧）较伸髋仰卧时痛轻。腰部牵引时，应使髋处于半屈位。正确与不正确的卧位姿势参见图3-14。

（2）使用腰围

内置支撑钢条的弹力腰围可用于腰椎间盘突出症急性发作时。应注意，佩戴腰围虽然可以帮助腰部损伤者减轻或消除疼痛，缓解疾病进程，提高生活质量，但腰围带来的某些负面影响也不可忽略。因此在照护时应特别注意以下几点：

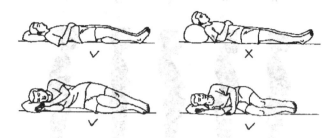

图 3-14　正确与不正确的卧位姿势

① 根据疾病的不同程度、不同病程选择合适的腰围；

② 在不影响治疗效果的前提下，尽量缩短使用时间；

③ 穿用期间，应在医师和治疗师的指导下，适时脱下腰围进行适当的针对性训练，如腰背肌群的等长运动训练；

④ 根据病情好转情况及时更换固定性能弱的腰围或停止使用。

提示

腰围使用可能带来的负面影响：① 长期使用会使一些患者出现不同程度的废用性肌萎缩，从而增加腰椎间盘的不稳定性；② 使患者产生身体上和心理上对腰围的依赖性；③ 长期使用固定性强的腰围，还可能引起腰椎功能障碍；④ 当某个部位被固定后，其他部位的运动会有代偿性增加，因而可能引发临近部位结构的疲劳性损伤。

（3）环境改造

按生物力学规律改造工作环境、家居环境，如改造各种常用设施高度等。一般而言，应尽量减少弯腰工作或操持家务以直立位或端坐位操作为宜。腰椎休息位见表 3-10。

表 3-10　腰椎休息位

腰椎	
休息位置	在屈曲与后伸的中间
关节最紧位置	后伸
关节囊受限模式	侧弯与旋转相同受限、后伸

（4）用药指导

腰痛急发时，可视疼痛程度选用非甾体类消炎止痛剂，如对乙酰氨基酚、双氯酚酸钠等。有肌痉挛时可加用肌松剂如氯唑沙宗等药物，局部有水肿时可加用脱水剂甘露醇等。

2. 康复教育

对腰痛而言，预防复发是十分重要的，因而教育患者学习以下知识尤为必要。

（1）健康教育

① 良姿位。了解并维持正确的坐、立姿势，即保持正常的腰椎生理前凸。

② 脊柱调衡。需要长时间固定同一姿势或重复同一动作时，要注意定时改变和调整姿势和体位，并穿插简短放松运动。

③ 节能技术。充分利用杠杆原理，学习省力的姿势动作。如搬动重物时应尽量采取屈膝屈髋下蹲，避免直腿弯腰搬物，同时，重物应尽量靠近身体，缩短阻力臂。

④ 避免二次伤害。避免在腰椎侧弯及扭转时突然用力，不能避免时，也应先做热身运动，以增强脊柱抗负荷能力。

⑤ 肥胖者应适当减肥。

（2）运动教育

正确的维持性训练对预防腰痛的发生，特别是预防复发有着极为重要的意义。但针对不同的病因，应选用适宜的训练方法，并定期随访。此外，特别推荐游泳运动，因为在游泳的体位下，腰椎间盘的内压最低，同时又可有效训练腰腹肌及四肢肌肌力，是一项适合腰痛患者的健身运动项目。

（3）其他教育

① 营养。应保持足够的维生素、钙等的摄入量。

② 着装。避免穿高跟鞋，不能避免时也要尽量缩短连续穿高跟鞋的时间，腰痛发作时应选用低跟或坡跟轻便鞋为宜。

③ 家具。卧具应选硬板床；硬木高靠背椅子，且中下 1/3 处应加靠垫。

四、常见并发症的处理

本类疾患最常见并发症为由疼痛而致活动减少，继发肌肉萎缩，以及关节活动范围受限，甚至关节挛缩。其次，可以影响躯体相邻部位应力代偿，当代偿不良时，继发相邻部位疼痛。例如，下肢骨关节炎可能由人体自然避痛姿势造成腰椎应力改变，当应力补偿不足时，继发腰痛等，甚至并发腰椎间盘突出症。

有关并发症的处理，应择项指导患者进行肢体肌力训练、本体感觉反馈训练等。针对已经出现关节畸形者，应该及时采取应力补偿措施，如酌情选用矫形器具等，可以改善病情，预防并发症。

案例分析要点

患者，68岁，属于骨关节炎高发人群。"双膝关节疼痛数年，遇寒遇冷加重，长时间步行则疼痛加重，疼痛以酸痛为主，平地步行可，上下楼梯常有不适，症状呈进行性加重"。慢性起病，进行性加重，符合骨关节炎特点。"一个月前劳累后双膝疼痛加重，平地步行亦有疼痛，伴肢体软弱无力，走路困难"，表明有诱发因素。"查体见双侧髌周压痛，髌骨碾磨试验阳性，浮髌征阴性，X射线检查结果显示双膝关节退变，关节间隙轻度窄变，髁间及髌周有增生表现"。说明没有关节积液，骨关节炎的诊断成立，建议给予物理治疗，如超声治疗、电疗以镇痛、改善局部血液循环，运动手法牵伸、运用减重主动运动进行关节周围肌力训练，以增加关节稳定性。必要时短时间配用护膝，以缓解异常应力。

练习题

一、单项选择题

1. 慢性退行性骨关节疾病起病缓慢，症状多出现在（　　），随年龄增长而发病增多。

   A. 30 岁以后　　　　　　　　B. 40 岁以后

   C. 50 岁以后　　　　　　　　D. 60 岁以后

2. 体操棒练习时，错误的是（　　）。

   A. 动作范围宜逐渐增大

   B. 若某一动作完成后有不适感，可稍休息

   C. 动作宜缓慢

   D. 不考虑动作时是否引起疼痛

3. 患者，63岁，诊断为肩周炎，对肩关节保护不利的措施是（　　）。

   A. 患肢提举重物

   B. 维持良好姿势，减轻对患肩的挤压

   C. 维持足够关节活动范围和肌力训练

   D. 疼痛减轻时，可尽量使用患侧进行 ADL 训练

4. 骨关节炎可以累及全身各个关节，但（　　）关节相对比较少见。

   A. 髋　　　　　　　　　　　　B. 手指间

   C. 腰椎　　　　　　　　　　　D. 肘

5. 最常用于疼痛程度的评定方法是（　　）。

A. McGill 疼痛问卷 B. 压痛评定法
C. 视觉模拟评分法 D. 电测痛法

6. 当承重关节或活动较多的关节受累，疼痛十分显著时，应限制其活动量，避免关节过度活动。此时的功能训练宜采取（ ）。

A. 肌肉等长收缩 B. 肌肉等张收缩
C. ROM 全范围训练 D. 暂时不训练以保护关节

7. 老年人以颈、腰椎、肩、膝骨关节炎多见，以颈椎为例，患者应注意睡枕的要求为（ ）。

A. 高枕、符合睡眠习惯 B. 低枕、符合个体身材
C. 软枕 D. 曲线枕、符合生理弧度

8. 长期应用颈托可引起颈背部肌肉萎缩、关节僵硬，不利于颈椎病的康复，故使用应（ ）。

A. 日间佩戴 B. 24 h 佩戴
C. 仅在颈椎病急性发作时佩戴 D. 夜间佩戴

9. 对腰痛患者而言，预防复发是十分重要的，因而教育患者学习相关知识尤为必要。其中最容易做到的是（ ）。

A. 良姿位 B. 节能技术
C. 肥胖者应适当减肥 D. 脊柱调衡

10. 针对中等程度的膝关节骨关节炎患者的康复照护要点中，错误的是（ ）。

A. 保持正常体重 B. 防寒保暖
C. 减少运动量 D. 不穿高跟鞋

11. 腰围使用时发生的负面影响不包括（ ）。

A. 废用性肌萎缩 B. 身心依赖
C. 腰椎功能障碍 D. 患病部位的疲劳性损伤

12. 腰椎间盘突出最适宜的运动是（ ）。

A. 游泳 B. 跑步 C. 打篮球 D. 慢走

二、思考题

慢性退行性骨关节疾病的康复训练方法有哪些？

参考答案

1. B；2. D；3. A；4. D；5. C；6. A；7. D；8. C；9. A；10. C；11. D；12. A

（王 颖）

第五节　冠心病的康复训练与照护

案例引入

患者，男性，61岁，既往体健，近期经历了一次前壁心肌梗死。患者吸烟25年，每天抽1包烟，体重为99 kg，身高为180 cm，身体质量指数达30.6。患者血压、血脂和血糖值正常，在心肌梗死前经历过严重的心理应激。

患者心脏病变为左冠状动脉前降支中段几乎被血栓完全堵塞，故对其进行了直接经皮冠状动脉介入治疗手术。手术在心梗症状出现2 h内进行，手术成功。术后患者由于右股动脉穿刺处出现血肿进而卧床一周。冠状动脉造影没有发现其他病变，左心室功能基本正常。

患者住院第五天出院，急性冠状动脉综合征后口服阿司匹林、氯吡格雷、雷米普利（2.5 mg，口服，每天1次）、比索洛尔（2.5 mg，口服，每天1次）及普伐他汀（40 mg，口服，每天1次）。

出院一周后患者开始下床并来回活动，自感头晕、恶心，胸部不适，这种不适与心肌梗死发作时的症状性质不同，当他躺下休息时就会立刻缓解。超声心动图检查未发现心包积液。心肌梗死发病3周后他主动进行C反应蛋白检查。

该患者应该怎样进行心脏康复？请你带着这个问题学习本节内容，并希望你能给患者提供健康指导。

学习目标

掌握：冠心病Ⅱ期、Ⅲ期康复治疗和照护的要点。

了解：冠心病Ⅰ期康复治疗和照护。

一、概述

冠心病即冠状动脉粥样硬化性心脏病，是由血脂增高、血管壁损伤等导致冠状动脉壁脂质沉积形成粥样硬化斑块，在粥样硬化斑块的基础上逐渐形成血栓，造成冠状动脉管腔狭窄甚至阻塞，导致心肌缺血缺氧甚至坏死，主要表现为心绞痛、心律失常、心力衰竭，严重时发生急性心肌梗死或猝死。常见的冠心病发病的危险因素有糖尿病、高血压、代谢综合征、肥胖症、吸烟等。

冠心病是最常见的心血管病之一。冠心病康复是综合采用积极主动的身体、心理、行为和社会活动的训练与再训练，帮助患者缓解症状，改善心血管功能，提高生活质量。同时积极干预冠心病的危险因素，阻止或延缓疾病的发展过程，减轻残疾和减少再次发作的危险。

二、主要功能障碍

冠心病患者除由心肌供血不足而直接导致心脏功能障碍之外，还有继发性躯体和心理障碍，对患者的生活质量有直接影响，因此是康复治疗的重要目标。

（一）循环功能障碍

冠心病患者往往体力活动减少，降低了心血管系统的适应性，导致循环功能降低。

（二）呼吸功能障碍

心血管功能和肺功能是相辅相成的，长期心血管功能障碍可致肺循环功能障碍，使气体交换效率降低，吸气能力下降，诱发或加重缺氧症状。

（三）运动功能障碍

冠心病患者由机体吸氧能力减退、肌肉萎缩、代谢能力降低导致运动耐力降低。运动训练是提高运动功能的重要环节。

（四）代谢功能障碍

代谢功能障碍主要包括脂质代谢障碍和血糖代谢障碍。脂肪和能量物质摄入过多而缺乏运动是基本原因，缺乏运动还可导致高血糖。

（五）行为功能障碍

冠心病患者生活方式往往不够科学，如缺少运动、饮食结构不合理、生活不规律、情绪波动较大、酗酒、吸烟等。行为功能障碍也是影响患者日常生活和治疗的重要因素。

三、康复分期

1990年美国心肺康复学会建议，将冠心病康复的不同发展阶段分为住院期、恢复期、持续发展维持期、维持期。也有将其分为住院期（Ⅰ期）、恢复期（Ⅱ期）、维持期（Ⅲ期）的分类方式。

住院期：急性心梗发病后或心脏手术后的住院阶段，康复内容主要为低水平体力活动和教育，一般为1~2周。

恢复期：出院后回家或在院疗养，康复内容主要为逐渐增加体力活动继续接受卫生宣教，以取得最佳疗效，一般为8~12周。

持续发展维持期（监护阶段）：将患者依临床情况分为低危、中危、高危三个组别。其中，中高危患者列为必须监护的重点对象，本期持续4~12个月。

维持期（非监护阶段）：坚持冠心病的二级预防，进行合理锻炼是维持期康复的主要内容。

四、适应证和禁忌证

（一）适应证

① Ⅰ期患者生命体征稳定，无明显心绞痛，安静心率小于110次/min，无心衰、严重心律失常和心源性休克，血压基本正常，体温正常。

② Ⅱ期患者生命体征稳定，运动能力达到3METs以上，家庭活动时无显著症状和体征。

③ Ⅲ期临床病情稳定，包括陈旧性心肌梗死、稳定型劳力性心绞痛、冠脉分流术后、心脏移植术后、安装起搏器后的患者等。

（二）禁忌证

凡是康复训练过程中可诱发临床病情恶化的情况，都列为禁忌证。

五、康复评定

（一）心功能分级

目前心功能分级主要采用美国纽约心脏病学会1982年提出的一项分级方案，主要根据患者自觉的活动能力划分为四级（参见第二章）。

（二）心功能评定

1. 心电运动试验

心电运动试验指通过分级运动的方式，充分调动心血管的生理储备能力，诱发相应的生理和病理表现，以确定最大心脏负荷能力，或通过运动试验，了解患者运动训练的安全性。心电运动试验是心脏康复训练最常用的评定方法，也是制定康复训练方案的重要基础。常用的运动试验类型有症状限制性运动试验、低水平运动试验、简易运动试验。

2. 代谢当量的测定

代谢当量的测定参见第二章。

（三）肺功能评定

肺功能评定常采用气短气急症状分级、呼吸功能半定量评分量表评定，也可采用肺功能通气测定、呼吸气体分析等方法。

六、冠心病的康复训练和照护

（一）冠心病的康复治疗原理

1. Ⅰ期康复

过度卧床休息可致：心率加快，耗氧量相对增加，血栓和栓塞的概率增加，合并肺炎和肺栓塞的概率增加，运动耐力降低，增加糖尿病的风险，增加焦虑情绪。通过适当活动，可以减少或消除上述过度卧床休息所带来的不良影响。

2. Ⅱ期康复

Ⅱ期的时间是形成心肌梗死瘢痕所需要的时间，为6周左右。在此期间若进行较大强度的运动，则危险性大。患者在此期主要保持适当的体力活动，逐步适应家庭活动，等待病情完全稳定，准备参加Ⅲ期康复。

3. Ⅲ期康复

① 对心脏的直接作用：心脏病损处血液循环形成，提高血供和氧供。

② 对心脏之外其他组织的作用：心脏以外的组织和器官在运动过程中发生了机能改变，如最大运动能力提高等。

③ 危险因素的控制：包括改善高血糖、控制高血压和高血脂、帮助戒烟等。

（二）Ⅰ期康复治疗和照护

Ⅰ期康复在生命体征平稳时即可开始，以循序渐进地增加活动量为原则。康复治疗的要点是根据患者的自我感觉，尽量进行可耐受的日常活动。

1. 床上活动

从床上肢体活动开始，一般是从远端肢体的小关节活动的被动活动开始，然后开始主动活动，最后逐步开始抗阻力活动，包括捏气球、皮球或拉弹力带等。同时，吃饭、穿衣、刷牙等日常生活活动可以进行。

2. 呼吸训练

呼吸训练主要进行腹式呼吸，要点是在吸气时腹部鼓起，呼气时腹部下陷，把肺内气体尽量排出。呼气与吸气之间要均匀连贯，可以比较缓慢，但不可憋气。

3. 坐位训练

坐位训练应从第一天就开始。开始坐位时，可以有依托，如把枕头或被子放背后或者把床头抬高。有依托者的能量消耗与卧位相同，但上身直立体位使回心血量减少。在适应依托坐位之后，患者可以逐步过渡到无依托坐位。

4. 步行训练

从床边站立开始，先克服体位性低血压。在站立无问题之后，开始床边步行。此阶段做治疗时最好进行心电监护。此阶段注意避免上肢高于心脏水平的活动。

5. 大便

患者大便应保持通畅。

6. 上下楼梯

上下楼梯的活动是保证患者出院后进行家庭活动的重要环节。上楼的运动负荷主要取决于上楼的速度。开始时应保持非常缓慢的上楼速度，一般每上一个台阶应稍微休息一下，以保证安全。

7. 心理康复和教育培训

患者发病后往往有显著的焦虑感和恐惧感，要对患者及其家属等进行冠心病康复知识的宣教和培训，让患者理解冠心病的发病特点、注意事项和如何预防再次发作。特别强调戒烟限酒、低盐低脂饮食、规律生活等。

8. 康复方案的调整与监护

如果患者在训练过程中没有不良反应，运动或者活动时心率增加小于10次/min，次日训练可进入下一阶段。如果同一水平运动中的心率增加为20次/min左右，则需要继续进行同一级的运动；心率增加超过20次/min或出现任何不良反应，则应退回到前一阶段的运动。在无任何异常的情况下，重复性的活动不一定要连续监测。

9. 出院前评估及策略

当患者训练达到治疗目标后，可以进行亚极量（低于极限量）心电运动试验，或在心电监护下进行步行。如果确认患者可连续步行200 m无症状和无心电图异常，则可安排出院，否则应适当延长住院时间。

提示

Ⅰ期康复目标为：① 低水平运动试验阴性，可以按正常节律走100~200 m或上下1~2层楼而无症状；运动能力达2~3 METs；② 能适应家庭生活，处理生活问题；③ 了解冠心病的危险因素和注意事项。

（三）Ⅱ期康复治疗

Ⅱ期康复治疗主要进行室内外散步、医疗体操（如太极拳等）、家庭卫生、厨房活动或作业治疗等。活动强度为40%~50%的最大心率，活动时自觉疲劳分级表（RPE）中的等级不超过13~15级（因人而异，见表3-11）。一般活动不需要监测,在进行较大强度活动时,可用遥测心电监护系统进行监测。无并发症的患者可在家属帮助下逐渐用力,活动时不可有气喘和疲劳。所有上肢超过心脏平面的活动均为高强度运动,应避免。

表 3-11 自觉疲劳分级表

分级	疲劳感觉	相应心率
6	安静	70
7	非常轻	
8		
9	很轻	90
10		
11	轻	110
12		
13	稍累	130
14		
15	累	150
16		
17	很累	170
18		
19	非常累	195
20		最大心率

注:自觉疲劳分级表是利用主观感觉来推算运动负荷强度的一种有效方法,可参照此表来控制运动强度。

出院后的家庭活动可分为以下六个阶段:

1. 第一阶段

活动,可以缓慢上下楼梯,但要避免任何疲劳;个人卫生,可以自己洗澡;家务,可以洗碗、铺床、提 2 kg 左右的重物;娱乐,可以下棋、看电视等;避免情绪沮丧、过度兴奋等。

2. 第二阶段

个人卫生,可以外出理发;家务,可以洗衣服、晾晒衣服、简单烹饪、提 4 kg 左右的重物;娱乐,可以有轻微体力活动的娱乐;性生活,可以上下两层楼或者可以步行 1 km 而无任何不适的患者可以恢复性生活,但要采取比较放松的方式。

3. 第三阶段

家务活动,可以长时间熨烫衣服、铺床、提 4.5 kg 左右的重物;娱乐活动,可以在家练习打室内高尔夫球、桌球、室内游戏、短距离开车;步行活动,连续步行 1 km,每次 10~15 min,每天 1~2 次;避免提举过重的物体、活动时间过长。

4. 第四阶段

家务活动,可以外出购物、提 5 kg 左右的重物;娱乐活动,可以进行家庭小修理、室外打扫;步行活动,连续步行每次 20~25 min,每天 2 次;避免提举过重的物体、活动时间过长。

5. 第五阶段

家务活动,可以独立外出购物、拖地、提 5.5 kg 左右的重物;娱乐活动,可以进行家庭修理、钓鱼、保龄球活动;步行活动,连续步行每次 25~30 min,每天 2 次;避免提举过重的物体。

6. 第六阶段

家务活动,可以清洗浴缸、窗户、提 9 kg 左右的重物;娱乐活动,可以慢节奏跳舞;步行活动,可列为日常运动项目,每次 30 min,每天 2 次;避免剧烈运动。

提示

Ⅱ期康复目标为:逐步恢复日常生活活动能力和轻度家务劳动,运动能力为 4~6 METs,一般在家中完成。

(四) Ⅲ期康复治疗

1. 康复训练的基本原则

循序渐进,持之以恒,使患者有兴趣;既进行全面康复,又要因人而异地制定康复方案。

2. 康复训练方法

(1) 训练方法

训练方法包括有氧训练、力量训练、柔韧性训练、作业训练、医疗体操等。运动形式可为间断性或连续性运动。

(2) 运动量

训练要达到一定程度的运动量才能产生训练效果。合适运动量的主要标志是:运动时稍出汗、轻度呼吸加快但不影响对话,早餐起床时无持续疲劳感和其他不适感。

运动量的基本要素为:运动强度、运动时间、运动频率。运动训练所规定达到的强度称为目标强度,可用心率、METs、自觉疲劳分级表等方式表达。目标强度与最大强度的差值是训练的安全系数。目标强度一般为 40%~85% 最大氧耗的最大心率。目标强度越高,产生心脏中心训练作用的可能性越大。运动时间指每次运动训练的时间。康复患者的目标强度运动一般持续 10~60 min。准备活动和结束活动的时间另外计算。运动频率是指每周运动的次数，国际上多数采用每周 3~5 天的运动频率，重症患者频率不宜过高。

（3）注意事项

① 选择适当的运动，避免竞技运动。

② 在感觉良好时运动，感冒或发热时，要在症状和体征消失两天以上才能恢复运动。在炎热和寒冷天气要相对降低运动量和运动强度。

③ 患者需要了解个人能力的局限性，定期体检，请医生修订运动处方，避免过度训练。对于要参加剧烈运动者，必须先进行运动试验。

④ 运动时如发现上身不适、无力、气短、骨关节不适等症状，应停止运动，及时就医。

⑤ 训练要持之以恒，如间隔 4~7 天以上再开始运动，则在开始时宜稍降低强度。

（4）训练实施

每次训练都必须包括准备活动、训练活动和结束活动。

充分的准备活动与结束活动是防止训练意外的重要环节，75% 训练时发生的心血管意外均发生在这两个时期。此外，合理的准备活动与结束活动对预防运动损伤也有积极作用。

提示

Ⅲ期康复目标为：巩固前期康复成果，控制危险因素，改善心血管功能和 ADL，重返职业，可在康复中心或社区进行。

案例分析要点

根据患者的情况，可以初步判定该患者由心肌梗死发作而致各种症状出现，如循环障碍（出院一周后下床来回活动，自感头晕、恶心，躺下休息立即缓解等），运动功能障碍（卧床一周，减少体力活动，从而降低了心血管系统的适应性），呼吸功能障碍（下床活动，自感胸闷等），行为功能障碍（吸烟、心理应激等）等都是Ⅰ期康复的症状。Ⅰ期康复应在医生的指导下帮助患者循序渐进地进行床上活动、呼吸训练、坐位训练、步行训练、上楼、心理康复和教育培训。Ⅱ期康复在医生的指导下帮助患者进行各种训练，如家务活动、个人卫生、娱乐活动、性生活等。Ⅲ期康复在医生的指导下帮助患者进行有氧训练、力量训练、柔韧性训练、作业活动、医疗体操等。

练习题

一、单项选择题

1. 冠心病患者的Ⅲ期康复治疗，每周进行（　　）运动最为适宜。
   A. 0.5~1天　　　B. 1~1.5天　　　C. 6~7天　　　D. 3~5天

2. Ⅱ期康复的冠心病患者，可以进行（　　）。
   A. 提举50 kg的重物　　　　　　B. 连续快速步行2 h
   C. 每天卧床休息　　　　　　　D. 自己洗澡

3. 对于急性发作的心脏病对心理的影响，下列说法正确的是（　　）。
   A. 对于那些经历过明显急性胸痛或呼吸急促症状的人来说，初次冠心病不可能会引发严重的焦虑
   B. 对所有患者来说，就医经历以及得知患有心脏病都不会使其产生威胁感并由此引发焦虑
   C. 对大多数人而言，这标志着他们从健康人转变为患者，所患疾病潜在威胁到生命
   D. 对于那些经历过明显急性胸痛或呼吸急促症状的人来说，初次冠心病可能会引发严重的焦虑

4. 冠心病康复治疗共分（　　）。
   A. 不分期　　　B. Ⅰ期　　　C. Ⅱ期　　　D. Ⅲ期

5. 不属于冠心病Ⅱ期康复治疗的是（　　）。
   A. 上下楼梯　　　B. 独立购物　　　C. 室外打扫　　　D. 竞技运动

6. 李阿姨，69岁，心梗后9周，经积极治疗，患者现在生命体征稳定，无明显心绞痛，安静心率小于110次/min，无心衰和心律失常，血压基本正常，体温正常，请问该患者应进行（　　）。
   A. Ⅰ期康复　　　B. Ⅱ期康复　　　C. Ⅲ期康复　　　D. 有氧运动

7. 冠心病患者进行Ⅱ期康复治疗，活动时自觉疲劳分级不应超过（　　）级。
   A. 9~10　　　B. 13~15　　　C. 3~4　　　D. 7~8

8. 照护冠心病Ⅲ期康复患者，需要注意避免患者（　　）。
   A. 70%最大氧耗的运动　　　　　B. 进行篮球比赛
   C. 目标强度运动持续30 min　　　D. 运动前进行准备活动

9. 冠心病患者康复治疗运动量的基本要素中，不正确的是（　　）。
   A. 运动强度

B. 运动时间

C. 运动频率

D. 运动到大汗淋漓,第二天有疲劳感才行

二、思考题

冠心病Ⅲ期的康复训练方法有哪些?

参考答案

1. D; 2. D; 3. D; 4. D; 5. D; 6. B; 7. B; 8. B; 9. D

(武 亮)

第六节 慢性阻塞性肺疾病的康复训练与照护

案例引入

患者,男性,63岁。慢性咳嗽,咳痰10年,胸闷气喘,常有反复加重、伴发热,用药可以缓解。因呼吸困难一直需要家人护理和照顾起居。近两日因气候转冷,胸闷、气喘显著加重,咳白痰,痰量多,痰液黏稠不易咳出,偶可见痰中带血丝,深吸气时胸痛,呼吸频率快,呈浅快呼吸。请问该患者机体的哪一部分可能出了问题?请你带着这个问题学习本节内容,并希望你能给患者提供健康指导。

学习目标

掌握:慢性阻塞性肺疾病的康复功能评估;康复治疗禁忌证;呼吸功能训练要点;排痰训练要点;长期家庭氧疗;慢性阻塞性肺疾病的预防。

了解:慢性阻塞性肺疾病的全身训练方法;运动治疗;康复教育。

一、概述

慢性阻塞性肺疾病(COPD)简称慢阻肺,是一种常见的、可以预防及治疗的呼吸道疾病,以不可逆气流受限为特征,气流受限通常呈进行性发展,且与肺部对有害刺激产生的炎症反应相关,可进一步导致肺功能恶化、心功能下降及衰竭,情绪异常、营养不良等改变,严重危害患者的身心健康。

慢阻肺是呼吸系统常见病和多发病，有着高患病率、致残率和死亡率。40岁以上人群的COPD总体患病率为8.2%；男性患病率显著高于女性，农村地区高于城市地区，老年人群患病率较高。本病死亡率虽然自1990年以来已出现下降趋势，但其致死率在我国城市地区人口死因中仍位列第四，在农村地区则位列第三。在我国COPD治疗花费极高，且因其并发症导致的其他功能障碍进一步加重了患者的功能障碍及其家庭负担，有统计数据显示单例COPD患者的治疗总花费约占平均家庭总收入的40%。早期康复介入在改善患者功能障碍、延缓并发症的发生、提高生存质量、降低因病情恶化所导致的死亡率、减轻经济负担等方面均具有重要意义。

二、临床表现

本病主要引起肺功能障碍，表现为慢性咳嗽、咳痰、气短或呼吸困难。早期在劳动时出现，后逐渐加重，以致在日常活动甚至休息时也感到气短。进而全身状态衰弱，体重下降，生活质量骤减，以至于死亡。

三、功能障碍

1. 通气与换气功能障碍

通气与换气功能障碍是由持续气流受限导致通气功能障碍，随着病情发展，肺泡与毛细血管大量丧失，弥散面积减少，导致换气功能障碍，临床上表现为低氧血症和二氧化碳潴留等。

2. 活动能力障碍

活动能力障碍是在疾病过程中由于患者心肺功能逐步减退、全身肌力、肌耐力减退，主动活动减少，甚至不活动。

3. 心理障碍

患者进行性加重的呼吸障碍无法缓解，导致其产生抑郁和恐惧的心理状态，导致受损的功能障碍进一步加重。

四、康复功能评估

评估目标是明确疾病的严重程度，疾病对患者健康状况的影响，以及识别急性加重、是否需要住院治疗和评估死亡发生的风险，以便及时处理。

康复应该把呼吸道疾病患者和他们的家庭视为一个整体治疗对象，由康复团队全体成员依据自身相关专业知识进行评估，以便了解患者的整体情况。基于ICF核心分类组合，慢阻肺患者可以从以下几个方面进行评估。

（一）身体功能评估

肺功能评估（参见第二章）。对存在心理障碍患者可采取焦虑自评量表（SAS）、抑郁自评量表评估。长期失眠、睡眠障碍患者可通过匹兹堡睡眠质量指数（PSQI）评定。

（二）活动和参与以及生活质量评估

可采用心肺运动实验、6分钟步行运动试验（6MWT）评估患者运动功能。另外，还可采用一种简易心肺功能评估法，即起立坐下评估法（STS）。具体参见本书第二章第二节心肺功能评估部分。

（三）环境因素和个人因素（健康行为方式）

有吸烟史的患者吸烟情况可以通过尼古丁依赖检测量表（FTND）评估。患者营养状况评估采用微型营养评估（MNA），或采用简单的身体质量指数（简称体质指数，BMI）进行初步评估。

（四）急性加重风险评估

慢阻肺急性加重指标指呼吸症状加重，变化超过正常的每日变异率，频繁急性加重的预测指标为每年2次或更多急性加重发作等需要入院治疗的急性加重患者预后不良。慢阻肺急性加重发作特征见表3-12。

表3-12 慢阻肺急性加重发作特征

序号	慢阻肺急性加重发作特征
1	症状明显加重
2	潜在的严重COPD
3	有新的体征出现
4	急性加重发作且经初始治疗失败
5	存在严重的合并症
6	存在频繁的急性加重发作
7	高龄
8	家庭支持不足

五、COPD的康复治疗和照护

（一）康复治疗原则

① 先评估后治疗。

② 为各期患者选择适合的训练。平地步行也出现呼吸困难的患者亦可以从适当的

肺康复训练中获益。

③ 应兼顾并发症的处理。

（二）康复治疗

运动训练可以改善运动耐量，减轻呼吸困难症状和疲劳感。一次有效的康复计划至少应该持续 6 周以上，持续的时间越长效果越明显。运动训练应融入家居活动之中。

康复治疗适应证：各期的 COPD 患者。

康复治疗禁忌证：合并严重肺动脉高压；不稳定型心绞痛及近期心梗；认知功能障碍；充血性心力衰竭；明显肝功能异常；癌症转移；近期脊椎损伤；肋骨骨折；咯血；等等。

1. 呼吸训练

正确的呼吸训练有助于建立有效呼吸模式，如指导患者运用辅助呼吸肌群改善通气，扩胸，快速吸气，收腹，噘嘴慢慢地将气吹出。慢而深地呼气可防止气道早期闭合。鼓励散步和从事力所能及的家务劳动以及气功、保健操等，能改善体力并充分利用其有限的肺功能。

（1）全身放松

用以放松紧张的辅助呼吸肌群，减少呼吸肌耗氧量，缓解呼吸困难。

① 前倾依靠法：取坐位，前方桌上或床上放置叠好的棉被或枕头，患者两臂置于棉被或枕头下以固定肩带，放松肩带肌群，头靠棉被上或枕头上放松颈部肌群，缓慢安静地呼吸。

② 椅后依靠法：患者坐于柔软舒适的有扶手的椅子或沙发上，头稍后靠于椅背或沙发背上，完全放松。

③ 前倾站立：自然站立，双手指互握置于身后固定肩带，同时身体稍前倾以放松腹肌，也可前倾站立，双手支撑于前方的低桌上以固定肩带。

（2）腹式呼吸

慢阻肺患者因横膈活动减弱多采用胸式呼吸，呼吸浅弱，通气量减少，无效腔气量增大。为改变不良模式，应教会患者使用腹式呼吸（膈式呼吸），以获得最大通气量，减少残气量，缓解缺氧。训练时取仰卧位全身放松，吸气时将腹部慢慢隆起，呼气时将腹部慢慢收缩，使横膈上抬。该呼吸方式是低耗能高效呼吸模式。诱导方法有：双手置上腹部法、两手分置胸腹法、下胸布带束胸法、抬臂呼气法。

（3）缩唇呼气

缩唇呼气也称吹笛式呼吸。具体方法是：患者闭嘴经鼻吸气，呼气时双唇缩紧如吹口哨状，在 4~6 s 内将气体缓慢呼出。呼与吸时间比例为 2∶1 或 3∶1，每分钟呼吸

10次左右，每次训练时间为10~20 min，每日2次，要与用口呼吸结合进行。该法可增加呼气时的阻力，减少下呼吸道内压力递减梯度，防止小气道过早闭塞，减少肺内残气量。

（4）姿势训练

姿势训练包括增加一侧胸廓活动；活动上胸及肩带训练；活动上胸及牵张胸大肌；纠正头前倾和驼背姿势。

（5）呼吸肌训练

① 高强度低频度负荷：进行最大吸气、最大呼气后，保持3~5 s，每日数次，每周5次，5周可获得效果。

② 吹蜡烛练习：可提高呼气肌的肌力（参见第二章）。

2. 排痰训练和吸入方法

慢阻肺患者常出现反复的呼吸道炎症反应。由于痰液多在下呼吸道，排出困难，如分泌物不能及时排出，仅依赖药物，难以取得良好效果。有效的痰液引流与合理用药具有同等的治疗意义。辅助排痰方法如下：

（1）咳嗽训练（参见第四章）

（2）胸部叩击、震颤

胸部叩击、震颤可使痰液松动，有助于黏稠的痰液离开支气管壁（参见第四章）。

（3）体位排痰

利用重力促使各肺段内积聚的分泌物排出，不同的病变部位应采用不同的引流体位（参见图3-15）。方法：痰量少者每日上下午各引流一次，痰量多者每日引流3~4次，多在餐前1 h进行，每次引流一个部位，时间5~10 min，如有数个部位，则总时间不超过30~45 min，避免过度疲劳。治疗过程中密切观察咳嗽和痰液引流情况，注意神志、呼吸及有无紫绀。

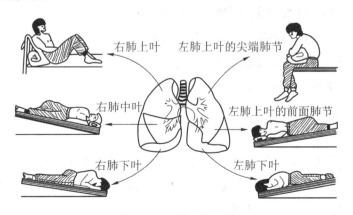

图3-15 引流体位图

① 注意事项：操作前教给患者配合的方法，引流时鼓励其适当咳嗽；注意把握引流时间；采用患者能接受又易于排痰的体位；引流中注意观察有无咯血、头晕、出汗、疲劳等情况，如有应立即终止。

② 适应证：

A. 分泌物或细胞滞留引起的大块性肺不张，结构异常而引起分泌物聚集，长期无法排出者（如支气管扩张，囊性肺纤维化或肺脓肿）；

B. 由于用力呼气受限（如慢阻肺、肺纤维化）而无力排出分泌物者急性感染时；

C. 咳嗽无力（如老年或恶病质患者，神经肌肉疾病、术后或创伤性疼痛、气管切开术患者）；

D. 支气管碘油造影检查前后。

③ 禁忌证：

A. 年迈及一般情况极度虚弱、无法耐受所需的体位、无力排除分泌物（体位引流易于导致低氧血症）；

B. 抗凝治疗；

C. 胸廓或脊柱骨折、近期大咯血和严重骨质疏松。

（4）理疗

理疗如超声波治疗、超声雾化治疗。超声波治疗应用无热量或微热量，每天1次，15～20次一个疗程；超声雾化治疗每次20～30min，每天1次，7～10次一个疗程。

3. 运动治疗

慢阻肺患者的运动要在熟练掌握腹式呼吸的基础上进行，主要运动项目为步行和医疗体操。运动中的注意事项如下：

① 尽量采用缩唇呼吸和腹式呼吸，避免呼吸困难。

② 感到呼吸困难时即刻休息，保持镇静调整呼吸。

③ 身体状况欠佳时不宜勉强，要适量运动。

④ 痰多的患者注意排痰后再运动。

⑤ 为提高运动效果应注意营养摄入。

（1）呼吸肌体操

双手置上腹部法：仰卧位，双手放置于上腹部，缓缓经口吸气，使腹部鼓起，再把气慢慢吐出。动作从容舒适，像熟睡之态，具有安定神经的作用。腹壁隆起（吸），腹壁内收（呼），进行10次，两手随腹壁起伏。

仰卧位，两手放置于脐部，进行腹式呼吸，腹壁隆起（吸），两手随腹壁抬起；腹壁内收,两手推按腹壁,帮助呼气(呼),做10次。

(2) 上肢肌力训练

可使用哑铃或在塑料瓶中装入水、沙子进行训练。重量应根据患者的情况进行调节,所有动作都要配合呼吸进行,如图3-16所示。图(a):从肘部弯曲状态开始,吸气,然后伸直上举。边呼气边上举,呼完气前回归原位。图(b):吸气,手臂保持伸直状态上举,边吐气边上举。图(c):手臂保持伸直向两侧展开,吸气,然后上举,边吐气边上举。

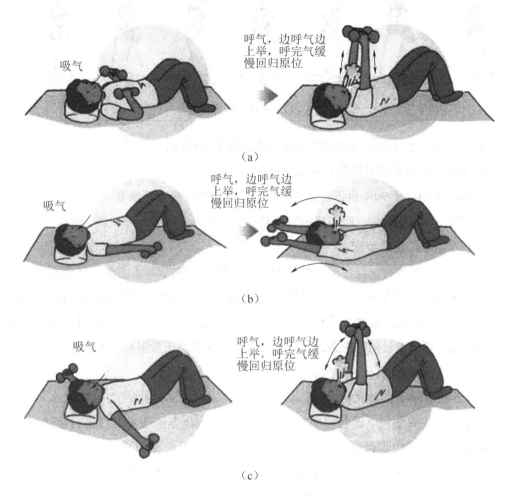

图3-16 上肢肌力训练图

(3) 步行呼吸训练

步速与呼吸节律要很好地配合。步行训练实例如下。

① 目标:行走20 min以上。

② 自我感觉："略感劳累"的程度。
③ 脉搏数：预测最快脉搏数（220 - 年龄）×80%。
④ 血脉氧值：以不低于90%的速度进行。

步行呼吸训练注意事项如下：

① 呼吸和步数要吻合（参见图3-17）。

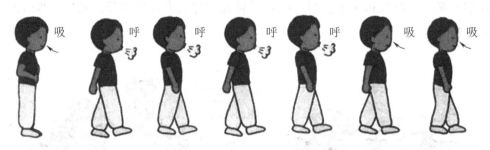

图3-17 步行呼吸训练图

② 同步进行氧疗的患者运动时要将氧流量调至运动档。
③ 感到气急时要即时休息，调整呼吸。
④ 血脉氧值低于90%也不必紧张，保持镇静调整呼吸直至恢复。

以呼吸一个周期为例：吸与呼的节奏是：吸—呼—呼—呼—呼—吸—吸。

（4）太极拳等运动治疗

各种运动，如步行、登台阶、柔软操、太极拳、气功等训练能改善呼吸循环功能，提高神经肌肉的活动效能，应持之以恒。太极拳的缓慢、深沉、均匀的腹式呼吸，对改善和提高呼吸功能大有益处。太极拳要求放松、气沉丹田，习之日久则呼吸功能提高，肺功能增强，可减少慢阻肺患者的疾病发作，是一项极益于慢阻肺缓解期患者练习的项目。游泳、交际舞等项目也非常适合这类患者。

（5）重症患者的运动治疗

早期在卧位或坐位下进行呼吸与踝背屈掌屈相结合等运动，之后进行床边站立训练，逐渐过渡到床边步行、室内步行、走廊步行、上下楼梯和户外步行。步行距离、时间和步速要循序渐进地增加。如停止步行后5 min内呼吸困难缓解、心率恢复至正常范围内，则说明该训练可以进行，训练强度适当。重症患者的运动可在吸氧条件下进行。

（6）全身训练

全身训练可改善全身运动耐力和气体代谢，提高免疫力。

① 上肢训练：主要是手摇车训练和提重物训练。前者从无阻力摇车开始，逐渐加

量,运动时间为 20~30 min;以运动时出现轻度气急、气促为停止的指征。后者负荷从 0.5 kg 开始,渐增至 2~3 kg,做高于肩部的各个方向活动,每次活动 1~2 min,休息 2~3 min,每日 2 次,以出现轻微的呼吸急促及上臂疲劳为宜。

② 下肢训练:常用有氧训练方法如快走、划船、活动平板、功率自行车等。运动后不应出现明显气促、气短或剧烈咳嗽。

提示

急性呼吸衰竭、急性心力衰竭、慢性呼吸衰竭且在安静时也有明显的呼吸困难者不适合进行运动治疗。

4. 氧疗

慢阻肺患者多存在低氧血症或潜在低氧血症,尤其夜间明显。低氧血症可致多脏器功能不全。对于严重的具有静息状态下低氧血症的患者,长期坚持夜间持续低流量(1~3 L/min)吸氧大于 12 h,能延缓疾病进展、降低死亡率、延长生存期、改善心肺功能及提高生活质量。亦可于夜间用呼吸机辅助呼吸,使呼吸肌充分休息,提高日间呼吸能力。

(1) 长期家庭氧疗

长期家庭氧疗(每天大于 15 h),对血流动力学、运动能力、肺生理和精神状态均会产生有益的影响。

① 长期氧疗指征:氧分压(PaO_2)不大于 7.3 kPa(55 mmHg)或者血氧饱和度(SaO_2)不大于 88%,伴有或不伴有在 3 周时间内至少发生两次的高碳酸血症,或者氧分压介于 7.3 kPa(55 mmHg)和 8.0 kPa(60 mmHg)之间,或者血氧饱和度为 88%,合并有肺动脉高压,提示充血性心力衰竭的外周水肿或者红细胞增多症(血细胞比容 >55%)。

② 做法:一般用鼻导管吸氧,氧流量为 1.0~2.0 L/min,吸氧时间 10~15 h/d。目的是使患者在静息状态下,达到氧分压不小于 60 mmHg 和/或使血氧饱和度升至 90%。

此处要注意强调低流量吸氧。吸入的氧浓度与给氧流量有关,估算公式如下:

$$吸入氧浓度(\%) = 21 + 4 \times 氧流量(L/min)$$

一般吸入氧浓度为 28%~30%,应避免吸入氧浓度过高引起二氧化碳潴留。

③ 氧疗目标值:血氧浓度的目标值为 88%~92%。

(2) 机械通气支持

对特定患者尤其是具有日间高碳酸血症的患者,联合使用无创通气与长期氧疗,可提高生存率，但不能改善生活质量。而持续气道内正压通气具有改善生存率和减少住院风险的明确益处。

5. 营养疗法

COPD 患者因缺氧或患者高碳酸血症，引起胃肠道瘀血，导致消化功能障碍，摄入减少，同时患者能量消耗较大，易引起营养不良。营养不良可影响呼吸肌功能，导致肺功能障碍加重，影响预后。故需要综合考虑患者自身疾病及代谢情况，补充足够能量和营养成分。每日膳食中优质蛋白质（瘦肉、鱼肉）不少于 1.0 g/kg。老年患者应限制动物性脂肪的摄入量。有明显二氧化碳潴留者应减少糖入量。多进食新鲜蔬菜和水果，必要时给予多种微量元素、维生素及氨基酸治疗。

（三）心理治疗与家庭照护

家庭护理质量直接影响疾病预后。照护人员及家人应在精神上安慰、关心和鼓励患者，以提高其战胜疾病的信心；在医生指导下按需调整用药方案，并监督患者按时用药等。医护人员应针对不同病程阶段的患者及其家属讲解病因、发病机理等知识，消除患者的悲观、焦虑情绪，指导训练，开展呼吸功能训练等治疗。如患者出现心理疾患倾向，需要请心理专业人员给予心理评测和心理治疗。

1. 预防呼吸道感染

天气突变时，注意保暖；感冒流行时，避免到公共场所，避免接触患病者，积极接种疫苗。

2. 调整生活方式

要多接触新鲜空气；如果在室外，应根据体力适当运动，这样更有利于呼吸新鲜空气，对肺功能有改善作用。

（1）耐寒训练

患者长期患病，反复感染，营养不良，机体局部及全身免疫机能减退，耐寒能力下降，同时惧怕受凉，穿衣多，易出汗，户外活动少，对气候变化的适应能力很差，极易发生呼吸道感染。进行耐寒锻炼能提高机体的防御能力，增强呼吸道免疫力，减少呼吸道感染。从夏季开始，用冷水局部擦洗，再逐渐扩大擦洗面积或沐浴，持之以恒，坚持到冬季，可提高对寒冷的抵抗力，避免呼吸道感染。循序渐进地增加户外活动的时间，气候转冷也要坚持锻炼。尽量延迟穿棉衣戴口罩的时间，但应注意随气候变化及时增减衣服，防止感冒。要注意，对高龄老年人不提倡冷水沐浴。

（2）预防

慢阻肺的预防主要是避免发病的高危因素、急性加重的诱发因素以及增强机体免疫力。首先，戒烟是最简单易行的重要预防措施，在疾病的任何阶段戒烟都有益于防止慢阻肺的发生和发展。其次是控制职业和环境污染，减少有害气体或有害颗粒的吸入。

（3）定期检测肺功能

对于有慢阻肺高危因素的人群，应定期进行肺功能监测，以尽可能早期发现慢阻肺并及时予以干预。

（四）康复教育

COPD是可以预防及治疗的疾病，应加强与患者及其家属的沟通，及时干预患者的不良行为。康复教育的内容包括：

① 戒烟：吸烟是COPD重要的危险因素之一，戒烟能显著降低慢阻肺患者疾病发展和恶化的风险。

② 预防呼吸道感染：呼吸道感染是导致疾病急性发作的一个重要因素，积极预防呼吸道感染，避免到人群密集的地方，保持室内通气，秋冬季节可接种疫苗。发生呼吸道感染时应积极治疗。

③ 正确、安全地使用氧气。长期低流量吸氧（1.0~2.0 L/min）对血流动力学、运动能力和精神状态均会产生有益的影响，可提高患者的生存率和生活质量。

④ 积极进行营养支持治疗，根据患者具体营养状况、病情程度、能力消耗状态，确定碳水化合物、脂肪、蛋白质等的摄入量，合理均衡饮食。避免摄入过多碳水化合物饮食和过高热卡，以免产生过多二氧化碳。

当前已进入老年社会，老年人群呼吸系统疾病高发，以往多依靠药物治疗为主，从而忽视呼吸功能康复治疗的重要性。近年来，人们逐渐认识到，正确的呼吸功能康复训练可以延缓疾病的复发时间，减少药物剂量，缩短治疗时间，是药物无法替代的。

> **案例分析要点**
>
> 从患者病史以及临床表现，可以初步诊断为慢阻肺，但还需要进一步检查肺功能，以明确肺功能状态，进行其他物理检查，如CT等以排除其他肺部疾病。针对患者近日咳痰量多且黏稠，可以结合听诊定位痰液聚集部位，进行体位排痰、局部振动疗法，并辅助进行腹式呼吸训练以改变呼吸模式，纠正浅快呼吸，减少无效腔。另可短时提供氧疗，同步进行健康宣教，防治并发症。

练习题

一、单项选择题

1. COPD的标志性症状是（　　）。

A. 咯血　　　　　　　　　　　　B. 慢性咳嗽、咯痰

C. 逐渐加重的气短或呼吸困难　　　　D. 乏力感

2. 下列属于COPD的疾病是（　　）。

A. 慢性支气管炎无气流受限者

B. 支气管哮喘

C. 阻塞性肺气肿伴气流受限不完全可逆者

D. 弥漫性细支气管炎

3. 缩唇呼吸时控制吸、呼时间比为（　　）。

A. 1:3～1:2　　　B. 1:1～3:1　　　C. 2:1　　　D. 1:4

4. 下列选项中，指标对COPD诊断及病情严重程度的评价最有意义的是（　　）。

A. 肺功能检查　　　　　　　　　B. 胸部CT检查

C. 经皮肺穿刺病理、动脉血气分析　　D. 血常规

5. 体位排痰适应症不包括（　　）。

A. 分泌物或细胞滞留引起的大块性肺不张

B. 由于用力呼气受限而无力排出分泌物者急性感染

C. 抗凝治疗

D. 咳嗽无力

6. 运动训练可以改善运动耐量，减轻呼吸困难症状和疲劳感，一次有效的康复计划至少应该持续（　　）以上。

A. 2周　　　　B. 1个月　　　C. 一个半月　　　D. 2个月

7. 下列不属于慢性阻塞性肺疾病康复治疗禁忌证的是（　　）。

A. 严重肺高压　　　　　　　B. 轻度肝功能异常服药后好转

C. 癌转移　　　　　　　　　D. 认知功能障碍

8. 属于COPD患者腹式呼吸的是（　　）。

A. 安静仰卧，头、膝和双上肢垫枕支撑，双目轻闭或半闭，全身放松，意识集中在腹部，慢慢呼吸10min或以上，以入睡为好

B. 坐位或前臂置于大腿上，肘支撑身体。腕下垂放松，双膝稍分开；或后背靠椅背，臀部略靠前，肩和上肢放松下垂，双膝稍分开，下颌不上仰；意识均集中于腹部，慢慢安静呼吸

C. 双足稍分开，离墙约30 cm，臀部抵墙，上身稍前倾，上肢下垂放松

D. 训练时取仰卧位全身放松，吸气时将腹部慢慢均匀隆起，呼气时将腹部慢慢收缩使横膈上抬

9. 属于COPD患者上肢训练内容的是（　　）。

A. 提重物训练 B. 活动平板试验

C. 胸部叩击、震颤 D. 划船

10. COPD 患者的姿势训练不包括（　　）。

A. 增加一侧胸廓活动 B. 活动上胸及肩带训练

C. 活动上胸及牵张胸大肌 D. 提重物训练

11. 下列选项中，不是 COPD 患者重建腹式呼吸模式中的呼吸法的是（　　）。

A. 双手置上腹部法 B. 缓慢呼吸法

C. 两手分置胸腹法 D. 抬臂呼气法

12. 男性患者，54 岁，咳嗽、咳痰 3 年，每年冬季发作，每次持续时间 3 个月，既往吸烟多年，应向患者宣教的内容中错误的是（　　）。

A. 戒烟

B. 暂无须临床治疗

C. 慢性支气管炎急性加重的识别与预防

D. 就餐时避免摄入过多碳水化合物饮食和过高热卡

二、思考题

1. 慢性阻塞性肺疾病的康复评估有哪些？
2. 简述步行时的呼吸节奏训练如何进行。

参考答案

1. C；2. C；3. D；4. A；5. C；6. C；7. B；8. D；9. A；10. D；11. B；12. B

（张　琳、王　颖）

第七节　糖尿病的康复训练与照护

案例引入

患者，女性，68 岁，肥胖，糖尿病病史 15 年，间断口服降糖药物 11 年后换用注射胰岛素 4 年，每天 55 个单位，蛋白尿 5 年，足部溃疡 3 个月，伴视物模糊、"飞蚊症"，手脚末端麻木发凉，饮食不规律，餐前或运动后偶有心慌、出汗、明显饥饿感，现血糖忽高忽低。该患者发生了哪些糖尿病并发症？血糖管理应注意哪些问题？请带着问题学习本节内容，并希望你能给患者提供健康指导。

> **学习目标**
>
> **掌握**：糖尿病的康复评定、生活照护、饮食指导、运动指导等。
>
> **了解**：糖尿病的主要功能障碍；糖尿病并发症的康复训练和照护。

一、概述

糖尿病是一组在遗传和环境因素共同作用下，以高血糖为特征的代谢性疾病。这种持续性高血糖主要是由于胰岛素分泌不足或胰岛素抵抗或两者同时存在所引起的。按照病因糖尿病可以分为四种类型，即 1 型糖尿病、2 型糖尿病、妊娠糖尿病和其他特殊类型糖尿病，最多见的为 2 型糖尿病，约占糖尿病患者总数的 90%。鉴于老年患者中常见糖尿病类型为 2 型糖尿病，下文主要介绍 2 型糖尿病的相关内容。

糖尿病目前尚无根治疗法，公认的治疗方法是采取综合治疗的方法，包括饮食、运动、药物、糖尿病教育和血糖监测等方法。其中，运动训练、饮食控制及糖尿病教育是糖尿病康复治疗的重点。康复治疗能有效地改善糖尿病患者周围组织对胰岛素的敏感性，提高靶细胞胰岛受体及受体后功能，降低血糖，还能提高糖尿病患者的心肺功能和体力活动能力，改善生活质量。

二、主要功能障碍

糖尿病的功能障碍主要是由与其相关的急、慢性并发症所导致的。糖尿病的常见急性并发症有低血糖症、酮症酸中毒、非酮症高渗性昏迷、乳酸性酸中毒、感染等；慢性并发症包括微血管病变（主要指肾脏病变和眼底病变）、大血管病变（主要指脑、心血管和其他大血管，尤其是下肢血管病变）和神经病变（主要指负责感官的感觉神经、运动神经，以及自主神经病变）。糖尿病常见的主要功能障碍有以下几点：

（一）视力障碍

糖尿病合并白内障、青光眼以及视网膜病变，出现视力减低，严重者失明。如病变严重，需要使用辅具（导盲杖）移动，给日常生活活动和职业活动带来困难。

（二）肾功能障碍

糖尿病患者常出现蛋白尿、慢性肾衰竭，严重者危及生命，影响生活质量。在接受透析治疗的同时，应正确指导患者运动和日常生活活动，对提高其生存质量具有非常重要的意义。

（三）心血管功能障碍

糖尿病常合并高血压、冠心病、心血管功能减退。冠心病发病后，往往体力活动会减少，导致循环功能降低，只有通过恢复适当的活动才能够解决心血管功能衰退的问题。

（四）步行障碍

糖尿病合并外周血管病变和糖尿病坏疽者，影响患者的步行能力，而且对于截肢者更会造成步行障碍，需要穿戴矫形支具，并进行步行训练，矫正异常步态，改善步行能力。

（五）心理障碍

糖尿病患者往往伴有不良生活习惯、心理障碍等。这也是影响患者日常生活和治疗的重要方面，适时的心理疏导和行为治疗对控制血糖稳定、延缓并发症的发生非常重要。

（六）日常生活活动能力障碍

糖尿病常合并自主神经损害时会出现感觉异常、直立性低血压或排尿障碍、消化道症状等，导致日常生活活动能力降低；合并外周神经损害时，出现末梢感觉障碍和肌萎缩，影响日常生活活动动作的完成和职业活动的参与。因此需要进行日常生活活动能力训练。

（七）自我管理能力降低

糖尿病常合并视力障碍、外周神经病变或脑血管障碍，患者自行注射胰岛素和自我检测血糖能力降低，需要通过康复教育和方法指导来提高患者的自我管理能力。

三、康复评定

（一）个人及环境因素评定

重点询问发病年龄、病程、饮食习惯、营养状态、体重变化、儿童和少年期的生长和发育状况、家族史、吸烟情况、精神状态。了解患者的经济水平、文化水平、家庭和社会地位、负性生活事件、医疗保险类型、自然环境等情况。

（二）糖尿病控制指标监测评定

1. 2型糖尿病理想的控制目标值

糖化血红蛋白（HbA1c）是评价血糖控制方案的重要标准。此外，2型糖尿病患者伴随着血糖、血压、血脂［如甘油三酯（TG）、低密度脂蛋白（LDL－C）、高密度脂蛋白（HDL－C）等］水平紊乱及体重增加，其并发症的风险和危害显著增加。可采用《中国2型糖尿病防治指南（2013年版）》的项目目标值（表3－13）进行评定。

表 3-13　中国 2 型糖尿病控制目标

测量指标	目标值
毛细血管血糖/(mmol/L)	
空腹	4.4~7.0
非空腹	<10.0
糖化血红蛋白	<7.0%
血压/mmHg	<130/80
总胆固醇/(mmol/L)	<4.5
高密度脂蛋白胆固醇/(mmol/L)	
男性	>1.0
女性	>1.3
甘油三酯/(mmol/L)	<1.7
低密度脂蛋白胆固醇/(mmol/L)	
未合并动脉粥样硬化性心血管疾病	<2.6
合并动脉粥样硬化性心血管疾病	<1.8
体重指数/(kg/m^3)	<24.0

2. 监测方法

（1）糖尿病患者监测血糖的频率

① 糖尿病患者应每 3 个月检查 1 次糖化血红蛋白；

② 血糖控制达标的患者应每年至少检查 2 次糖化血红蛋白；

③ 对于有胰岛素抵抗表现的患者，需要测定空腹血胰岛素和 C 肽等，以了解胰岛功能状态；

④ 自我血糖监测适用于所有糖尿病患者；

⑤ 使用胰岛素治疗者在治疗开始阶段每日至少监测血糖 5 次，达标后每日监测 2~4 次；

⑥ 使用口服药和生活方式干预的患者达标后每周监测 2~4 次；

⑦ 血糖控制差的患者应每天监测 4~7 次。当病情稳定或已达血糖控制目标时可每周监测 1~2 天。指尖毛细血管血糖检测是理想的监测方法。

（2）各类血糖监测方法的适应证

① 当血糖水平很高时，首先要关注空腹（餐前）血糖水平，有低血糖风险者也应测定餐前血糖；

② 餐后 2 h 血糖监测适用于空腹血糖已获良好控制但仍不能达到治疗目标者；

③ 睡前血糖监测适用于注射胰岛素的患者，特别是注射中长效胰岛素的患者；

④夜间血糖监测适用于胰岛素治疗已接近治疗目标，而空腹血糖仍高者。

出现低血糖症状时、剧烈运动前后，应及时监测血糖。如条件所限，不能检查血糖，可以进行定量尿糖检测。

（三）医学营养评定

1. 理想体重

可按患者身高、年龄、性别查标准体重表得出理想体重，也可运用公式粗算：

$$理想体重(kg) = 身高(cm) - 105$$

理想体重±10%以内的体重为正常，±10%以上为超重或偏瘦，超过20%者为肥胖，低于20%者为消瘦。

2. 总热量

总热量（kcal）应根据患者理想体重、生理条件、劳动强度及工作性质而定，计算公式如下：

$$每日所需总热量 = 理想体重 \times 劳动强度与每千克体重每日所需热量$$

劳动强度与每千克体重每日所需热量[kcal/(kg·d)]见表3-14。

表3-14　劳动强度与每千克体重每日所需热量　　　　kcal/(kg·d)

劳动强度	超重或肥胖	正常体重	体重不足或消瘦
休息状态	20	25	30
轻体力劳动	25	30	35
中体力劳动	30	35	40
重体力劳动	35	40	45

3. 热量分配

中国营养学会在普通人群每日膳食推荐量中提出碳水化合物应占成人每日摄入总量的55%~65%，糖尿病患者的碳水化合物推荐摄入量比普通人群略低，脂肪占总能量摄入不宜超过30%。根据中国居民膳食营养素参考摄入量（2013版）的推荐，可接受的蛋白质摄入量范围占能量摄入的10%~35%。糖尿病患者的蛋白质摄入量与一般人群类似，通常不超过能量摄入量的20%。

可使用估算法计算热量分配。按体力需要，休息患者每日主食为200~250 g，轻体力劳动者为250~300 g，轻体力或中体力劳动者为300~400 g，重体力劳动者为400 g以上；每日荤菜为150 g左右，蔬菜为250~500 g或更多，烹调用油为30~50 g。对于一般糖尿病患者，其脂肪进食量以动物脂肪和植物油各占一半比较合理。

4. 心理评定

心理评定一般通过交谈的方式进行，也可通过量表方式进行。常用的量表有症状自评量表（SCL-90）、焦虑自评量表（SAS）、抑郁自评量表（SDS）和老年抑郁量表（GDS）等。

5. 活动能力评定

糖尿病患者的日常生活活动能力低下一般发生在糖尿病发病10年以上、年龄偏高者中。导致日常生活活动能力低下的主要并发症和合并症有糖尿病足、糖尿病心脑血管病、低血糖等。可通过直接观察患者能否按要求完成规定的项目或通过询问的方式来收集资料和进行间接评定，或采用常用量表（如Barthel指数、PULSES、Katz指数等量表）进行评定。

6. 参与功能评定

糖尿病患者参与局限的主要原因也是严重并发症、合并症，如抑郁症、脑血管病、视力障碍等。家庭生活能力、人际交往和相处关系能力、接受教育和工作能力、参与社会和社区生活能力等方面，可根据患者的具体情况进行评定。目前应用较多的参与功能评定是糖尿病生活质量评定。

四、糖尿病的康复训练和照护

（一）运动疗法

运动可提高胰岛素的敏感性，改善血糖和脂代谢紊乱，减轻体重；可加强心血管系统的功能，增强体质，增加抵抗力；可改善血糖的控制并减少降糖药物的用量，减少慢性并发症的发生；减轻精神紧张及焦虑，消除抑郁状态，增强自信心，从而提高工作能力和生活质量。

1. 运动种类

糖尿病患者的运动以有氧运动为主。有氧运动是需要消耗氧的运动，多为大肌肉群运动。有氧耐力运动，如散步、走跑交替、骑自行车、游泳、体操、打乒乓球、羽毛球、上下楼梯、跳舞等。

2. 运动时间

一般建议糖尿病患者餐后运动30 min～1 h。餐后立即运动影响消化吸收，空腹运动有时易诱发低血糖。运动时间可从每次10 min开始，逐步延长至30～40 min，其中穿插必要的间歇时间，但达到靶心率的累计时间一般以20～30 min为佳，每次运动时间推荐10 min以上。

3. 运动强度

糖尿病患者改善代谢应采取低于中等强度、较长时间的有氧运动。还有一种判断运动强度是否合适的方法是根据患者运动中的主观感觉判断，合适的运动强度应为运动中能和别人说话而不感到气喘。

4. 运动频率

糖尿病患者每周运动 3~4 次较为合理，可根据每次运动的运动量大小而定。如果每次运动量较大，间歇宜稍长。但运动间歇超过 3 日，则运动效果和运动蓄积效应将减少，难以产生疗效。如果每次运动量较小，且身体条件较好，每次运动后不觉疲劳，可坚持每天运动 1 次。

5. 适应证

糖耐量异常、无严重高血糖和并发症的 2 型糖尿病患者是运动治疗的绝对适应证，肥胖的 2 型糖尿病患者为最佳适应证。有微量蛋白尿、无眼底出血的单纯性视网膜病变、无明显自主神经障碍的糖尿病外周神经病等轻度合并症患者是相对适应证。要对这些患者进行饮食指导，待血糖得到控制后，才能进行运动疗法。

6. 禁忌证

有急性并发症如酮症酸中毒及高渗状态；空腹血糖大于 15 mmol/L 或有严重的低血糖倾向；严重糖尿病性视网膜病变；严重糖尿病肾病；严重心脑血管疾病（不稳定性心绞痛、严重心律失常、一过性脑缺血发作）；合并急性感染；严重糖尿病足的患者，日常生活活动以外的运动应列为禁忌证。有增生型糖尿病性视网膜病变的患者不适合进行无氧运动、抗阻运动、跳跃运动和憋气的运动；有下肢神经病变的患者应避免负重运动和需要足部反复活动的运动，可进行游泳、划船、坐在椅子上的运动、上肢运动和其他非负重运动。

> **提示**
>
> 运动时需要注意以下几点：
>
> ① 运动前准备：运动服装质地柔软；鞋应合适，鞋底宜较厚，富有弹性；随身携带糖块或饼干以防止低血糖；准备足够的饮用水以免脱水。
>
> ② 运动中注意：最好有家人、同事或他人陪同；运动负荷适量，运动量要循序渐进；周围血管病变者要以"走—休息—走"的方式交替进行；伴视网膜病变者不举重、不潜水、头不低于腰；周围神经病变者避免过度伸展、不负重，注意足部保护和护理；注意监测心率，有无心前区闷痛等。
>
> ③ 运动后注意：运动会引起食欲增加、消耗功能增强，应注意控制饮食；注意监测血糖、血压。

（二）医学营养疗法

1. 目标和原则

医学营养疗法的目标是：把体重控制在正常范围内，单独或配合药物治疗来获得良好的代谢控制（血糖、血压、血脂）。超重/肥胖患者减少体重的目标是在 3~6 个月体重减轻 5%~10%，消瘦者应通过均衡的营养计划恢复并长期维持理想体重。

饮食治疗应尽可能做到个体化；限制饮酒，食盐限量在 6 g/d 以内，尤其是高血压患者。

2. 能量控制

能量摄入的标准为，成人能够达到或维持理想体重。运动应结合饮食生活方式的调整，这样才能有更好的减肥效果。极低能量饮食［≤3 350 kJ/d（800 kcal/d）］可迅速降低 2 型糖尿病患者的体重，改善血糖和血脂状况，但该疗法非常难以坚持，且终止后容易出现体重反弹。因此，极低能量饮食不适用于长期治疗 2 型糖尿病，应结合其他干预措施。

（三）心理疗法

1. 精神分析法

精神分析法是通过有计划、有目的地同糖尿病患者进行交谈，听取患者对病情的叙述，帮助患者完整认识糖尿病，建立起战胜疾病的信心。

2. 行为干预

行为是心理的外显。对不良行为，包括起居无常、不喜锻炼、喜食肥甘、不食果蔬与各种不良生活细节等，可以通过必要的教育启发，以及行为医学的相关措施加以纠正。

3. 生物反馈疗法

生物反馈疗法是借助肌电或血压等生物反馈训练，放松肌肉，同时消除心理紧张，有利于血糖的控制。

4. 音乐疗法

可通过欣赏轻松的音乐，消除烦恼和焦虑，消除心理障碍。

5. 其他

可举办形式多样的糖尿病教育与生活指导座谈会、经验交流会、观光旅游等活动，帮助患者消除心理障碍，有利于病情稳定。

（四）康复教育

全面、有效地控制糖尿病有赖于患者的自身管理和控制，基本的糖尿病知识是患者进行有效自身管理和控制的基础。康复教育使糖尿病患者充分了解糖尿病的危害、发病规律和如何进行科学治疗，改变患者的不健康行为，真正实现患者的主动参与，并在糖尿病的管理和控制中发挥重要作用。糖尿病康复教育主要包括心理疏导、饮食治疗教育、运动治疗教育、药物治疗教育、自我监测与防治并发症教育六方面。通过与患者和家属交谈，参阅患者的医疗档案，评估患者的一般资料、文化背景、对糖尿病的了解程度、经济与心理状况等内容，确定患者及其家属的教育需求。

根据患者情况和教育目标的差异，可采取不同的教育方法（如讲解、讨论、演示，辅以实物模型、图片、手册、幻灯片等），帮助患者了解糖尿病的基本知识（如检查方法、治疗目的、饮食控制、护理要点等）；为其制订具体的饮食方案、运动计划；帮助患者掌握血糖、尿糖的自我监测方法，使其认识到自我监测的重要性，做好详尽的病情监测记录，定期接受检查，使其主动参与治疗与管理。

（五）中医康复疗法

糖尿病属于中医"消渴"的范畴。中医药在治疗糖尿病方面有一定的优势，但多数是与西药合用辅助治疗。目前已被证实具有降糖作用的单味中药达70余种，复方30余种。针灸治疗糖尿病及并发症基本采用体针、耳针、艾灸、穴位注射等方法，采用辨病和辨证治疗；推拿以脊柱两侧夹脊及膀胱经穴位四肢诸阴经循行部位为主，整复紊乱胸椎；中医食疗、气功等作为辅助治疗手段，也发挥了积极的治疗作用。

五、并发症的康复训练和照护

（一）低血糖症

如怀疑低血糖，应即刻测定血糖以明确诊断（注意：如果不能测定血糖，应按低血糖处理）。低血糖的常见原因及处理如下：

① 胰岛素或磺酰脲类药物过量。在开始治疗时，应从小剂量开始，并逐渐加量，谨慎地调整剂量，以防过量。

② 减少、延迟或忘记进食。患者应定时、定量地进食，如不能进食常规食量，就相应地减少药物剂量。

③ 体力活动增加。活动前应额外进食以预防低血糖的发生。

低血糖一旦发生，在患者清醒的情况下要立即进食少量糖块、糖水或含碳水化合物高的食物，病情严重者可静脉注射或滴注葡萄糖溶液。建议患者及时记录每次发生低血糖的时间，积极查找发生的原因，并采取有效措施，防止低血糖再次发生。

（二）糖尿病心血管并发症

可行标准12导联心电图、卧位和立位血压检查，疑有心脏病者应进一步进行心脏超声、24 h动态心电图和血压监测。单纯强化降糖治疗并不能显著地减少糖尿病大血管并发症发生的风险。因此,糖尿病大血管病变的预防需要全面评估和控制心血管危险因素,如对高血压和血脂异常者可进行适当的抗血小板治疗。由于糖尿病患者存在自主神经病变,在临床上无症状的冠心病较常见,有时亦表现为疲乏、胃肠道症状、劳力性呼吸困难等非典型症状,所以应对心血管病变始终保持警惕。并发冠心病患者康复治疗的目的是改善患者的心理状态,阻止或逆转动脉粥样硬化过程,减少再次心肌梗死或猝死的危险,缓解心绞痛。康复方法可参阅本章第五节相关内容。

（三）糖尿病性脑血管病

糖尿病性脑血管病的评估内容包括当前或以前心脑血管病病史,年龄,腹型肥胖,常规的脑血管病危险因素（吸烟、糖尿病史和家族史等）,血脂异常和肾脏损害（低HDL胆固醇、高甘油三酯血症、尿蛋白排泄率增高等）,房颤等,并可进一步行头颅CT、MRI等检查来评估脑血管病变情况。

由于糖尿病性脑血管病发病机制具有特殊性,特别在脑卒中急性期的处理过程中存在诸多引起血糖升高的因素,所以应注意处理好治疗中的矛盾,正确选用降糖药物,及时处理感染及预防各种并发症等。严格控制血糖、血压、血脂、血黏度,吸烟及体重等动脉粥样硬化的危险因素,避免或减少糖尿病性脑血管病的加重和复发。及时进行康复治疗可明显改善代谢紊乱,降低再次脑卒中的发病率和病死率。脑卒中后评定与康复方法可参阅本章第一节中脑卒中康复的相关内容。

（四）糖尿病下肢动脉病变

糖尿病下肢动脉病变常累及股深动脉及胫前动脉等中小动脉,表现为下肢动脉的狭窄或闭塞。下肢动脉病变患者中只有10%～20%有间歇性跛行,大多数无症状。康复治疗目的包括改善患者下肢缺血症状以及降低心脏病、卒中、截肢和死亡的风险。对于间歇性跛行患者,应鼓励其进行常规的运动,运动能提高慢性下肢疼痛患者的无痛性步行距离。要严格控制所有可治疗的其他危险因素,如戒烟和限酒、控制高血糖、控制高血压、改善血脂异常、抗血小板治疗等。在内科保守治疗无效时,为了挽救缺血肢体,可以选择血管腔内微创治疗,包括经皮球囊血管成形术、血管内支架置入术等。上述治疗无效或失败时,可以选择外科手术治疗,包括血管旁路手术、交感神经切除术等。

（五）糖尿病神经病变

首先要控制代谢紊乱,严格控制血糖,加强足部护理,定期进行筛查及病情评价。病因治疗有控制血糖、改善微循环、神经营养及修复药的应用。对症治疗,如使用外用药物或局部理疗可能有效。对于有自主神经病变者,如直立性低血压或晕厥可采用药物治疗,但作用有限,而非药物方法如足够的盐摄入、避免脱水和利尿剂的使用、下肢使用压力长筒袜等可能有一定疗效。糖尿病膀胱病变者应利用定时排尿或间歇清洁导尿进行治疗。勃起功能障碍或女性性功能障碍可进行专科康复治疗。

（六）糖尿病性视网膜病变

糖尿病性视网膜病变（DR）是糖尿病常见的微血管并发症之一，已成为成人低视力及致盲的主要原因。糖尿病性视网膜病变的临床表现轻重不一，进展速度也不一，还受是否合并白内障、青光眼等其他眼部疾病影响。视力改变为糖尿病性视网膜病变的主要临床表现。

2型糖尿病确诊时，可行视力检查、散瞳查眼底，对于眼底病变可疑者或有糖尿病性视网膜病变者应进一步进行眼底荧光造影。治疗上严格控制血糖、血压、血脂水平，长期随访观察，定期眼科就诊，做到早发现糖尿病性视网膜病变，对预防糖尿病性视网膜病变有非常重要的意义。还应该尽可能戒除吸烟等对糖尿病性视网膜病变有害的因素。一旦发现增生型糖尿病性视网膜病变，即应考虑行视网膜激光治疗，甚至手术治疗等。

（七）糖尿病肾病

糖尿病肾病（DN）是导致肾衰竭的常见原因。糖尿病肾病所致肾损害分为五期。Ⅰ期、Ⅱ期为临床前期，Ⅲ期、Ⅳ期、Ⅴ期为临床期。Ⅰ期、Ⅱ期多无明显症状；Ⅲ期为持续微量蛋白尿期，血压可轻度升高；Ⅳ期为临床蛋白尿期，血压增高，多有水肿，常并发微血管并发症，如视网膜病变、外周血管病变等；Ⅴ期为尿毒症期。糖尿病肾病的治疗应是综合性的，常规治疗措施包括生活方式干预（如合理控制体重、糖尿病饮食、戒烟及适当运动等）、低蛋白饮食、控制血糖、控制血压、纠正脂代谢紊乱以及控制蛋白尿等。对糖尿病肾病肾衰竭者需要透析或行肾移植治疗，并且糖尿病肾病开始透析要早。中医药在防治糖尿病肾病及其并发症方面积累了一定的经验，可以做进一步研究和探索。

（八）糖尿病足

糖尿病足（DF）指糖尿病患者由合并神经病变及不同程度的血管病变而导致下肢感染、溃疡形成和（或）深部组织感染。糖尿病足的基本发病因素是神经病变、血管病变和感染，这些因素共同作用可导致组织的溃疡和坏疽。

1. 评定

糖尿病足的危险因素包括以往有过足溃疡或截肢，独居的社会状态、经济条件差，赤足行走，视力差，弯腰困难，老年，合并肾脏病变等。应对所有糖尿病足患者进行年度足部检查，包括足是否存在畸形、胼胝、溃疡，皮肤颜色的变化，足背动脉和胫后动脉搏动、皮温以及感觉异常等。

2. 治疗

治疗糖尿病足首先须鉴别溃疡的性质。神经性溃疡常见于反复受压的部位，如跖骨头的足底面、胼胝的中央，常伴有感觉的缺失和异常，而局部供血是好的。缺血性溃疡多见于足背外侧、足趾尖部或足跟部，局部感觉正常，但皮肤温度低、足背动脉和（或）胫后动脉搏动明显减弱或不能触及。

对于神经性溃疡，主要是减压，特别要注意患者的鞋袜是否合适。对于缺血性溃疡，要重视解决下肢缺血，轻、中度缺血的患者可以进行内科治疗。病变严重者可以接受介入治疗或血管外科成形术。对于合并感染者，可定期去除感染和坏死组织。

（1）运动疗法

对于足部保护性感觉丧失的患者推荐的运动是游泳、骑自行车、划船、坐式运动及手臂的运动。患者可做足部按摩及下肢肌肉静力收缩练习，患肢伸直抬高运动、踝关节的伸屈活动、足趾的背屈跖屈活动等，并经常变换体位，抬高患肢。根据病情，每天练习1～2次，初期活动量宜轻，逐渐增加。若出现足部难治性溃疡，应限制日常活动，使用助力工具。

（2）物理治疗

糖尿病足1级或2级可能存在感染，有感染者予紫外线配合超声波，无感染者用激光和红外线等治疗；3级须行外科清创术配合静脉注射抗生素，同时配合超声波、紫外线、直流电抗生素导入疗法。

（3）减轻足部压力

可使用治疗性鞋袜，鞋应柔软舒适，鞋内避免有接线和缝口，且有足够的空间让足趾活动，鞋的上部设计应容纳足趾背部畸形。足前部损伤可以采用允许足后部步行的装置来减轻负荷，即"半鞋"和"足跟开放鞋"。此外，还可使用全接触式支具或特殊的支具靴，以及拐杖和轮椅等。

（4）局部护理

每天检查足部，看皮肤色泽、温度，是否有溃疡、裂口，保持足部干净、干燥。每天用37℃左右温水泡脚20 min，用柔软毛巾轻轻擦干足部皮肤，不要用力揉搓。洗脚后，在趾甲较软时修剪。使用少量爽身粉，保持脚趾间皮肤干爽。鞋袜应宽松、舒适、透气。寒冷时注意肢端保暖，忌用热水袋保暖热敷以防烫伤起泡。一旦不小心损伤皮肤，应及时去医院处理伤口。

第三章 老年常见病的康复训练与照护

案例分析要点

根据患者的情况，可以初步判定该患者由2型糖尿病而导致多种并发症发生，糖尿病肾病（蛋白尿）、糖尿病眼病（视物模糊、"飞蚊症"）、糖尿病周围神经病变（手脚末端麻木发凉）、糖尿病足（足部溃疡）、低血糖症（餐前或运动后偶有心慌、出汗、明显饥饿感）。这些症状都是糖尿病控制不理想所导致的常见并发症。照护人员在照护期间，要加强糖尿病康复教育，改变患者的不健康行为，建议患者合理规律控制饮食、坚持有氧耐力运动，但要避免低血糖；遵医嘱用药，加强自我血糖监测，每日至少监测4~7次指血血糖直至平稳达标；根据血糖结果及时调整饮食（严格低盐低脂糖尿病饮食）、运动和药物剂量，争取在3~6个月内体重减轻5%~10%，延缓各种并发症的进展；注意足部日常护理，穿柔软舒适的鞋袜；关注患者心理变化等。

练习题

一、单项选择题

1. 糖尿病的治疗方法包括（　　）。

　A. 饮食+运动　　B. 药物　　C. 健康教育　　D. 以上都是

2. 糖尿病患者空腹血糖控制的理想数值是（　　）。

　A. <7.0 mmol/L　　　　　　B. 3.9~7.2 mmol/L

　C. 7.0~10.0 mmol/L　　　　D. >10.0 mmol/L

3. 轻体力劳动者每千克体重能量需求是（　　）。

　A. 100~200 g　　B. 200~300 g　　C. 250~300 g　　D. 300~400 g

4. 老王糖尿病30余年，身高160 cm，目前想控制体重，请问他的理想体重是（　　）。

　A. 50 kg　　B. 55 kg　　C. 60 kg　　D. 65 kg

5. 糖尿病患者最适合的运动项目不包括（　　）。

　A. 散步、走跑交替　　　　B. 游泳、骑自行车

　C. 打篮球、踢足球　　　　D. 跳舞、打羽毛球

6. 糖尿病患者膳食总热量中蛋白质应占（　　）。

　A. 15%~20%　　B. 25%~30%　　C. 40%~50%　　D. 55%~65%

7. 糖尿病患者运动频率为（　　）。

A. 每天1次 B. 每天2次

C. 每周2次 D. 每周3~4次

8. 以下说法不正确的是（　　）。

A. 糖尿病分型包括1型糖尿病、2型糖尿病、妊娠糖尿病和其他特殊类型糖尿病

B. 糖尿病检查需要每日抽指血检查HbA1c

C. 糖尿病患者询问病史包括病程、饮食习惯、体重变化、家族史、吸烟情况等

D. 糖尿病足指由合并神经病变及不同程度的血管病变而导致下肢感染、溃疡形成和/或深部组织感染

9. 糖尿病健康教育包括（　　）。

A. 心理疏导＋饮食治疗教育

B. 运动治疗教育＋药物治疗教育

C. 自我监测与防治并发症教育

D. 以上都是

10. 刘爷爷，68岁，因糖尿病足溃疡10天入院，下列说法错误的是（　　）。

A. 要穿柔软舒适的鞋袜 B. 可采用紫外线和超声波治疗

C. 可用热水袋进行足部保暖 D. 可用36℃的热水泡脚

11. 糖尿病患者运动疗法禁忌证包括（　　）。

A. 有急性并发症如酮症酸中毒及高渗状态

B. 空腹血糖>15 mmol/L或有严重的低血糖倾向

C. 严重糖尿病性视网膜病变，严重糖尿病肾病

D. 以上都是

12. 糖尿病患者如何控制体重不包括（　　）。

A. 超重者在3~6个月体重减轻5%~10%

B. 肥胖者在3~6个月体重减轻5%~10%

C. 消瘦者应通过均衡的营养计划恢复并长期维持理想体重

D. 所有患者均应该控制在60 kg左右

二、思考题

糖尿病的饮食指导和运动指导包括哪些内容？

参考答案

1. D；2. B；3. C；4. B；5. C；6. A；7. D；8. B；9. D；10. C；11. D；12. D

（武　亮）

第八节 帕金森病的康复训练与照护

案例引入

患者，老年男性，5年前无明显诱因出现左上肢远端不自主抖动，安静状态下明显，紧张激动时加重，平静放松后减轻，睡眠后消失；伴左侧肢体活动不灵活、僵硬。症状逐渐加重，波及左下肢。3年前右侧肢体亦出现上述症状。走路慢，小碎步，起床迈步转身费力，呈弯腰驼背姿势，两侧症状不对称，逐年加重。无站立头晕、吞咽困难、饮水呛咳、大小便失禁、平衡障碍。口服美多芭可减轻上述症状，药效逐渐减退，药量逐渐增加，现口服美多芭 250 mg，一天 3 次。一天之中上述症状波动明显。发病以来便秘明显，睡眠差。请问该患者的哪部分机体可能出了问题？请你带着这个问题学习本节内容，并希望你能给患者提供健康指导。

学习目标

掌握：帕金森病的康复功能评估；康复训练和照护。

了解：帕金森病的定义、主要功能障碍。

一、概述

帕金森病（PD）是一种常见于中老年人，以中脑黑质多巴胺神经元进行性退变为主、多系统受累的缓慢进展的神经系统变性疾病。PD 主要临床表现分为运动迟缓、静止性震颤、肌肉僵硬及姿势步态障碍的运动症状，以及认知情绪障碍、睡眠障碍、二便异常、疼痛和疲劳等非运动症状。PD 的症状复杂多样，常导致多种不同程度的功能障碍，严重影响患者的日常生活活动能力，造成生活质量下降和工作能力丧失。

目前，药物治疗仍是 PD 的主要治疗方法，而康复治疗被认为可以改善 PD 患者多种功能障碍，提高生活自理能力，甚至有研究报道可延缓疾病的进展。欧美国家已发布了 PD 康复的物理治疗、作业治疗和言语—语言治疗指南。

帕金森病是继阿尔茨海默病之后的第二位常见的神经退行性疾病。我国 65 岁以上人群患病率为1.7%，并随年龄增长而升高。据推测，到2030年左右，我国帕金森病患者将达到500万人，约占世界帕金森病患者总数的50%。

二、主要功能障碍

震颤、强直、运动不能（或运动减少）与姿势和平衡障碍为帕金森病的主要临床表现。两侧肢体症状不对称是帕金森病的临床特点之一，症状常自一侧上肢开始，逐渐发展到同侧下肢、对侧上肢、对侧下肢，呈N形进展。

本病的首发症状存在个体差异，以多动为主要表现者易于早期诊断。首发症状依次为震颤（70.5%）、强直或动作缓慢（19.7%）、失灵巧和（或）写字障碍（12.6%）、步态障碍（11.5%）、肌痛痉挛和疼痛（8.2%）、精神障碍如抑郁和紧张等（4.4%）、语言障碍（3.8%）、全身乏力和肌无力（2.7%）、流口水和面具脸（各1.6%）。

三、康复评定

（一）躯体功能的评定

1. 肌力、肌张力、关节活动度、平衡、认知、心理功能的评定

肌力、肌张力、关节活动度、平衡、认知、心理功能的评定请参见本书第二章。帕金森病主要影响肌张力，但肌张力改变常导致运动能力低下，继发肌萎缩，所以本病有时也需要进行肌力评估。

2. 步行能力评定

步行能力评定包括定性分析和定量分析两种方法。定性分析由康复医师或治疗师目测观察患者行走过程，通过与正常步态的对比并结合病理步态的特点做出步态分析的定性结论。常用的量表有Hoffer步行能力分级（表3-15）、Holden步行功能分类等。定量分析通过专门的仪器获得的客观数据来对步态进行分析，包括运动学（分析患者步行时的步长、步长时间、步幅、步频、步行速度、步宽、足偏角度等参数）和动力学（分析步行时的作用力、反作用力的强度、方向和时间）分析。定性分析需要借助如卷尺、秒表、量角器等测量工具，定量分析可使用如电子角度计、肌电图、三维步态分析仪等设备。

表3-15 Hoffer步行能力分级

分级	评定标准
Ⅰ. 不能步行（nonambulator）	完全不能步行
Ⅱ. 非功能步行（nonfunctional ambulator）	借助膝—踝—足矫形器（KAFO）、手杖等能在室内行走，又称治疗性步行

续表

分级	评定标准
Ⅲ. 家庭性步行（househould ambulator）	借助踝—足矫形器（AFO）、手杖或可独立在室外和社区行走，并进行散步、去公园、去诊所、购物等活动，但时间不能太久，如需要离开社区做长时间步行仍需要坐轮椅

（二）日常生活活动能力评定

基本的日常生活活动能力评定方法参见本书第二章。除此以外还有以下方法。

1. 韦氏帕金森病评定法

韦氏帕金森病评定法使用量表（表3-16）根据患者九方面的功能情况（手动作、强直、姿势、上肢协调、步态、震颤、面容、言语、生活自理能力）进行评定。其中，每项得分均分为四级：0为正常，1为轻度，2为中度，3为重度。评定总分为每项累加分，总分为1~9分时为轻度阶段，10~18分为中度残损阶段，19~27分为严重进展阶段。

表3-16 韦氏帕金森病评定量表

序号	临床表现	生活能力	记分
1	手动作	不受影响	0
		精细动作减慢，取物、扣纽扣、书写不灵活	1
		动作中度减慢，单侧或双侧各动作中度障碍，书写明显受影响，有"小字症"	2
		动作严重减慢，不能书写，扣纽扣、取物显著困难	3
2	强直	未出现	0
		颈、肩部有强直，激发症阳性，单侧或双侧腿有静止性强直	1
		颈、肩部中度强直，不服药时有静止性强直	2
		颈、肩部严重强直，服药仍有静止性强直	3
3	姿势	正常，头部前屈<10 cm	0
		脊柱开始出现强直，头部前屈达12 cm	1
		臀部开始屈曲，头部前屈达15 cm，双侧手上抬，但低于腰部	2
		头部前屈>15 cm，单侧、双侧手上抬高于腰部，手显著屈曲，指关节伸直，膝开始屈曲	3

续表

序号	临床表现	生活能力	记分
4	上肢协调	双侧摆动自如	0
		一侧摆动幅度减少	1
		一侧不能摆动	2
		双侧不能摆动	3
5	步态	跨步正常	0
		步幅 44~75 cm，转弯慢，分几步才能完成，一侧足跟开始重踏	1
		步幅 15~30 cm，两侧足跟开始重踏	2
		步幅 <7.5 cm，出现顿挫步，靠足尖走路转弯很慢	3
6	震颤	未见	0
		震颤幅度 <2.5 cm，见于静止时的头部和肢体，行走或指鼻时有震颤	1
		震颤幅度 <10 cm，明显不固定，手仍能保持一定控制能力	2
		震颤幅度 >10 cm，经常存在，醒时即有，不能自己进食和书写	3
7	面容	表情丰富，无瞪眼	0
		表情有些刻板，口常闭，开始有焦虑、抑郁	1
		表情中度刻板，情绪动作时现，激动阈值显著增高，流涎，口唇有时分开，张开 >0.6 cm	2
		面具脸，口唇张开 >0.6 cm，有严重流涎	3
8	言语	清晰、易懂、响亮	0
		轻度嘶哑、音调平、音量可，能听懂	1
		中度嘶哑、单调、音量小、呐吃、口吃，不易听懂	2
		重度嘶哑、音量小、呐吃、口吃严重，很难听懂	3
9	生活自理能力	能完全自理	0
		能独立自理，但穿衣速度明显缓慢	1
		能部分自理，需要部分帮助	2
		完全依赖照顾，不能自己穿衣进食、洗刷、起立行走，只能卧床或坐轮椅	3

2. Yahr 分期评定法

Yahr 分期评定法是目前国际上较通用的帕金森病病情程度分级评定法，它根据功能障碍水平进行综合评定。其中 Yahr Ⅰ、Yahr Ⅱ 级为日常生活能力一期，日常生活无须帮助；Yahr Ⅲ、Yahr Ⅳ 级为日常生活能力二期，日常生活需要部分帮助；Yahr Ⅴ 级为日常生活能力三期，日常生活需要全面帮助。

Yahr 给各阶段的定义如下：

Yahr Ⅰ 级：单侧身体受影响，功能减退很小或没有减退。

Yahr Ⅱ 级：身体双侧或中线受影响，但没有平衡功能障碍。

Yahr Ⅲ 级：受损害的第一个症状是直立位反射，当转动身体时出现明显的站立不稳；或当患者两脚并立，身体被推动时不能保持平衡。功能方面，患者的活动稍受影响，有某些工作能力的损害，但患者能完全过独立生活。

Yahr Ⅳ 级：严重无活动能力，但患者仍可自己走路和站立。

Yahr Ⅴ 级：除非得到帮助，否则只能卧床或坐轮椅。

（三）参与水平的评定

参与水平的评定可采用统一帕金森评定量表（UPDRS）。UPDRS 是目前国际上普遍采用的量表，包括六个分量表：第一分量表用于判断该病患者的精神活动和情感障碍；第二分量表用于判断该病患者的日常生活能力；第三分量表用于判断该病患者的运动功能；第四分量表用于判断该病患者治疗的并发症；第五分量表用于判断该病患者病程中的基本发展程度；第六分量表用于判断该病患者在"开"时相和"关"时相的活动功能。每部分分为 0~4 级 5 个等级。0 是正常，4 是最严重。通过该量表的评定，可对患者的运动功能、日常生活能力、病程发展程度、治疗后状态、治疗副作用和并发症等方面做出客观的评定。

四、帕金森病的康复训练和照护

（一）康复目标

帕金森病的病因至今未充分阐明，无有效预防方法。本病的康复目标就是延缓病情发展，延长患者能够独立生活的时间。

1. 康复治疗的长期目标

① 预防和减少继发性损伤所致的功能障碍发生。

② 注重功能代偿策略。

③ 维持患者适宜范围的功能活动能力。

④ 帮助患者和家属调整心理状态。

2. 康复治疗的近期目标

① 促进所有关节进行可动域内的运动；

② 预防挛缩，纠正不正常姿势；

③ 预防或减轻废用性萎缩及肌肉无力；

④ 提高平衡、协调的控制能力和安全意识；

⑤ 改善步态功能，或提供补偿措施（手杖、辅具）；

⑥ 维持或增加肺活量/胸部扩张；

⑦ 改善言语能力；

⑧ 维持或改善全身/肌肉耐久力；

⑨ 维持或增加日常生活活动能力和功能独立；

⑩ 进行心理调整和生活方式的修正。

（二）帕金森病的康复训练

帕金森病的康复训练对运动和非运动症状改善乃至对延缓病程的进展都有一定的帮助，特别是帕金森病患者多存在步态障碍、姿势平衡障碍、语言和（或）吞咽障碍等症状，这些症状用药疗效甚微，但是患者可以从康复治疗，特别是从运动疗法中获益。因此，康复功能训练应用于帕金森病患者的全病程。

国外已证明有效的帕金森病康复治疗包括：物理因子疗法与运动治疗、作业治疗、言语和语言治疗以及吞咽治疗。临床上，可以根据不同的运动障碍进行相应的康复治疗或运动训练，如健走、太极拳、瑜伽、舞蹈、有氧运动、抗阻训练等。原则上应以物理治疗（运动疗法以及其他物理治疗）为主，以作业疗法为辅，针对帕金森病四大运动障碍，即强直、少动、震颤、姿势和平衡反应异常，以及由此产生的一系列继发性合并症所造成障碍进行预防。

需要注意的是，在进行运动训练时，安全是第一位。另外，需要针对不同的患者特点制订个体化和适应性康复和运动训练计划；同时需要确保长期依从性，若能每日坚持，则有助于提高患者的生活自理能力，改善运动功能，并能延长药物的有效期。

1. 松弛训练

（1）振动疗法

最早人们发现帕金森病患者坐在颠簸的车上或骑马可改善强直，得到松弛。其后证实让帕金森病患者坐在振动椅子上给予反复振动刺激对降低肌张力有良好效果。

（2）瑜伽球训练

利用瑜伽球缓慢地来回摇动可使全身肌肉松弛（图3-18）。

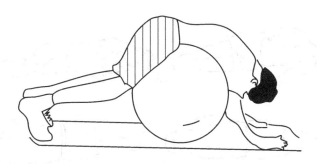

图 3-18　瑜伽球训练

瑜伽球训练的方法为：躯干俯卧于球上，放松，手脚着地支撑身体；呼气、吸气，放松身体并像布娃娃一样贴附在球面上，在这个姿势位休息。

(3) 利用本体感觉神经肌肉促进技术（PNF 技术）进行松解

该训练要有节奏地呈对角线方向进行，从被动运动、主动辅助运动到主动运动；开始在小范围内进行，逐步扩大到全运动范围。这不仅对帕金森病的强直有松弛作用，也能减少损伤。

① 头部及上肢的旋转运动，如图 3-19 所示，(a)~(c) 图从左到右，反复数次。

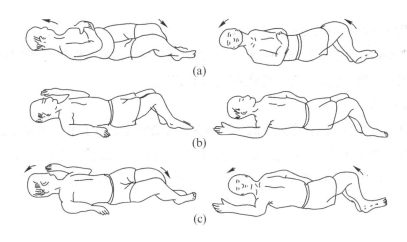

图 3-19　头部及上肢的旋转运动

② 胸部与骨盆的旋转运动，如图 3-20 所示，(a)~(b) 图从左到右，反复数次。

2. 关节运动范围训练

关节主动或被动训练是每天不可缺少的项目。活动训练的重点是牵伸缩短的、绷得紧紧的屈肌（特别是挛缩的肌肉），增加关节运动范围。在训练时必须在患者被牵拉肌肉的最大范围内进行，但要避免过度牵拉引起疼痛。

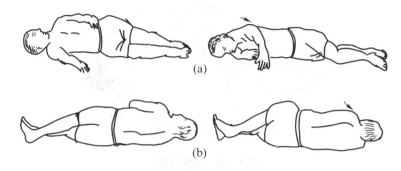

图 3-20 胸部与骨盆的旋转运动

（1）俯卧位训练

若患者长久地坐或不动，站立时伸髋将牵拉发紧的屈髋肌而导致疼痛，可以俯卧练习伸髋，同时还可以往复快速伸屈两膝，协助患者克服迈步时两足往复运动的困难。还可以让患者俯卧在垫上，两肘支撑，俯卧伸展，或提高胸部伸展。

（2）站立位训练

不能耐受俯卧训练的，可采用站立位，上肢平举推墙壁或墙角，也可以促进躯干的伸展。

（3）PNF 技术中的收缩—放松技术

治疗者要避免过度牵拉导致的疼痛，因为过度牵拉可诱发疼痛和反射性肌收缩，进而撕伤组织、形成瘢痕，最终可造成关节活动范围缩小。

3. 移动训练

帕金森病患者的训练程序强调的是姿势训练和旋转运动，有节奏地相互交替运动，进行充分范围的关节运动。开始在有支持的位置进行，直到能够在直立、无须支持的位置进行。也可使用听、触刺激，增强感觉，有助于患者的运动意识的恢复，如语言指令、音乐、节拍、镜子和地上记号均是有效工具。

4. 平衡训练

（1）重心转移训练

帕金森病患者由于重心转移困难而难以坐直，可以在垫上以坐位训练患者的重心转移和平衡能力，即让患者进行将重心由一侧臀转移向另一侧臀，以及使重心前后转移的练习。

（2）在垫上用臀"行走"

在发病早期可以训练患者在垫上用臀向前或向后"行走"。向前"行走"时左臀先向前移，右臀再向前移；向后"行走"时则右臀先向后移，左臀再向后移。

(3) 平衡促进训练

平衡促进训练需要治疗者配合,包括坐位平衡和站立平衡训练,可在瑜伽球的帮助下进行。

① 坐位平衡训练(图3-21):中立坐位,收紧腹部肌肉,身体后仰,脊柱保持伸直中立位,单手伸向头顶上方,踮起脚尖。交换手臂,眼睛注视上举手臂的同时,对侧手放下到对侧膝。

② 站立平衡训练(图3-22):中立位站立,一侧脚尖放于球上,以脚尖滚动瑜伽球书写字母,收缩躯干肌群和支撑腿肌群保持身体稳定。通过将字母书写得更大来增加难度。

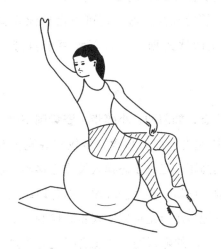

图3-21 坐位平衡训练

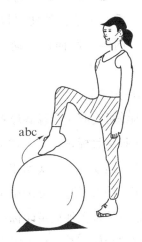

图3-22 站立平衡训练

(4) 协调性训练

① 手足的往复或交互运动:训练时治疗师与患者相对而坐,让患者模仿治疗师做手足交互运动。如果不能完成,可以先做双上肢和双下肢的交互活动,然后再上、下肢同时活动。

② 同时伸腿和击掌:患者坐位,模仿治疗师的动作,伸一侧下肢时,双上肢在另一侧的头外侧击掌,然后换另一侧。

③ 上、下肢的反向运动:双上肢向左运动,同时双下肢向右运动,两侧交替进行。

④ 上肢翻转交叉再复原:训练患者进行旋前和旋后的动作,这对患者梳洗、用餐等日常生活动作十分重要。

5. 步态训练

为了克服"慌张步态",可根据患者情况,做针对性的训练或进行综合性步态训练。

(1) 使步行时足易于离地

让患者手持体操棒，双上肢先向一侧摆动，躯干旋转，重心由一足移至身体朝向侧的足，另一足自然抬离地面，然后向相反方向运动，如此反复进行。

(2) 上肢摆动和躯干旋转训练

如果患者步行时上肢不能与下肢协调地摆动，可训练患者一侧肩和上肢向前摆，另一侧向后摆，如此反复进行。动作的幅度可以逐渐加大，但不要失去平衡。

(3) 重心移动

让患者立正站好，在训练足前放一张纸片；患者训练足迈过纸片，同时两上肢向前推，另一足离地，这时重心前移；然后向后靠，用后足负重，双手向后拉，训练足离地，重心后移。如此缓慢、反复地前后来往练习。还可以做仰泳式运动，一侧足离地，同侧上肢向前、向上、向后做仰泳式划动，直至复原于身旁，再做另一侧。

(4) 步态训练

步态训练可克服帕金森病患者的异常步态，如前冲、小碎步、姿势调整差、肌姿势反射差等。训练目标是针对上述缺点，加快速度、加大步幅、步伐基底宽度及起动速度；增加躯干运动与上肢摆动相互交替，提高跟—足趾步态模式及重心移动；指定调节行走的程序；练习高跨步可采用站立位向前、向后跨步运动练习。综合地纠正患者不良步态，可以在地板上加设足印标记等，按标记指示行走可以实现步态控制，如行走路线标记、转移路线标记等；也可以设 5~7.5 cm 高的障碍物，让患者行走时跨过，这样可以控制步幅及宽度，避免小碎步。同时让患者两手执木棍或手杖的一端，照护人员执另一端，这样行走时照护人员可以指引患者两上肢的摆动。在行进中可以指令患者停止、转弯等，步态的节奏可以用口令、音乐旋律和节拍来控制。

6. 康复体操

(1) 面肌体操

可让患者对着镜子做以下动作：

① 微笑露齿，然后将口收成吹口哨状；

② 反复将鼻子及上唇周围的肌肉皱起、放松；

③ 交替瞬眼运动，紧闭双目，睁大双目，再抬起眉毛；

④ 张口呈O形，口角交替向左右移动，做伸舌运动；

⑤ 交替鼓腮、凹腮运动。

(2) 头、颈部体操

可以利用与颈椎病相似的体操进行练习，参见本章第四节。

(3) 肩部体操

双肩前后反向旋转，左右交替各 4 次。

(4) 躯干体操

兼顾胸背、腰背进行伸展、屈曲、左右旋转，每组各重复 4 次。

(5) 上肢体操

双侧上肢相对，双手交叉相握，分别进行前屈、翻掌，上举、翻掌，以及左右侧摆，每组各重复 4 次。

(6) 手指体操

① 交替握拳，松拳，双上肢上举，一手握拳，另一手松拳，交替进行，各 10 次。

② 对指体操：双手拇指点对示指、中指、无名指、小指，然后相反进行，反复各 10 次。

(7) 下肢体操

双侧下肢交替悬荡，一侧下肢直立支撑，另一侧下肢悬空前后摆动，同步做髋膝踝联动悬空跨步动作，反复 2~4 次，双侧交替。

(8) 步伐体操

① 原地踏步操：直立位，左右双膝抬高交替，尽可能抬高膝至腹部，同时摆动双臂左右交替，各做 10 次。

② 原地跨步体操：在地上放 10~15 cm 高的障碍物，左右交替跨越障碍各 10 次。

③ 行进体操：根据口令向前、向左、向右行进。

(9) 床上体操

① 翻身体操：头转向左侧，右侧小腿放在左侧小腿上，双臂上举，摆动双臂左右几次后，顺势向左侧用力摆动，带动躯干转动，再复至仰卧位；按上述方法向右侧翻身。每侧各做 5 次。

② 仰卧起坐：仰卧，双臂放在体侧，头、上身抬起，可借助双手推床帮助坐起，各做 4 次。

③ 爬行体操：双膝、双手跪位，双肘屈曲，双臂向前爬行，再向后爬，复至原位，来回 10 次。

(10) 呼吸操

参见本章第六节呼吸训练部分，尽可能采用腹式呼吸，缩唇缓慢呼气，以增大肺活量，强化呼吸肌肌力。

7. 物理治疗

(1) 高压静电疗法

利用高电位高压静电场作用于人体，进行预防和治疗疾病的方法称为静电疗法。静电场可促使人体全身放松,消除人体紧张状态。

(2) 脊髓通电疗法

可采用直流电脊髓通电疗法。颈部放置正极,腰骶部放置负极,称为脊髓通电的下行电疗法,可降低肌张力。

(3) 红外线疗法

红外线作用于人体主要起改善局部血液循环、降低肌张力、缓解肌痉挛等作用,可用于肌紧张、关节挛缩病例的手法放松前的辅助治疗。

(4) 冷疗

冰块可促进舌、面、舌骨肌肉的正常运动。

(5) 音乐治疗

音乐治疗对许多帕金森病患者是一种非常有效的方法。"冻结足"、局部运动困难、语言不流畅等帕金森病患者都对音乐有反应。音乐的类型及节奏因人而异。人们普遍认为音乐治疗对患者有很大帮助。在治疗中,可让患者跟着音乐一起唱,一起打拍子。

(6) 水疗

温泉水浴有镇静之功效,亦可配合应用。

(7) 日光浴、空气浴、森林浴等

日光浴、空气浴、森林浴等有增强补养的功效。

(8) 色彩疗法

选用冷色系、粉红色,可以安神。

8. 日常生活功能训练

帕金森病患者的日常生活动作要比正常人花费更多的时间,能量消耗也较大,因此需要对日常生活活动加以调整,如穿宽松易脱的衣服,把床头提高 10 cm,使头位置提高,或在床尾结一个绳子便于患者牵拉起床。要避免坐软的沙发及深凹下去的椅子,应坐两侧有扶手的有支撑力的沙发或提高椅子靠背,使之有一定倾斜度,便于起立。有些患者可用手杖来限制前冲步态及保持平衡,但对平衡很差的或有后冲步态的患者不适用。为提高进食能力,患者的坐姿一定要正确,器皿要牢固,食物要保持温度适宜及可口。

9. 心理治疗

震颤与心理的关系十分密切,保持环境安静、思想放松、情绪安定,对于本病康复至关重要。在心理治疗中配合选用文娱疗法和音乐疗法时,项目以轻快、幽雅为宜,要避免激动、紧张、忧伤、恐惧以及过分的音乐刺激。

> **提示**
>
> 在制定运动治疗方案时,应注意:① 抑制不正常的运动模式,学会正常的运动模式;② 充分利用视、听反馈来帮助运动;③ 动员患者积极主动地参与治疗;④ 避免劳累;⑤ 避免抗阻运动。

(三) 帕金森病的康复照护

帕金森病的康复照护强调预防照护、整体照护、功能照护和自助照护。

本病是中老年人常见的神经系统变性疾病,尚无有效预防办法。早期诊断治疗,加强对患者的护理,可有效提高患者的生活质量。从饮食保健入手,直至日常生活活动能力训练的引导,照护者承担着宣教、监督指导功能训练等重要角色。

1. 老年人帕金森病饮食配伍

① 食物多样、细软,满足身体对各种营养的需要,便于咀嚼和吞咽。

② 多吃谷类和蔬菜瓜果。

③ 保证优质蛋白(奶类和豆类)摄入。因牛奶中蛋白质成分可能对左旋多巴药物疗效有一定的影响,宜将牛奶安排在晚上睡前饮用。

④ 每天喝6~8杯水及饮品。

⑤ 注意进餐和服药间隔。通常服用左旋多巴药物半小时后才进餐,以便更好地吸收药物。但若服药后出现明显的恶心症状,可在服药的同时吃一些低蛋白质的食物,如饼干、水果、姜汁或果汁等。少数患者服药后会加重不自主运动症状,可以改在进餐时服药,通过延缓药物吸收来减轻症状。

2. 健康宣教

① 限量吃肉类。由于食物蛋白质中一些氨基酸成分会影响左旋多巴药物进入脑部发挥作用,所以需要限制蛋白质的摄入。每天摄入大约50 g肉类,可选择精瘦的禽肉、畜肉或鱼肉,尽量不吃肥肉、荤油和动物内脏。饮食中过高的脂肪也会延迟左旋多巴药物的吸收,影响疗效。

② 每日进行适度运动。

③ 保持良好的心态。及时评估患者的心理状态,予以积极引导,调节患者的负面情绪。

3. 照护

对帕金森病患者除专业性药物治疗以外,科学的护理对维持患者的生活质量也十分重要。科学的护理往往能对有效控制病情和改善症状起到一定的辅助治疗作用,同时更能够有效地防止误吸或跌倒等意外事件的发生。应针对运动症状和非运动症状进行综合照护，包括用药管理等。与家属配合，督促患者主动进行康复训练，以维持患者良好的运动功能。给予 ADL 自理指导，配合康复治疗，鼓励患者完成力所能及的各项生活自理动作，提高患者的自理能力。

4. 其他

人工智能及移动技术已经应用于帕金森病管理的诸多方面，如远程医疗，使得就诊更方便，增加医患间的互动频率，有助于医生全面评估病情从而指导治疗。利用一些可穿戴的智能设备，一方面能够对症状进行客观评估与监测，有助于病情的准确评估和个体化方案的制定；另一方面可作为辅助治疗手段改善患者的生活质量，如防抖勺辅助进食，视/听觉提示改善冻结步态等。

五、常见并发症的处理

（一）跌倒

由于本病影响平衡功能，所以本病患者易于发生跌倒，故除应加强动态平衡功能的训练外，还应注意消除其他影响因素。例如，老人起夜时通道不要放置零散物品以防磕绊等；晚间减少饮水，以减少起夜次数。一旦发生跌倒，应注意安抚，避免患者由此而产生心理障碍。同时针对跌倒后有否外伤、骨折等情况，进行对症处理。

（二）肺炎

本病晚期因呼吸功能减退，肺活量下降，免疫力低下，常并发各类呼吸道感染等症，故针对重症患者，应兼顾呼吸功能训练进行预防。一旦已经发生肺炎等症，则应对症处理。

（三）骨折

一旦已经发生骨折症，应对症处理，参见本章第三节相关内容。

案例分析要点

根据患者症状体征，诊断帕金森病明确，治疗应兼顾用药、功能训练（包括松弛训练、平衡训练、步态训练等），以及生活指导等，以避免并发症（防跌倒），提高生存质量。

练习题

一、单项选择题

1. 帕金森病的主要病理改变在（　　）。

A. 小脑及脑干　　　　　　　　　　　B. 黑质纹状体

C. 大脑皮层　　　　　　　　　　D. 周围神经

2. 帕金森病的主要临床表现不包括（　　）。

A. 强直　　　　　　　　　　　　B. 震颤

C. 运动增多　　　　　　　　　　D. 姿势和平衡障碍

3. 帕金森病最常见的首发症状是（　　）。

A. 强直　　　　　　　　　　　　B. 震颤

C. 书写障碍　　　　　　　　　　D. 慌张步态

4. 帕金森病主要影响患者的（　　）。

A. 肌力　　　　　　　　　　　　B. 肌张力

C. 关节活动度　　　　　　　　　D. 平衡功能

5. Hoffer步行能力分级中能借助踝—足矫形器、手杖或可独立在室外和社区行走，但时间不能太久，这是（　　）级。

A. Ⅰ　　　　B. Ⅱ　　　　C. Ⅲ　　　　D. Ⅳ

6. 根据韦氏帕金森病评定法，中度残损的分值为（　　）。

A. 6~14分　　B. 8~16分　　C. 10~18分　　D. 12~20分

7. 根据Yahr分期评定法，身体双侧或中线受影响，但没有平衡功能障碍的是（　　）级。

A. Ⅰ　　　　B. Ⅱ　　　　C. Ⅲ　　　　D. Ⅳ

8. 帕金森病康复治疗的近期目标是（　　）。

A. 预防和减少继发性损害

B. 注重功能代偿

C. 促进所有关节进行可动域内活动

D. 帮助家属和患者调整心态

9. 帕金森病的康复治疗以（　　）为主。

A. 物理治疗　　　　　　　　　　B. 作业治疗

C. 言语治疗　　　　　　　　　　D. 心理治疗

10. 下列物理治疗中，不适用于帕金森病患者的是（　　）。

A. 高压静电疗法　　　　　　　　B. 脊髓通电疗法

C. 水疗　　　　　　　　　　　　D. 超声波

11. 帕金森病的康复照护不包括（　　）。

A. 预防照护　　　　　　　　　　B. 整体照护

C. 个体照护　　　　　　　　　　D. 自主照护

12. 帕金森病患者饮食配伍正确的是（　　）。

A. 食物多样、细软　　　　　　B. 多食肉类

C. 每日饮水 4~6 杯　　　　　　D. 减少糖分摄入

二、思考题

帕金森病患者的康复照护要点有哪些？

参考答案

1. B；2. C；3. B；4. B；5. C；6. C；7. B；8. C；9. A；10. D；11. C；12. A

（王　颖）

第九节　阿尔茨海默病的康复训练与照护

案例引入

某日，你和一名照护对象的家属见面，照护对象的家属向你介绍照护对象的情况：照护对象叫老李，今年 73 岁，男性，最近两年记性越来越差，连自己家住哪里都记不住了，仅仅能够认识家里的孩子和老伴，脾气也不如以前好了，经常生气骂人。老李的老伴虽然腿脚不大利落，但生活能够自理，所以不需要照护。而家里人因为工作没法照顾老李，所以想请你来对老李进行照护。你作为照护人员，应该如何照护老李呢？请你带着这个问题学习本节内容，并希望你能在学习后给老李提供有效的照护。

学习目标

掌握：阿尔茨海默病的康复训练和照护措施。

了解：阿尔茨海默病的主要功能障碍。

一、概述

阿尔茨海默病即老年性痴呆，也称老年痴呆症，是老年人中最常见的中枢神经退行性疾病。阿尔茨海默病的主要特点是起病隐匿，逐渐加重，主要损害记忆和执行能力等认知功能与人格和行为等心理功能，其病因至今不明。

阿尔茨海默病是一种发病率极高的疾病，全球范围内平均每 4 秒新发 1 例，其大部分患者集中于发展中国家，约占总患病人数的 62%。阿尔茨海默病随着时间的推移而

逐渐加重,患者对照护人员的依赖也从早期的轻度依赖直到晚期的完全依赖,患者最终将因肺部感染等并发症而死亡。

二、主要功能障碍

(一) 初期功能障碍

1. 认知障碍

记忆障碍主要是近期记忆功能障碍;定向障碍表现为无法对地理位置定向;逻辑思维能力障碍表现为无法有效地分析、思考、判断事件,计算能力显著下降;视空间认知能力障碍表现为无法解析复杂的空间结构、物体或图形。

2. 心理障碍

情感淡漠,多疑,易激惹,情绪不稳定。

3. 日常生活活动能力与社会参与能力障碍

无法独立进行购物等社会活动,基本日常生活动作完成质量或完成速度下降,但仍可独立完成。

4. 言语障碍

言语障碍表现为命名障碍,即无法说出某些事物的名字;词汇量减少。

(二) 中期功能障碍

1. 认知障碍

记忆障碍进一步加重,近期和远期记忆功能均出现严重障碍;定向障碍进一步加重;逻辑思维能力障碍进一步加重,无法进行计算;视空间认知能力障碍,无法解析简单的空间结构、物体或图形。出现失认症(无法通过某些特定方法识别自己熟悉的事物)和失用症(神志清楚且肢体功能无异常的情况下无法完成原先已经掌握的动作)。

2. 心理障碍

情绪障碍进一步加重,焦躁不安、经常走动,可有妄想和幻觉等。

3. 日常生活活动能力与社会参与能力障碍

无法独立进行室外活动,以及穿衣、洗漱、个人卫生等基本日常生活动作等。

4. 言语、吞咽障碍

可出现失语症,饮水呛咳、进食速度减慢、口腔残留食物。

(三) 晚期功能障碍

1. 认知障碍

记忆障碍进一步加重,仅存片段记忆;定向/逻辑思维/视空间认知能力等丧失。

2. 心理障碍

几乎无交流。

3. 日常生活活动能力与社会参与能力障碍

大小便失禁，完全依赖他人照护。

4. 言语、吞咽障碍

失语症，吞咽困难，严重者需要留置胃管或行胃造瘘。

5. 肢体功能障碍

肢体僵直，出现原始反射。

三、康复评定

阿尔茨海默病以认知功能障碍为主要表现，患者的日常生活活动能力和社会参与能力也会发生变化，需要着重评定，以便拟订或修订最适宜患者当前阶段的治疗目标和治疗方案，评估疗效，拟订下一步对策。

（一）认知功能评定

认知功能评定多采用简明精神状态检查（MMSE）或阿尔茨海默病评估量表（ADAS）。

（二）日常生活活动能力评定

日常生活活动能力评定多采用 Barthel 指数和功能独立性评定（FIM）。

（三）心理功能评定

心理功能评定多采用阿尔茨海默病评估量表（ADAS）。该量表由认知行为量表与非认知行为量表两部分组成，可以根据需要分开使用。

（四）社会参与评定

社会参与评定多采用生活质量（QOL）评定量表，如 SF－36 健康调查量表和 WHOQOL－100 量表等。

四、阿尔茨海默病的康复训练和照护

（一）康复目标

① 通过以认知功能训练和药物治疗为主的综合措施，最大限度地维持或改善认知功能、日常生活活动能力和社会参与能力。

② 预防及减少继发性伤害。

③ 对患者和家属进行疾病知识教育，帮助患者回归家庭和社会。

(二) 康复医疗原则

1. 认知训练的禁忌证

全身状态不佳，病情不稳定，意识障碍或拒绝配合训练者等为该病认知训练的主要禁忌证。

2. 运动疗法的禁忌证

关节不稳，新发骨折或骨折未愈合，急性炎症或感染（红肿），关节活动或肌肉延展时有剧痛、血肿，骨关节肿瘤，全身状态不佳，病情不稳定者等为该病运动疗法的主要禁忌证。

3. 作业疗法的禁忌证

病情不稳定，平衡功能无法达到要求，严重认知障碍或严重情绪障碍不能合作者等为该病作业疗法的主要禁忌证。

4. 早发现、早治疗、循序渐进、综合治疗

阿尔茨海默病的康复医疗遵循早发现、早治疗、循序渐进、综合治疗的原则。该病的病情会随着时间的推移而逐渐加重，因此，延缓病情的发展是十分重要的。

首先，一旦确诊阿尔茨海默病，便立刻进行有针对性的综合治疗。治疗围绕认知功能障碍展开，包括药物治疗和多种物理治疗的联合使用，还应同时关注患者的日常生活活动能力和社会活动能力的恢复，通过积极治疗延缓病情的进一步恶化。其次，康复训练应该循序渐进地展开，根据患者功能障碍的程度，从易到难地展开练习。最后，康复训练要注意把握训练量，只有达到足够的量才能获得最佳效果。在不引起患者过度疲劳或放弃训练的前提下，通过超强度的反复练习，使大脑网络得到激活，重塑大脑功能。

5. 强调患者主动参与

阿尔茨海默病的康复医疗过程强调患者的主动参与。训练项目要贴近实际生活需要与社会活动需要；认知训练场所应根据患者的训练水平尽可能选择丰富的环境；充分尊重患者，使患者能够客观认识自己的疾病。

6. 持之以恒，贯穿始终

康复医疗需要持之以恒，贯穿于疾病的整个发展过程。早期干预，延缓或逆转疾病的发展；中期干预，延缓疾病发展时间；晚期干预，尽可能延长生存时间。

(三) 阿尔茨海默病的康复治疗与照护

1. 阿尔茨海默病的认知训练

因阿尔茨海默病同时涉及记忆、定向、注意力、逻辑思维能力障碍，以及失用症和失认症等多种认知障碍，所以需要综合运用多种认知训练方法/手段，以达到最佳效果。在认知训练的全过程中，应注意进行无错误性学习，以求消除不正确的反应，同时还应在患者可接受范围内，尽可能地丰富患者所处环境，促进大脑功能重塑。

(1) 记忆障碍的康复训练

记忆障碍的康复训练可通过联想法、背诵法、提示法和图像法等多种方法进行，康复训练时可综合运用。

① 联想法：患者将要记忆的信息和某些熟悉的事物进行联系，而达到帮助记忆的效果。在使用该方法时，应让患者尽可能多地形容需要记忆信息和关联事物的特点。例如，某患者熟悉橡皮，而无法记住铅笔，在患者练习记忆"铅笔"时，可利用"橡皮"作为联想，铅笔用来写字，橡皮用来擦除铅笔字；某患者无法记住爱吃的水果是西瓜，则应引导其通过联想西瓜的特征，如"绿色和黑色相间的皮，切开才能吃，果肉是红色的，有黑色的籽需要吐出来"，让患者尽可能多地形容西瓜的特征，通过这些特征记忆西瓜。

② 背诵法：通过反复出声或默记需要记忆的信息来强化记忆的方法。学习知识时通过反复背书来记忆就是利用了这种方法。该方法使用简单，可用来训练患者记忆某些基本而又不易联想的信息，如患者自己的家庭住址和家人的联系方式等。

③ 提示法：通过视觉或言语方面的提示来帮助患者记忆。该方法经常利用首字提示来达到目的。例如，训练患者记忆早餐内容时，告诉患者"我今天早晨吃的馒头，还喝了一碗粥"，当患者重复"我今天早晨吃的……"忘记"馒头"时，可提示患者"馒头"的第一个字"馒"，以此帮助患者记忆"馒头"。

④ 图像法：将需要记忆的信息转换成图像来辅助记忆。这种方法适用广泛，如帮助患者记忆家庭成员时，可以在家庭成员聚齐时，让患者像照相机一样把当时的场景刻画于自己的脑海中；当需要练习时，可以让患者根据当时记忆的图像来描述家庭成员，当出现缺失的时候，可以帮助患者补全，而后让患者建立新的、正确的记忆图像来替代之前脑海中存在的缺失图像。

此外，记忆训练还有关键词法、故事法和计算机辅助法等。计算机辅助法是当今全球认知训练的主流方法。该方法利用计算机交互设备进行，较传统人工方法具有标准、准确、客观和趣味性强的特点，摆脱了传统人工方法费时费力、效果欠佳的不利因素。但是，由于设备和场地的限制，该方法在康复机构中使用较多。

记忆训练需要练习不同时效的记忆，因此需要等待足够的时间进行提问。当需要训练瞬时记忆时，应该立刻让患者进行记忆复述；当需要训练短时记忆时，记忆时间不应长于 1 min，然后进行提问；当需要训练长时记忆时，记忆时间应大于 1 min。不同记忆类型训练的选择，应根据患者状况决定，从瞬时记忆开始练，逐渐加大难度到长时记忆。

在记忆训练的难度控制上,如果成功率过低,就应降低记忆目标的难度。例如,记忆今天的日期时,患者无法做到记住年月日和星期几,则可以逐步降低难度,从日开始,直到尝试记忆今天的年份。如果成功率达到90%~100%,则应提高难度。例如,随机抽取10个患者常用的词语,让患者进行记忆,多次能够成功记住全部10个词语,则提示难度应该增加,此时可以增加字数或提高词语难度以提高记忆难度。

（2）注意障碍的康复训练

应选取患者熟悉的、感兴趣的作业活动来进行,最好选择实践性强的活动,如家务劳动、下棋、玩纸牌和猜谜等。必要时可以给患者提供尽可能少的帮助,鼓励患者独立完成作业活动。

（3）定向障碍的康复训练

要特别重视定向训练与患者本人实际生活的关联。定向训练应首先提问患者家庭住址和家庭成员的信息。带患者参观不同地方,让患者辨别所在,特别是住所的位置定向。家庭成员的识别定向可请患者家庭成员帮助,与患者交谈一些双方较为重要的事情或关系,此时可以引导患者利用家庭成员的相貌特征及声音等确定家庭成员与自己的血缘关系或社会关系等。训练时注意避免一次性信息量过大,造成患者无法耐受治疗。

（4）逻辑思维障碍的康复训练

最简单的逻辑思维障碍的康复训练是算数练习,该方法有效,但却十分枯燥乏味,容易引起患者反感。因此,较多采用作业活动来达到目的。陪同患者制订计划,如散步计划、利用超市商场海报进行模拟购物练习等；提出诸如"隔壁邻居家里进小偷了怎么办"等问题,让患者来提出解决办法。

（5）失认症的康复训练

失认症是一大类失认现象的总称。对于阿尔茨海默病患者而言,其失认主要包括：左右失认、形状失认和空间失认、面容失认等。

① 左右失认的康复训练：主要集中于左右识别能力的重新建立,开始时应避免直接使用"左""右"或包含"左""右"意思的词语,以免给患者带来不必要的困惑。正确的做法是：开始训练时,在患者的左右两边各摆放不同的物体供患者指认,应以"这边"或"那边"等不包含"左""右"含义的词语表示,待患者完成动作,再提示或告知患者所指物体所在方向为"左"或"右"。训练时应不时变换两侧所摆放的物体,以免患者熟悉后依靠记忆记住左右。此后,可随着患者情况的好转逐渐过渡到一个复杂形状物体的左右辨别。

② 形状失认和空间失认的康复训练：开始时应选一些简单的、日常生活中常见的

图形或物体，这些图形或物体差距应该较大，让患者仔细观察该图形或物体，同时对物体进行触摸，以触觉和重量觉等进行代偿，识别物体的特点并按特定排列摆放，不断纠正视觉观察的结果，同时强化正常感觉。随着患者功能的好转，逐渐增大图形或增加物体的复杂程度，减少使用触觉和重量觉等其他感觉的代偿，引入作业活动。

③ 面容失认的康复训练：开始时，应请家人或亲属等熟悉的人来帮忙，也可使用人物照片，照护人员也可用自己的面孔来让患者进行面容识别练习。识别时应让患者尽可能详细地描述被识别者的面容特征，而后利用面容特征让患者从几个目标中选择出刚才识别的一个。随着患者状况的好转，逐渐增加干扰目标的数量或增加干扰目标间的区别。

面容失认和记忆障碍引起的无法识别面容存在区别。面容失认的患者可以因无法记忆而无法识别面容，也可以因为大脑解析等其他原因而无法识别面容；而记忆障碍引起的无法识别面容的矛盾在于记忆障碍。在实践中，这二者经常同时发生，它们的康复训练方法也存在一定的共同之处。

（6）失用症的康复训练

失用症是一大类失用现象的总称，阿尔茨海默病患者的失用主要包括结构性失用和运动意念性失用等。进行康复训练时，一般选取作业活动，照护人员应首先讲解活动的过程，分解动作，并以动作的难易度为顺序，遵循从易到难的顺序，用尽量简单、缓慢的口令指导患者完成动作。

① 结构性失用的康复训练：常使用简单的积木、拼图或临摹图形。拼图练习可以先让患者详细描述拼图，再尝试拼全。拼图开始时可以先让拼图的某一部分缺失，而后逐渐增多缺失部分；图形亦可从简单到复杂。使用积木时，可以由照护人员先行搭出图形，再由患者模仿，其难度的增加与使用拼图练习相同。临摹图形宜从简单线条开始，避免开始阶段过度复杂。

② 运动意念性失用的康复训练：建议选取贴近生活实际，且患者存在障碍的作业性活动，如刷牙、洗脸和穿衣等。训练开始前，照护人员应向患者详细解释训练活动的目的、方法和动作要点。使用尽可能简单的指令指导患者模仿照护人员所做的动作，模仿内容应包括身体的整体姿势和肢体的局部运动。必要时，可以将一个动作拆分成若干步骤，逐一指导患者进行练习。练习时，照护人员应不断使用语言或动作进行提示。当重复练习时，切忌步骤方法出现不同，造成患者理解困难。

阿尔茨海默病的认知康复训练是一项复杂、系统的工作，患者往往同时存在多个功能障碍，在面对这样的患者时，应优先解决主要功能障碍或最易解决的功能障碍。对阿尔茨海默病患者的认知训练应追求实用性，贴合实际生活，满足患者生活所需，切实提高患者的生活质量。认知训练是其他康复训练的基石,很难想象如何对一个无法理解、无法记忆和无法表达的患者进行有效的康复训练。因此,假如患者缺乏一个良好的认知基础,其他任何康复训练的效果都将大打折扣。认知训练的最大困难来自患者及其家庭成员无法持久配合,见效慢,因而需要对患者及其家庭成员进行不断教育,使其理解认知康复的基本过程,从而让患者及其家庭成员主动配合,坚持训练。

2. 阿尔茨海默病日常生活活动能力和社会活动能力的康复训练

日常生活活动能力康复训练是基础的生活训练,而社会活动能力康复训练是建立在良好的日常生活活动能力基础之上的。日常生活活动能力的训练与认知训练具有一定的相同点,而且日常生活活动能力是认知能力与肢体控制共同作用的体现。因此,日常生活活动能力训练项目的选择需要具备实用性。要选择患者存在障碍的日常生活动作进行训练,同时也要考虑认知能力限制,确保患者在认知能力受限的条件下依然可以经过反复练习而完成项目,在强化日常生活活动能力的同时强化认知功能。在选择训练项目时,还应注意康复训练的通用原则,即循序渐进,以充分的耐心进行日常生活活动能力训练。

社会活动能力的康复训练通过社会活动来进行,根据患者不同的认知功能水平和障碍,选择最适合的社会活动。例如,一个存在计算障碍的患者,可以在照护人员的看护下进行购物活动。购物活动在开始时尽量选择人员较少的场所,进行简单的价格计算或挑选较少的物品,避免外界干扰和问题难度过大。社交功能障碍的患者可以先选择同家人、亲戚或朋友进行交流,从交谈一些简单的患者熟悉的话题开始,减轻患者的压力。

3. 心理康复治疗

心理康复治疗选择的场地应该是安全、安静、无外界干扰的、舒适的环境,尽量减少不熟悉人员的接触,以减少外界干扰和过度刺激。在治疗方面,主要采用行为治疗方法。首先确定患者需要治疗的行为,而后对该行为进行分析,如果有多个需要治疗的行为,则还需要安排治疗顺序,最后执行治疗并且根据疗效调整治疗方案。治疗时应注意对正确反应的激励和对负面反应的惩罚,激励可以是言语、患者喜欢的东西和食物等,惩罚可以用患者不喜爱的但又安全的东西来进行,如对不吃辣的患者使用辣椒等,最终帮助患者纠正行为活动。在给予反馈时,应注意患者的感觉,避免过度惩罚造成患者恐惧治疗等。心理治疗应尽可能在专业人员的指导下练习。

4. 言语功能康复

言语功能的康复训练主要针对失语症和吞咽障碍。失语症应根据不同的失语类型进行不同的训练。吞咽障碍应首先明确是因患者无法正确识别食物还是因吞咽器官运动障碍引起的。如是因无法正确识别食物引起的，则应进行认知功能训练；如是因吞咽器官运动障碍引起的，则应进行吞咽功能训练。

5. 运动治疗

肢体运动训练是十分重要的康复手段。阿尔茨海默病不仅仅是认知功能的减退，还兼具躯体运动功能的退化，尤其是中晚期的患者，其躯体运动功能退化显著。

① 肌肉力量训练：达到增强肌力的目标，使患者的各种活动不因此受限。

② 肌肉和全身耐力训练：增强肌肉及全身耐力以及心肺系统功能，避免患者因耐力下降而出现并发症和动作重复次数受限等。同时进行呼吸训练，避免呼吸系统感染。

③ 平衡训练：强化患者平衡能力，避免摔倒等危险的发生。

④ 步态训练：对于提高患者的日常生活活动能力和社会活动能力具有积极意义。

⑤ 协调性训练：阿尔茨海默病患者存在震颤等现象，手部最为显著，通过该训练可提高手功能。

6. 体位转换

晚期患者由于卧床，需要帮助患者进行体位转换，一般每 60～120 min 翻身一次，避免压疮和肺感染。

7. 饮食管理

中晚期患者存在不同程度的吞咽障碍，如不能安全足量地进水和进食，则需要进行鼻饲补充营养。

8. 排泄管理

必要时给予患者导尿，根据需要使用促大便排泄药或止泻药，必要时进行灌肠。

9. 教育

对家属进行阿尔茨海默病的护理和康复知识的宣教和指导，尤其要使家属明白阿尔茨海默病的特点，避免家属与患者或照护人员因误解产生矛盾。

在阿尔茨海默病的康复训练过程中，需要照护人员与患者及患者家属的充分沟通与协作。在整个康复过程中应该充分尊重患者，理解患者所患疾病，不随便讨论患者的病情，不透露患者病情给无关的人员，保护患者隐私。照护人员可以尝试考虑患者的各种功能水平，从患者的角度出发，体验患者的感觉，以此来更好地服务患者。

提示

认知训练和日常生活活动能力训练将贯穿阿尔茨海默病康复训练的整个过程，这也是康复训练的重点。

案例分析要点

根据患者的情况，可以初步判定该患者患有阿尔茨海默病，病情处于早期阶段，如记忆障碍（记性越来越差；自己家住址记不住，仅认得老伴和子女），心理障碍（经常骂人）。这些症状都是早期症状。若照护人员遇到这类患者，需要建议家属将患者送入医院进行疾病诊断，明确病情。照护人员要在医生的指导下帮助阿尔茨海默病患者按时进行各种功能训练，如认知功能训练、日常生活活动能力训练、社会活动能力训练、平衡训练和耐力训练等，同时还应该帮助患者按时服用药物。照护人员要注意不要包办患者的一切工作，要逐步减少对患者日常生活的辅助，循序渐进，必要时帮助患者使用记事本等辅助工具。在居家时候，照护人员应注意帮助患者持之以恒进行康复训练。

练习题

一、单项选择题

1. 阿尔茨海默病的认知训练不包括（　　）。

   A. 记忆障碍训练　　　　　　　　B. 注意障碍训练

   C. 定向障碍训练　　　　　　　　D. 心理减压治疗

2. 阿尔茨海默病早期患者应及时（　　）。

   A. 前往医院接受医生指导　　　　B. 在家卧床休息

   C. 避免外出见人　　　　　　　　D. 独立出远门

3. 对于阿尔茨海默病患者，照护人员应做到（　　）。

   A. 所有事情都让患者独立完成　　B. 鼓励患者在家闭门不出

   C. 鼓励患者独立完成力所能及的事　D. 鼓励患者自己去超市大采购

4. 对于早期阿尔茨海默病患者，康复训练应遵循（　　）。

   A. 先做困难的事，再做简单的事　B. 患者做错了事立刻进行批评

   C. 嘲笑患者　　　　　　　　　　D. 先做简单的事，再做困难的事

5. 阿尔茨海默病患者无须进行（　　）。

   A. 药物治疗　　　　　　　　　　B. 日常生活活动能力训练

   C. 认知康复训练　　　　　　　　D. 卧位平衡

6. 对于晚期阿尔茨海默病患者，照护人员需要注意（　　）。

   A. 患者能否下地走路　　　　　　B. 患者能否自己洗澡

C. 是否按时为患者翻身　　　　　　D. 是否训练患者自己穿衣服

7. 李爷爷，73岁，患阿尔茨海默病6个月，经积极康复治疗和护理，现能记住1 min以内的信息，吃饭、穿衣、洗漱等无须他人帮助，现对其主要进行（　　）。

　　A. 日常生活活动能力训练　　　　B. 平衡训练

　　C. 言语吞咽训练　　　　　　　　D. 记忆力训练

8. 赵奶奶，80岁，患阿尔茨海默病两年余，虽然经过药物治疗和康复治疗，但是认知状况逐渐减退，喝水的时候经常出现呛咳，对于赵奶奶的照护，无须特别注意(　　)。

　　A. 每天尽量为其穿漂亮的衣服　　B. 喂食、喂水的时候应注意少量多次

　　C. 进行心理疏导　　　　　　　　D. 帮助清理口腔内食物残渣

9. 对于阿尔茨海默病晚期患者，不符合事实的是（　　）。

　　A. 可不借助他人，自主排尿、排便　　B. 仅存记忆片段

　　C. 可能需要进行鼻饲　　　　　　D. 心理障碍严重，几乎无法交流

10. 王大爷，今年71岁，处于阿尔茨海默病的早期阶段，他可能（　　）。

　　A. 流畅、准确地背诵长篇小说　　B. 打骂陪护人员

　　C. 无法认出镜子中的自己　　　　D. 完全忘记年轻时的事情

11. 照护早期阿尔茨海默病患者时，应避免（　　）。

　　A. 陪同患者一起外出采购　　　　B. 让患者一人独自外出采购

　　C. 耐心地帮助患者练习记忆力　　D. 使家属明白患者的困难

12. 阿尔茨海默病的记忆功能训练，不需要（　　）。

　　A. 提示关键词　　　　　　　　　B. 联想物品的特征

　　C. 将需要的信息转化为图像记忆　D. 进行穿脱衣服练习

二、思考题

阿尔茨海默病日常生活活动能力和社会活动能力的康复训练有哪些要点？

参考答案

1. D；2. A；3. C；4. D；5. D；6. C；7. D；8. A；9. A；10. B；11. B；12. D

（武　亮）

第四章 老年人伤病常见并发症与日常生活活动障碍的康复训练与照护

第一节 压疮的康复训练与照护

案例引入

患者，女性，70岁，身体瘦弱，有冠心病、高血压病史，长期卧床，生活部分自理。近日，家属发现患者骶部皮肤红肿，皮温增高，有压痛。该患者的局部皮肤变化是否属于压疮？压疮照护中有哪些注意事项？请你带着这些问题学习本节内容，并能说明压疮照护中的注意事项。

学习目标

掌握：老年人压疮好发部位，压疮的危险因素、预防及照护、康复及照护。
了解：压疮定义、分期，压疮照护的注意事项。

一、概述

压疮是老年伤病最常见的并发症。据国外有关资料统计，住院老年患者的压疮发生率为10%~25%，家居老年患者的压疮发生率可达50%。压疮是指身体局部组织长期受压，血液循环出现障碍，局部组织持续缺血、缺氧以及营养缺乏，导致皮肤失去正常功能而引起的组织破损和坏死。老年人压疮的易发部位依次为各种卧位的骨突处、外固定压迫部位或重症患者因长期使用引流管或导管的压迫部位。

压疮的分期，1998年美国国家压疮咨询委员会（NPUAP）对压疮分为四期，Ⅰ期为瘀血红润期、Ⅱ期为炎性浸润期、Ⅲ期为浅度溃疡期、Ⅳ期为坏死溃疡期。2016年

NPUAP对压疮分期重新界定为六个。一是可疑深部组织损伤期，二是血瘀期，三是炎性浸润期，四是浅部溃疡期，五是深部溃疡期，六是不明确分期。其中增加的第一期（可疑深部组织损伤期），第六期（不明确分期）是专业人士对压疮分期的新进展，非专业人士不易判断。因此，临床上1998年NPUAP（美国国家压疮咨询委员会）对压疮的四个分期与2016年更新的压疮六个分期都可采用。

二、老年人并发压疮的危险因素

（一）全身因素

1. 高龄因素

随着年龄的增大，皮肤对外界的感应性减弱，对凉、热、痛、湿等局部刺激的感觉不敏感，是造成压疮的潜在因素。

2. 营养障碍

长期卧床的老年患者机体抵抗力明显下降，皮肤无弹性、易破损，修复能力和抗感染能力极差。身体骨突处缺乏肌肉脂肪的保护，长时间受压的部位血液循环不良，致使肌肤出现营养障碍，增加压疮的发生概率。

3. 神经系统疾病

神经系统疾病如脑血管病，出现患侧感觉缺失，对伤害性刺激反应降低/消失，容易发生压疮/巨大压疮，继发脓毒血症，甚至死亡。

（二）局部因素

1. 力的因素

作用于身体局部的力可分为垂直压力、剪切力和摩擦力。当皮肤受到垂直持续压力，或剪切力，或摩擦力，或多种交错的力作用后，受力局部出现皮肤红肿/损伤，导致局部组织缺血，发生破溃、坏死。各种力的因素都是形成压疮的主因。

2. 局部不良环境因素

局部不良环境因素包括：局部潮湿不洁，大小便失禁造成污秽物损伤上皮表面；衣被床单的皱褶或不良材质对皮肤造成损伤。

> **提示**
>
> 垂直压力，简称为压力，即外力与身体某部位的平面所成的夹角为直角。
> 剪切力指相邻部位沿其接触面平行滑动时所产生的力。
> 摩擦力指物体在滑动、转动时，所克服的阻力。

三、压疮危险因素评估与预防

(一) 压疮危险因素的评估

本书重点介绍 Braden 评分表 (表 4-1 为 Braden 评分表的特点,表 4-2 为 Braden 评分表的评分内容和标准),评分说明如下:总分小于 11 分为高度危险,12~14 分为中度危险,15~17 分为低度危险,大于或等于 18 分为无危险。

表 4-1 Braden 评分表的特点

名称	应用范围	适用范围	评分方法	特点
Braden 评分表	该表是目前世界上应用最广泛的压疮风险评估表	对老年患者、重症监护患者、骨折围术期患者、外科围术期患者作出准确的压疮风险评估	设感知能力/潮湿程度/活动能力/移动能力/营养摄入能力/摩擦力和剪切力,共6个指标。总分范围 6~23 分,分值越小,发生压疮的危险性越大	以科学方法防治压疮,可采取针对性护理措施;避免不必要的重复护理操作,可合理利用人力资源

表 4-2 Braden 评分表的评分内容和标准

评分内容	评估计分标准				评分
	1分	2分	3分	4分	
感知能力	完全受限	大部分受限	轻度受限	不受限	
潮湿程度	持续潮湿	常常潮湿	偶尔潮湿	罕见潮湿	
活动能力	卧床	坐椅子	偶尔步行	经常步行	
移动能力	完全不能	非常受限	轻微受限	不受限	
营养摄入能力	非常差	可能不足	充足	丰富	
摩擦和剪切力	存在问题	潜在问题	不存在问题		

(二) 压疮的预防及照护

1. 确认压疮的高危人群

高危人群指容易发生压疮的对象,常见于:危重患者,高龄患者,长期卧床者,大小便失禁患者,重度或长期营养不良者,身体制动、石膏或夹板固定的患者,偏瘫、截瘫患者,过于肥胖/过于瘦弱者及身体局部受压过久的人群。

2. 根据压疮的高危对象,选择危险因素评估方法

应按照患者的病种/病情/个体特征等情况,选择一种或在某种方法的基础上加减项目,对患者的危险因素进行动态的评估。常用的评估方法有 Braden 评分表、Norton 评估

表、Anderson 计分法、神经内科评分法、WCUMS 评估表和压疮危险因素评估表等。本书采用适合长期卧床老年人的 Braden 评分表。

3. 压疮危险因素评估表的应用

压疮危险因素评估表的应用包括表格选用、评估标准、项目设置、评估方法及评估次数。新入院患者初次评估是评估的基础依据。之后可根据患者情况按照每日、每周、每月、每季度的频率，确定评估次数。

4. 危险因素评估法

预防压疮是照护工作的重点和难点。危险因素评估法可将该危险因素数据化，便于找出问题所在，有利于有针对性地进行预防。该评估方法科学性强，可提高压疮的预防、治疗、护理的有效率，缩短病程，减轻患者痛苦，还能使护理资源得到合理分配，提高护理质量。表4-3将使用一般护理方法与使用危险因素评估法进行的压疮护理做了比较。

表4-3 使用一般护理方法和危险因素评估法的压疮护理比较

比较项目	一般护理方法	危险因素评估法
科学性	缺乏科学性	科学性强
危险因素分析	单一判断	定性、定量
评估依据	护理经验	量化数据
护理资源	重复使用	合理分配
预防措施	有试用性	有针对性
预防有效率	不确定	提高

5. 压疮的预防

（1）密切观察全身皮肤

对压疮易患人群，在日常照护中密切观察皮肤状况。受压皮肤颜色发红、疼痛、指压不褪色、破溃等情况，是压疮的初期表现，一旦发现，须立即改换体位，避免患部受压。这是最根本的预防方法。

（2）减少"外力"

长期卧床者的皮肤抵抗力低下，对"外力"敏感性强，应引起足够的重视。照护中要特别注意预防外力因素的发生。

① 预防压力发生：每2h翻身一次。必要时借助支撑物减轻局部的压力。

② 预防剪切力的发生：床头摇高的时间不能过长，避免身体下滑。

③ 预防摩擦力：移动/转动患者时，切忌推、拉、扯、拽等粗暴动作。

(3) 常见体位的预防压疮措施

① 仰卧位：注意枕骨粗隆处、肩胛部、肘部、骶尾部、足跟等骨突部位。

A. 骶尾部和足跟：骶尾骨突起部是仰卧位最易发生压疮的部位，要进行减压护理。

B. 足下垂和足跟部压疮的防护：随时保持患者双足的足趾朝上。采用软垫子固定，足跟用小棉垫支撑，可于床上放置支撑架，将被子搭于其上，以避免被子对足尖部产生压力。

C. 髋外展畸形防护：在股骨大粗隆两侧各置一小枕，防止髋外展畸形。

D. 关节挛缩防护：两膝下垫软枕，使其微屈并以伸直为主，防止膝反张和伸直型痉挛，两髋关节置于伸位，髋关节下以海绵垫等软物支撑，使其略屈，防止脑卒中的下肢伸直型痉挛。

② 侧卧位：耳郭、肩峰、肋骨、髋部、膝关节内外侧、内外踝等骨突部位。

A. 采用软枕置于两膝骨突处之间，解除直接持续的压力。

B. 侧卧位应定时进行左右两侧轮换侧卧。

C. 侧卧应采用30°斜卧位，将部分压力转移到臀部肌肉。

③ 俯卧位：耳、颊部、肩部、女性乳房、男性生殖器、髂嵴、膝部、脚趾易发压疮。

A. 髋骨骨突部位的保护采用适当支撑物（海绵垫、气垫、软枕等），缓冲直接持久的压力。

B. 俯卧位会压迫肺部，影响呼吸，不可时间过久，尽量减少此体位。

C. 对老年患者应随时注意观察其呼吸状况，如有不适及时调整至舒适卧位。

④ 坐位：坐骨结节，肩胛部，偏瘫患侧肢体骨突处，如肘、足跟、外踝等易发压疮。

A. 采用气垫垫于臀下，保护坐骨结节处，减轻直接持久的压力。

B. 用海绵垫支撑背部和臀部，以减轻肩胛部、肘部和坐骨结节的压力。

C. 床头抬高避免大于30°。

D. 减少坐位时间：一般每隔15 min应变换体位。

(4) 长期乘坐轮椅者预防压疮的方法

① 双臂支撑抬臀除压（图4-1）：截瘫患者用双手掌按在轮椅扶手上，抬起臀部离开轮椅，减轻坐骨结节的压力。每次1~2 min，每日数次，根据体质状态决定次数。该方法适用于腰椎以下脊髓损伤患者。

② 辅助后仰轮椅除压（图4-2）：双臂无力的老年人无法撑起身体，可由照护人员辅助。具体方法为：患者坐于轮椅上，照护人员位于轮椅背侧，双手同时按下轮椅把手，将轮椅靠背向后倾斜，使轮椅前轮抬起。这样可以使患者的体重压力从臀部移向背部，从而减少坐骨结节的压力。每次1~2 min，每日数次，次数要根据患者的不同体质状态而定。操作中要正确控制轮椅的倾斜角度与速度，保护患者安全。

③ 身体左倾右侧抬臀减压（图4-3）。

④ 身体右倾左侧抬臀减压（图4-4）。

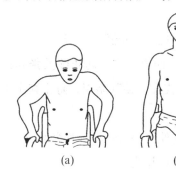

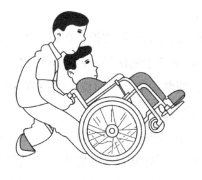

图4-1　双臂支撑抬臀除压　　　　　图4-2　辅助后仰轮椅除压

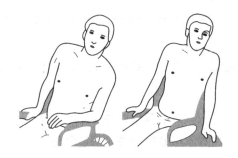

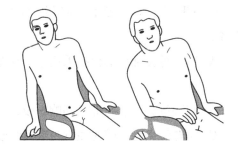

图4-3　身体左倾右侧抬臀减压　　　图4-4　身体右倾左侧抬臀减压

(5) 外固定患者预防压疮的方法

① 骨折后使用石膏或夹板固定时压疮的预防：严密观察石膏固定肢体末端的温度和皮肤颜色（图4-5），了解其血运状态。发现疼痛/肢体温度低/皮肤苍白或发紫等问题，立即报告医生，及时拆除或调整固定物，排除局部压力，防止压疮。

② 颈椎损伤后佩戴医用颈托患者的压疮预防：要经常询问有无疼痛或不适感；如有明显下颌疼痛/不适问题，立即报告医生，及时调整，排除局部压力，防止压疮（图4-6）。

(6) 加强营养，提高全身抵抗力

加强营养，提高老年人的营养状态是预防压疮的有效措施。

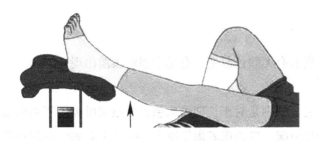
图4-5 石膏固定的肢端观察

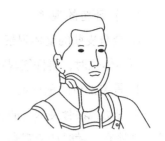
图4-6 颈托压迫下颌

① 主要营养素对预防压疮的作用：胶原蛋白是构成皮肤的主要成分，使皮肤柔软且具有弹性。长期缺乏蛋白质，皮肤失去弹性、变硬变粗糙，极易发生压疮。脂肪是人体代谢的主要能源，能使皮肤丰满、富于弹性而不松弛，能增加皮肤的光泽润滑度。长期卧床或老年患者，缺乏脂肪的缓冲，皮肤贴附骨骼，骨骼突起变得非常明显，会大大增加压疮的发生率。碳水化合物是构成机体的重要物质，是细胞和组织的主要组成部分。每个细胞的碳水化合物含量为2%~10%，是三大营养素重要组成部分。大部分维生素要靠外界摄入，缺乏维生素C则皮肤易干燥粗糙。

② 预防压疮的营养需求：压疮的高危人群，应供给高蛋白、高热量、高维生素饮食；每天进食要保证三大营养素基本的比例，碳水化合物60%~70%，蛋白质10%~15%，脂肪20%~25%。食用植物类油脂能供给身体所需的优质脂肪；对于老年人群或重症患者，还应该注意食物的烹调方法，做到便于咀嚼，容易消化，利于吸收。

6. 预防压疮知识的宣传教育

压疮是老年患者常见的并发症。压疮的预防重于治疗，护理多于医疗。老年患者出院回到家中，仍需要继续进行压疮的预防和管理。要向患者及其家属/照护者普及压疮基本知识，提高其对压疮的认识，以及压疮的预防和管理方法。

(1) 普及压疮知识

压疮知识普及要通俗易懂，简单明了，使患者易于接受，便于实施。

(2) 普及内容

要向患者介绍如下内容：什么是压疮；压疮的易发部位；压疮的危害性；压疮的预防方法；压疮的观察内容及方法；压疮的处理方法；压疮照护中的禁忌；等等。

四、压疮的康复及照护

压疮的康复，需要康复治疗与康复护理密切配合、同步进行，需要贯穿始终的系列全面康复护理。有效减除局部压力十分关键；改善环境、创面观察及相应处理、营养供给及康复教育都是必不可少的康复护理环节。

（一）压疮的观察

1. 全身皮肤的整体观察

更换体位时，要仔细观察全身皮肤有无颜色改变、有无水泡和破溃出现。

2. 骨突部位的重点观察

要密切观察骨突部位的受压情况，特别是对于长期卧床患者要根据卧姿所压迫的部位认真检查，随时严密观察皮肤变化情况。应给患者提供镜子，指导患者如何使用镜子观察关键部位，一旦有部位发红发热，应立即报告，以便早期处理、防止遗漏。

3. 已有压疮的创面观察

① 压疮的部位、大小和状态；

② 创口情况，如渗出液的性质及量，疮口基底部和周围有无坏死组织、肉芽组织增生，有无感染等。

（二）压疮的照护

1. 减压措施

（1）定时翻身

依据压疮的严重程度，翻身间隔可缩短至 0.5~1 h；按顺序进行体位转换。

（2）一般骨突处理

一般骨突可用海绵垫、软枕头、水垫支撑。

（3）对因病情或治疗而制动体位者的照护

例如，大面积烧伤患者不宜翻动身体，可采用翻身床、气垫床等措施减轻局部压力。

> **提示**
>
> 压力是造成压疮最为主要的原因，因此减压是压疮康复的重中之重。

2. 更换体位方法要正确

① 更换体位时，先将患者身体抬起，使之离开床面，再翻动身体。

② 切记不得直接在床面上拖、拉、推、拽患者的身体。

3. 减少摩擦力和剪切力

（1）及时清理床面的渣屑或杂物

保证床单、衣物的柔软、清洁、干燥、无皱褶，减少移动或转动身体所产生的摩擦力。

（2）床头抬高不得大于30°

床头高至50°~60°的时候，患者身体容易下滑，造成明显的剪切力，会破坏深度皮肤组织。

(3) 减少坐位时间

一般坐 15 min 后就应变换体位。

4. 排除局部不良刺激

① 大小便及时清理：清理后立即用温水（约 40 ℃）和温和的香皂清洗，并擦干臀部及会阴部，更换床单。大小便失禁患者，应采用吸水强、柔软性好的尿垫或成人一次性尿垫，并注意及时更换。

② 保持引流管通畅、不扭曲、不漏液。

③ 选用棉质材料的衣物，宽松适宜、柔软，便于穿脱。

④ 床单、被套保持清洁、干燥、平整。

5. 注意事项

(1) 局部处理

严格遵守无菌操作原则。用生理盐水涡流式冲洗创面，避免使用酒精类的刺激消毒剂，以减少对皮肤的损伤。

(2) 不采用环状橡胶气圈

以往常使用环状橡胶气圈悬空骨突处，可起到解除局部压力的作用，但忽略了环状橡胶气圈的周边给皮肤组织造成压力，致血运障碍，同时会妨碍汗液蒸发而刺激皮肤，引起压疮或加重压疮程度的进展。

(3) 避免受压部按摩

按摩会损伤到皮下血管，使骨突处的组织血流量下降，应避免以按摩作为各级压疮的处理措施。

(4) 不在皮肤皱褶处使用滑石粉

滑石粉虽然可保持皮肤干燥，但皮肤皱褶处多潮湿，滑石粉存积会刺激皮肤，易造成局部感染。

(5) 不要过度清洗

过度清洗容易对脆弱的皮肤造成损伤，增加压疮的发生率。

(6) 不要使用烤灯

烤灯照射压疮部位，可使局部干燥，但皮肤干燥后，组织细胞代谢需氧量增加，会造成细胞继发性缺血、缺氧甚至坏死。

(三) 加强营养，促进压疮康复

长期不愈的大面积压疮，会造成低蛋白血症，使机体免疫力下降，导致压疮更难愈合。应加强营养供给。

1. 饮食

饮食方面，可多吃牛奶、鸡、牛肉、鱼类和新鲜水果、蔬菜，尤其多摄入维生素C，有助于创面的愈合。

2. 鼻饲或静脉滴入

鼻饲或静脉滴入氨基酸、白蛋白或血浆等应用于饮食障碍/摄入不足患者、多发性压疮/有深部溃疡的压疮患者，以及压疮面积大且久不愈合患者。

案例分析要点

患者年老体衰瘦弱，有慢性病长期卧床，属于压疮的高危对象，具备压疮的危险因素，判断这位老年患者尾骶骨处的变化已形成Ⅰ期压疮。压疮照护中的注意事项参见正文。

练习题

一、单项选择题

1. 老年人并发压疮的危险因素中全身因素不包括（　　）。

A. 高龄因素　　　　　　　　B. 营养障碍

C. 神经系统疾病　　　　　　D. 力的因素

2. 长期卧床的老年患者，无生活自理能力，髋部红肿疼痛，皮肤有破损，首先应考虑（　　）。

A. 压疮　　　B. 皮炎　　　C. 湿疹　　　D. 带状疱疹

3. 长期卧床患者应及时更换体位，每次间隔时间应该是（　　）。

A. 0.5 h　　　B. 1 h　　　C. 1.5 h　　　D. 2 h

4. 容易出现足下垂的体位是（　　）。

A. 仰卧位　　　B. 侧卧位　　　C. 俯卧位　　　D. 坐位

5. 老年人压疮最常见的易发部位是（　　）。

A. 引流管的压迫部位　　　　B. 外固定压迫部位

C. 各种卧位的骨突处　　　　D. 导管的压迫部位

6. 压疮的观察内容不包括（　　）。

A. 皮肤变化　　　　　　　　B. 血压动态变化

C. 疮面变化　　　　　　　　D. 骨突处受压状态

7. 压疮照护的注意事项中不正确的项目是（　　）。

A. 用烤灯照射 B. 尽量少清洗

C. 用生理盐水冲洗 D. 避免压疮周围按摩

8. 下列有关压疮的照护措施，错误的是（　　）。

A. 减压 B. 更换体位方法正确

C. 排除不良刺激 D. 用酒精局部清创

9. 物体在滑动、转动时，所克服的阻力称为（　　）。

A. 垂直压力　　　B. 剪切力　　　C. 摩擦力　　　D. 撞击力

10. 预防压疮应该做到每天保证进食三大营养素缺一不可，基本比例为碳水化合物占 60%～70%，脂肪占 20%～25%，蛋白质占（　　）。

A. 5% 以下 B. 5%～10%

C. 10%～15% D. 20% 以上

11. 加强营养，促进压疮康复，有助于创面愈合的维生素是（　　）。

A. 维生素 A　　B. 维生素 B　　C. 维生素 C　　D. 维生素 D

12. 指导截瘫患者用双手掌按在轮椅扶手上，支撑身体使臀部抬起离开轮椅，达到抬臀减除坐骨结节压力的效果。每日数次，每次（　　）。

A. 1～2 min　　B. 2～3 min　　C. 3～4 min　　D. 4～5 min

13. 更换体位要正确，尽量减少摩擦力和剪切力，床头抬高不得大于（　　）。

A. 10°　　　　B. 20°　　　　C. 30°　　　　D. 40°

14. 随着年龄增大，皮肤分泌减少而皮肤的透过性增强，对外界的感应性却减弱，该现象属于（　　）。

A. 营养障碍因素 B. 高龄因素

C. 神经系统疾病因素 D. 局部因素

15. 向患者及其家属宣传普及压疮知识的内容中不必要介绍（　　）。

A. 压疮的易发部位 B. 压疮的危害性

C. 压疮的观察内容 D. 压疮的病理过程

二、思考题

常见体位压疮的预防措施有哪些？

参考答案

1. D；2. A；3. D；4. A；5. C；6. B；7. A；8. D；9. C；10. C；11. C；12. A；13. C；14. B；15. D

（谢德利）

第二节　骨质疏松的康复训练与照护

案例引入

患者，女性，68岁，高血压并发骨质疏松，独自行走中不慎跌倒，现场呼救。假如你陪同医生到现场参与急救，应该掌握哪些急救原则，应如何配合急救处理？请你带着这个问题学习本节内容，并希望你能在学习后给该患者提供有效的照护。

学习目标

掌握：老年患者并发骨质疏松症的危险因素，骨质疏松的康复训练及照护；跌倒的急救处理及照护，跌倒的危害及预防方法。

了解：骨质疏松的定义及症状特点；骨质疏松的评估和预防方法；跌倒的定义，骨质疏松引起跌倒的危险因素。

一、概述

骨质疏松（OP）是一种以低骨量和骨组织微结构破坏为特征，导致骨质脆性增加和易于骨折的全身性骨代谢性疾病。骨质疏松的病理特点是骨量下降和骨的微细结构破坏，使骨的脆性增加而易发骨折。骨质疏松多发生在绝经后的妇女和中老年人群中，是老年患者最为常见的一种并发症，导致老年人骨折的概率甚高，严重影响老年人的生活质量。

骨质疏松的症状特点包括：疼痛，身高降低、弯腰、驼背等体形体态变化。其中以疼痛症状最为突出，为全身多发性的疼痛，最常见的是腰背酸疼，其次是肩部、颈部或腕、踝部疼痛，髋或膝关节等多部位的疼痛。

二、老年患者骨质疏松的危险因素

老年患者并发骨质疏松的危险因素，往往被认为是缺钙，实际上导致老年患者并发骨质疏松的危险因素，不仅仅是钙的不足，还涉及以下多方面因素：

① 衰老，骨质流失加速。
② 性激素功能衰减，骨代谢异常。

③ 老年疾病，继发骨质变化。

④ 活动量减少，骨骼废用性疏松。

⑤ 营养障碍，骨矿物质缺乏。

⑥ 不良生活习惯，增加骨质疏松的概率。

⑦ 遗传因素。

提示

一般年龄在 20 岁以前，骨质含量逐渐增多，这是第一阶段，称为成长期；年龄为 20~40 岁，骨质含量基本稳定，这是第二阶段，称为成熟期；年龄在 40 岁之后，骨质含量逐渐减少，尤其女性在停经后骨质流失更加迅速，这是第三阶段，称为衰退期。人体衰老使骨质流失加速，造成骨质疏松风险。

三、骨质疏松的风险评估与预防

（一）骨质疏松的风险评估

骨质疏松的风险评估有三种公认的测评工具，即 1 分钟测试法、亚洲人骨质疏松自我筛查工具（OSTA）指数和骨折风险预测简易工具（FRAX）。本书重点介绍 1 分钟测试法。该方法应用广泛，操作简易，是最实用的骨质疏松症筛查方法。

1. 1 分钟测试法问卷内容

① 您父母中任何一方是否曾被诊断为骨质疏松，或曾有轻微撞击或跌倒后骨折？

② 您是否有过受轻微撞击或跌倒后骨折？

③ 您是否曾服用糖皮质激素 >3 个月？

④ 您的身高是否变矮 >3 cm？

⑤ 您是否经常饮用大于安全剂量的酒精？

⑥ 您是否每天的吸烟量 >20 支？

⑦ 您是否经常腹泻？

⑧ 您是否 45 岁前绝经？（女性）

⑨ 您是否曾停经 12 个月或更长时间（妊娠和绝经除外）？

⑩ 您是否有心烦、性欲减低等雄激素缺乏的症状？（男性）

2. 检测标准

问卷 10 项中出现 1 项及以上情况者，即说明已是骨质疏松症高危者，须到正规的大医院做相关检查，以确诊是否患有骨质疏松症。

（二）老年人骨质疏松症的预防

针对老年患者并发骨质疏松的危险因素，对应的预防措施如下：长期卧床，应注意加强肌力训练；长期用药，应注意控制药物风险；骨矿物质缺乏，应注意饮食的营养均衡，必要时合理补充；性激素水平低下，必须在医生指导下调整；改变不良生活习惯，应禁烟、限酒，减少饮用浓茶或咖啡；避免跌倒，防止骨折；定期检测，早期预防。

四、骨质疏松的康复及照护

老年患者并发骨质疏松的康复，包括药物治疗、康复治疗、营养调理三方面的联合应用，并且治疗越早，康复效果越好。

（一）骨质疏松的康复

1. 物理治疗

（1）物理治疗的康复作用

缓解疼痛；增强肌力；改善局部血循环；促进神经功能的修复。

（2）物理治疗的选择

选择性地运用各种物理因子（如中频、低频电疗）可缓解骨质疏松引起的急慢性疼痛。

2. 运动疗法

（1）运动疗法的康复作用

运动产生的应力可以阻止骨量丢失、增加骨量、改善骨密度和骨质强度、增强肌力和耐力，改善骨质疏松患者的运动能力、平衡能力。

（2）运动疗法的种类

① 被动运动：借助外力，带动身体部位做被动活动。

② 主动运动：可借助自身的肌力进行抗重力运动。

③ 主动辅助运动：肌力或体力较弱者，借助他人或器械来完成运动。

（3）运动疗法的选择

要根据病情和体质选择运动类型：原发病病情较重或年迈体衰体力不支者，需要采用主动辅助运动或被动运动进行训练；有严重腰背部疼痛或伴有椎体压缩性骨折的患者，以床上运动为宜；运动项目的选择不能过多，运动量不能过大。

3. 作业治疗

作业治疗主要通过手工作业、适度家务劳动、文娱活动、书法绘画等有选择性的作业活动来进行，其目的是提高身体的协调性，从而预防和跌倒造成骨折的问题。

4. 选择适合的支助具

选择适合的矫形器或保护器等支助具有固定制动、减重助行、缓解疼痛、矫正畸形、预防骨折发生的作用。佩戴腰围就是对腰椎的一种保护，可缓解腰部疼痛，防止脊椎滑脱或椎间盘突出，有利于康复治疗。

> **提示**
>
> 使用腰围需要注意以下几点：
> ① 腰围型号要适合患者的体型，不可过宽。其标准是上至下肋弓，下至髂嵴下。
> ② 腰围不宜长久佩戴，以免降低腰背部肌力。
> ③ 后侧不宜过分前凸，前方也不宜束扎过紧，尽量保持腰椎良好的生理曲度。

5. 饮食与营养

饮食种类要丰富，营养要均衡，不要偏食。足量摄入钙、维生素 D、维生素 C 以及蛋白质，按时摄入牛奶、虾皮、芝麻酱等富含钙质的食品，配合每天不少于 20 min 的晒太阳，有利于钙的吸收和骨质的增强；戒烟，限酒，少喝咖啡、浓茶等促使钙质丢失的饮品。

（二）康复训练及其照护

1. 平衡训练

平衡能力是体位支撑的基础，平衡训练应作为康复训练的第一步。

（1）平衡训练的要求

① 按顺序训练：坐位平衡、爬行位平衡、双膝跪位平衡、立位平衡。

② 人体支撑面积由大到小，身体重心由低到高。

③ 从简到繁：从最稳定体位到最不稳定体位。

④ 从静态平衡训练到动态平衡训练，从睁眼训练到闭眼训练，从无头颈活动到有头颈活动。

（2）平衡训练方法的选择

① 根据老年患者原发病的病情和骨质疏松的程度，由康复医生判断后选择适合的训练方法。

② 采取静态平衡与动态平衡相结合的方法效果较好。

③ 选择坐位平衡和立位平衡两项最基本的训练。

（3）平衡训练的照护

① 平衡训练前，要了解和检查患者有无身体不适，向患者介绍训练内容和要求。平衡训练后，记录训练内容、时间、训练效果和存在问题。

②禁忌证：脊柱不稳定的患者；下肢骨折未充分愈合或关节损伤处于不稳定阶段的患者；不能主动配合的患者；运动时诱发过分肌肉痉挛者；体位性低血压、严重骨质疏松患者。

③按照医嘱，把握训练时间和强度。遇有身体不适或疲劳，应及时停止训练，避免过劳；训练进程要从简到繁，由易到难，不可操之过急。

2. 静力性体位训练

静力性体位训练指导骨质疏松老年患者在日常生活中保持正确的体位和姿势。

（1）静力性体位训练的方法

① 坐位：双足落地，挺腰收颈，椅子高度与膝盖平行，坐直背靠椅。

② 立位：伸直腰背，收缩腹肌、臀肌，吸气时扩胸伸背收颔，双肩向后伸展。

③ 卧位：采取平卧位，枕较低的枕头，保持背部伸直，以选用硬床垫为宜。

（2）静力性体位训练的照护

① 训练前：检查患者身体一般情况，排除禁忌证；向患者说明训练要求，以取得配合。

② 坐位的静力性体位训练时，强调不可坐在沙发或软床上训练。

③ 立位的静力性体位训练时，照护人员及时协助调整和纠正不正确的体姿。

④ 卧位静力性体位训练时，若使用高枕和软床则容易使脊柱弯曲，达不到背部挺直的训练效果。要定时更换体位，预防压疮。

⑤ 按照医嘱，把握训练时间，避免过劳。若患者身体不适或有疲劳感、疼痛，就应该及时停止训练。

⑥ 平衡训练后，记录训练内容、时间、训练效果，以及存在问题。

3. 步行能力训练

骨质疏松老年患者步行训练的主要目标不在于矫治异常步态，而在于训练步行能力、下肢肌力和耐力。通过该训练增加老年患者的活动能力，提高骨骼肌肉的协调性。

（1）步行能力训练的量及强度

步行的量及强度要适当，一般具备步行能力和体力的老年人的训练量为每日4 km左右，常态步速较为适合。步行能力训练可分几次完成，并根据每人具体情况予以调整，每周4~5次，贵在坚持。

（2）步行能力训练的照护

① 训练前，检查患者身体的一般状况，有无脊柱不稳定、骨折等禁忌证。

② 训练时，鞋子要舒适、合脚、防滑，以不系鞋带、松紧口的鞋子为宜。

③ 行走不便者，应配备适当的拐杖助行，必要时有照护人员陪行。

④ 遵医嘱，掌握和控制步行训练的时间和距离。

⑤ 训练前不得空腹，训练时间超过半小时者，应随时补充饮水。

⑥ 训练中，患者如有不适或感到疲乏时，应及时休息。

⑦ 详细记录每次步行训练的时间、距离、步行量等训练情况。

4. 家庭自我运动训练

家庭自我运动训练是经医生指导在家中长期坚持肌肉能力和耐力、关节活动范围和平衡功能的训练，以提高运动的反应能力和对环境的适应能力，预防跌倒。

家庭自我运动训练的照护如下：

（1）创造安全的训练环境

要求光线好、防止地面湿滑、训练范围内地面无杂物等。不能独立行走的患者，要有照护人员陪练，保证训练安全。

（2）按医嘱执行训练计划

家庭自我运动训练的项目、训练强度、训练时间、训练进度等，都要遵照康复医生的训练计划执行，不可随意自作主张，变更训练时间和强度。

（3）训练前的准备

排除禁忌证；检查患者身体有无不适；不可空腹或过饱；做好排便、排尿的处理；着装注意选择舒适、透气性好、大小合适、行动方便的衣裤；鞋子要舒适、合脚、防滑，以不系鞋带、松紧口的鞋子为宜，以防行走中因鞋带脱落而被绊倒。

（4）训练中的观察

训练中注意观察患者的面色、精神状态，如有不适感觉及时停止训练，适当休息。

（5）训练记录

训练记录包括训练的项目、时间、次数以及训练效果，以便为康复医生评估和调整训练计划提供可靠的依据。

（6）训练计划的调整

定期请康复医生评价并调整患者的康复计划。

五、骨质疏松与跌倒

（一）跌倒的概念

跌倒指因突发、不自主、非故意的体位改变而倒在地上或更低的平面上。跌倒是骨质疏松性（亦称脆性）骨折的重要危险因素。除骨质疏松可增加跌倒风险外，还有患者本身存在的其他因素。

(二) 骨质疏松引起跌倒的危险因素

骨质疏松引起跌倒的危险因素有：骨质疏松的骨支撑力降低；骨质疏松的骨代谢异常；骨质疏松的疼痛难忍，足部着地不稳；骨质疏松老年患者；原发或继发有骨关节病、下肢肌筋膜炎、骨质增生等下肢功能障碍者；药物的副作用，如降压药、降血糖药、抗精神病药物、抗抑郁药物、抗癫痫药物的副作用。

(三) 跌倒的危害

跌倒造成的骨折发生率极高。骨折，因其治疗需要制动体位或长期卧床而继发骨质疏松。骨质疏松导致骨质发生病理变化、骨骼的支持力降低，容易发生跌倒。因此，三者互为因果并形成恶性循环（图4-7），严重威胁老年患者健康，甚至导致死亡。骨折是跌倒的第一危害，老年患者跌倒最容易造成脊椎、腕关节、髋关节、股骨颈、踝关节等部位骨折，软组织损伤或神经损伤，脑出血，卧床不起等并发症，以及心理的负面影响。每年有相当多的老年人尤其高龄老人单纯因为跌倒而致死致残。

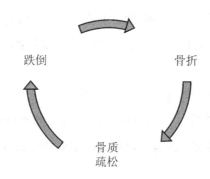

图4-7　跌倒、骨折和骨质疏松三者间的关系

(四) 跌倒现场处理及照护

1. 跌倒的急救处理原则

跌倒的急救处理原则为：敏锐观察，综合判断，紧急处理；以最短的时间、最快的速度、最适宜的手段进行急救。

2. 根据跌倒姿势判断问题

患者倒地的姿势可初步判断病情及病患部位。如果患者是仰面朝天倒地，则多数是头部先着地，可能发生颅内血肿。如果老人滑倒，则多数是臀部先着地，可能发生髋骨或股骨颈骨折或腰椎骨折。如果老人被绊倒，则会向前扑倒在地，常造成股骨干、髌骨及上肢前臂骨折。

3. 不同部位骨折的处理及照护

疑似脊柱骨折者：转移搬动患者过程中，要注意头、颈、臀三点一线，保持脊柱的平行移动,多人移动时动作要一致,禁止一人背或抱患者移动。避免损及脊髓导致截瘫。

疑似髋部骨折者(股骨颈或粗隆间骨折者):采用木板固定骨折部位(木板长度相当于腋下到足跟处),在腋下及木板端包好衬垫物,在胸廓部及骨盆部作环形包扎两周。

疑似肢体骨折者:可用两条木板夹住骨折部位的肢体,上、中、下三部位用绷带固定。

(五)跌倒的预防及照护

1. 防治骨质疏松症

老年患者应早期预防和积极治疗骨质疏松症,可大大减少或避免跌倒的发生概率。

2. 改善不利环境

(1) 地面问题的预防及照护

① 加强对老年患者居所环境的管理。室内家居物品摆放整齐,减少地面障碍物,如去除门槛,台阶改造为坡道等。

② 卫生间要及时清理,保持地面干燥并配置防滑胶垫;老年患者在如厕或洗浴时,需要给予必要的照护。

③ 注意观察老年患者的行走步态是否平稳;上下台阶或行走坡道时,是否需要借助拐杖或搀扶助行。

(2) 光线问题的预防及照护

① 室内光线适度调节,避免过亮的灯光刺眼,室内照明要柔和,白天不能有阳光刺眼,夜间要打开地灯照明。

② 视力不好的患者应佩戴合适的眼镜。

③ 视力障碍患者需要给予全面照护。

(3) 扶手问题的预防及照护

① 厕所、楼道的墙壁应设有扶手,以防止行走和站立时发生跌倒。

② 经常检查扶手的牢固性和稳定性,检查扶手是否有松动或破损。

③ 扶手设置不得过高或过低,以距离地面高度为 85 cm 为宜。

④ 注意观察老年患者是否具备使用扶手的能力。

⑤ 高龄体衰的患者应给予陪伴行走,保障患者安全。

3. 选择适当的衣物

老年患者下床行走时,检查衣服是否合身,裤子长度不可长过足跟,裤腿不宜过肥或过瘦,避免绊倒或行走困难。鞋子要合脚,是软帮、橡胶防滑底,无鞋带。

4. 配备助行器具

移动障碍的老年患者，需要有助行器具辅助行走。助行器具应该根据病情需要在医生指导下进行选择，否则可能造成新的损伤。使用助行器具的照护要点如下：

① 根据医嘱要求为老年患者选择助行器具的型号。

② 按照使用说明书，指导老年患者使用助行器具的正确方法。

③ 使用助行器具的老年患者要有照护人员随行保护，避免再次跌倒。

5. 照护中的问题

① 照护人员观察不细致，对可能发生的问题没有预见性。

② 照护人员对老年患者的生活环境管理不当。

③ 巡视不到位，不能及时解决老年患者的生活需求及照护需求。

④ 对卧床的老年患者，没有提供床边呼叫器或呼叫不及时到位。

6. 防止发生坠床

坠床是跌倒的一种。意识不清、躁动不安、麻醉后未清醒的老年患者，属于坠床的高危对象，应该引起照护者的足够重视。

（1）床的规格要合理

床的尺寸如果过高、过低、过窄，都可造成老年患者坠床。床高以老年人坐在床边双足平稳着地为宜，或与轮椅坐垫高度基本一致。

（2）床旁桌的配置与摆放

老年患者使用的床旁桌高度应与床面高度相近；床旁桌应摆放在床头的一侧，与床的距离以伸手即可取物为宜。若是偏瘫患者，应摆放在健侧位。

（3）安全防护的保障

① 夜间要配有地灯持续照明，保证呼叫器使用功能正常。

② 对意识不清、躁动不安、麻醉后未清醒、偏瘫等患者，要安置床挡，必要时加安全带保护患者。

③ 随时保持卧床患者的身体重心在床面的中部。掌握协助患者由平卧位翻转至侧卧位的操作程序。首先将患者身体平移至床的一侧，其次翻转成侧卧位，最后调整患者身体重心，身体重心不能偏离床的中间位。

7. 掌握坠床的急救和保护护理技能

一旦发生坠床，要求照护人员做到以下几点：立即执行报告制度，第一时间报告医生（非住院患者立即拨打急救电话），积极配合紧急救护；严密观察病情，注意观察神志是否清醒，有无外伤及出血，有无呕吐，测量血压、脉搏、呼吸等，记录患者现场坠床着地部位等情况，为医生诊断治疗提供依据。

第四章 老年人伤病常见并发症与日常生活活动障碍的康复训练与照护

案例分析要点

分析患者情况：属于老年，患有老年病，并发骨质疏松，有发生跌倒的危险因素。

跌倒可能出现的问题有：因有高血压病史，跌倒可能出现脑出血；有骨质疏松，跌倒可能出现骨折。照护人员要积极配合医生进行相应的照护。

配合处理步骤如下：

① 协助医生确认患者是否清醒，有无脑出血，是否骨折。

② 了解患者跌倒的相关信息，如神志是否清醒、跌倒姿势如何、疼痛及肿胀部位在哪里。

③ 根据医生的判断诊断，协助其进行相应部位的骨折处理并进行照护。

练习题

一、单项选择题

1. 人的骨骼发育随年龄增长，骨质含量将发生变化。第三阶段衰退期的年龄应该是在（　　）。

　　A. 20~30岁　　　　B. 30~40岁　　　　C. 40岁之后　　　　D. 60岁之后

2. 骨质疏松老年患者的步行训练的主要目标不在于（　　）。

　　A. 矫治异常步态　　　　　　　　B. 增加活动能力

　　C. 提高骨骼肌肉的协调性　　　　D. 全身耐力的训练

3. 如果患者突然跌倒，头部先着地，可能发生（　　）。

　　A. 颅内血肿　　B. 心肌梗死　　C. 髌骨骨折　　D. 股骨干骨折

4. 患者跌倒后疑似脊柱骨折，转移搬动患者的不正确做法是（　　）。

　　A. 保持脊柱的平行移动　　　　　B. 颈、腰、臀三点一线移动

　　C. 多人移动时动作要一致　　　　D. 仅有一人急救时，可背起患者移动

5. 老年患者滑倒时侧身倒下，臀部着地，最容易发生骨折的部位是（　　）。

　　A. 颅底骨折　　B. 锁骨骨折　　C. 股骨颈骨折　　D. 肋骨骨折

6. 骨质疏松、跌倒、骨折三者间的关系是（　　）。

　　A. 互不影响　　B. 恶性循环　　C. 独立存在　　D. 良性循环

7. 偏瘫患者的床头桌，应摆放在患者的（　　）。

　　A. 床头　　　　B. 床尾　　　　C. 患侧位　　　　D. 健侧位

8. 为骨质疏松患者佩戴的腰围是对腰椎的一种（　　）。

　　A. 治疗工具　　B. 康复手段　　C. 保护器具　　D. 心理安慰

9. 扶手设置不得过高或过低，距离地面的适宜高度是（　　）。
   A. 80 cm　　　　　B. 85 cm　　　　　C. 90 cm　　　　　D. 95 cm
10. 对于骨质疏松老年患者，应用作业治疗康复的目的不包括（　　）。
    A. 增强肌力和耐力　　　　　　　　B. 提高身体的协调性
    C. 减轻心理负担　　　　　　　　　D. 恢复躯体的作业功能
11. 对于骨质疏松老年患者应用运动疗法中的作用不正确的是（　　）。
    A. 阻止骨量丢失、增加骨量　　　　B. 改善骨密度和骨质强度
    C. 增强肌力和耐力　　　　　　　　D. 提高大脑的记忆力

二、思考题

骨质疏松的康复训练及照护要点有哪些？

参考答案

1. C；2. A；3. A；4. D；5. C；6. B；7. D；8. C；9. B；10. A；11. D

（谢德利）

第三节　坠积性肺炎的康复训练与照护

案例引入

患者，男性，70岁，有冠心病、高血压病史，有饮酒吸烟史，伴有心肾衰竭，长期卧床，生活不能自理，近一周出现不规则的发热，咳嗽，有痰黏稠，无力咳出。医生结合实验室检验以及相关辅助检查，诊断为坠积性肺炎。该如何为该患者选择适合的吸痰方法及照护内容？请你带着这个问题学习本节内容，并希望你在学习后能给该患者提供有效的照护。

学习目标

掌握：坠积性肺炎的预防措施、康复及照护，尤其是清除痰液的措施及其照护要点。

了解：坠积性肺炎的易发人群，危险因素评估。

一、概述

坠积性肺炎是指由各种原因而致长期卧床者，不易咯出的呼吸道分泌物淤积于中小

气管内,成为细菌良好培养基而诱发的肺部感染性疾病。

坠积性肺炎是长期卧床老年患者常见的并发症之一。临床症状以咳痰不利、痰液黏稠而致呛咳、呼吸不畅为其主要特点。由于肺部感染长期不愈,反复发作,其成为重症老年患者直接或间接死亡的原因。

坠积性肺炎的易发人群为高龄体衰患者、长期卧床患者、严重消耗性疾病患者、昏迷患者、临终前患者、气管切开患者和 T4 以上高位截瘫导致呼吸肌麻痹,以及呼吸道清除痰液故障的患者。

二、坠积性肺炎的危险因素评估及预防

(一) 坠积性肺炎危险因素评估表及使用说明

坠积性肺炎危险因素评估表(表 4-4)的使用说明如下:

该表有五个指标,其中活动能力、咳痰能力、原发疾病这三个指标主要评估坠积性肺炎形成的危险程度;年龄因素、营养摄取能力主要评估患者的基础条件对并发坠积性肺炎的影响程度。评分总分范围为 5~20 分,分值越少,患者排痰能力越低,患者产生或加重坠积性肺炎的危险性越大。五项累计总分≤10 分,预示有并发坠积性肺炎的高度危险;11~14 分为中度危险;15~18 分为轻度危险;>18 分并发坠积性肺炎的危险最小。

表 4-4 坠积性肺炎危险因素评估表

评估内容	评估计分标准				评分
	4 分	3 分	2 分	1 分	
年龄因素	60 岁以下	60~70 岁	70~80 岁	80 岁以上	
活动能力	床上活动	自主更换体位	协助更换体位	完全受限、长期卧床	
咳痰能力	自主咳痰	咳痰困难	助力排痰	吸痰	
原发疾病	一般慢性病	高位截瘫	气管切开	严重消耗性疾病、昏迷、临终	
营养摄取能力	自主摄取	协助摄取	被动给予	静脉供养	

(二) 预防措施及照护要点

应用坠积性肺炎危险因素评估表,对患者年龄、活动能力、咳痰能力、营养摄取能力,以及原发疾病等进行评估,可了解患者的基本情况,找出存在问题,以利于采取针对性的预防及照护措施。

1. 长期卧床患者应注意体位变更

每 2 h 更换体位，尽量减少仰卧位，采取侧卧位或半卧位，可防止呼吸道分泌物重力流向肺部而增加坠积性肺炎的发生概率。对有自主活动能力的患者，照护人员要向其说明变换体位对预防坠积性肺炎的意义，督促患者定时变更自己的体位。

2. 减少呼吸道分泌物蓄积

对有咳痰能力者，要鼓励随时将痰液咳出，养成及时排出呼吸道分泌物的良好习惯，减少呼吸道分泌物的蓄积。咳痰无力患者可加强呼吸肌力量训练和自主排痰训练，保持呼吸道通畅。

3. 提高消耗性疾病患者的免疫力

严重消耗性疾病患者因过度消耗身体能量，或因营养摄入障碍而导致能量缺乏，造成机体能量负平衡，免疫力低下，进一步导致呼吸道分泌物无力排出，极容易蓄积而继发肺部感染。因此，应加强提高患者免疫能力的照护。

① 加强原发病的治疗及护理，降低或减少原发病对身体能量的消耗；

② 补充营养素，纠正机体能量的负平衡，提高免疫力；

③ 指导患者预防各种并发症，降低并发症对患者身体能量的消耗。

4. 保障营养及水的供给

帮助患者选择高蛋白、高热能、高维生素且易于消化的饮食；鼓励患者多饮水，平均每日应补充水量 2 000～2 500 ml，指导患者养成定时饮水的习惯。

5. 避免不良诱因对呼吸道的刺激

指导患者忌食辛辣油腻食物，引导患者不吸烟、不酗酒、不过劳，养成良好习惯，减少对健康的不利因素。

6. 防止受凉，预防感冒及上呼吸道感染

① 老年患者特别要注意预防感冒及上呼吸道感染，降低上呼吸道感染下行，引起坠积性肺炎的机会。

② 指导患者加强耐寒锻炼，增强抵抗力。

③ 老年患者是易感人群，要避免与流感等呼吸道传染病患者接触，远离传染源，切断传染途径，保护易感的老年患者。

三、坠积性肺炎的康复及照护

坠积性肺炎的康复包括三方面内容：第一，确诊后应尽快给予药物控制感染及对症治疗；第二，在药物治疗的同时，积极采取清除痰液的措施；第三，做好贯穿在治疗与康复过程中的相关照护，其内容包括：严密观察病情，清除痰液，室内环境管理，口咽部护理,营养及水的供给,痰液标本的采集与送检等。

(一) 严密观察病情

老年患者并发坠积性肺炎,多属重病患者或高龄体衰状态,病情复杂,变化快,而且反应能力低下。因此,需要照护中随时注意观察病情变化,发现问题及时解决。

① 加强巡视,注意观察其精神状态、面色,以及体温、脉搏、血压的变化。

② 随时观察有无痰液阻塞气道的情况,注意保持呼吸道通畅。

③ 对患者的咳嗽、咳痰情况要做动态观察,以了解治疗效果及病情的变化。

(二) 清除痰液及其照护

照护人员要掌握排痰和吸痰的技术配合。根据病情以及患者身体状况,可选择相应的清除痰液措施。清除痰液措施主要包括助力排痰、自主咳痰训练和吸痰法。

1. 助力排痰

助力排痰是指患者本身具有咳嗽咳痰的能力,但排痰效果不佳,需要借助体位的调整、拍背、体位排痰等措施来促进痰液的排出。

(1) 调整体位

坠积性肺炎患者多发生于长期卧床患者,多处于一种固定体位,胸腔得不到扩展,呼吸道分泌物重力性流向下呼吸道。经常变换体位有利于增加胸廓活动度,有助于痰液的排出。高龄患者的咳嗽反射能力差,应尽量采取侧卧位、半卧位或坐位。如体力不支或需要仰卧位时,要注意将患者的头偏向一侧,防止痰液顺重力下流而误吸。尽量减少由长时间仰卧位而导致的排痰困难。

(2) 体位排痰

体位排痰可参见第三章第六节相关内容。

(3) 拍背排痰

拍背(亦称叩击)排痰,是借外力震动胸腔,将下呼吸道的痰液逐步驱动至上呼吸道,促进附着在气管、支气管、肺内的分泌物松动而排出体外,适用于肺炎、痰多不易咳出的患者、老年人,以及咳嗽无力的患者。

① 拍背(叩击)排痰的操作方法(图4-8)。

A. 患者采取坐位,身体稍稍前倾,双手支撑身体,便于咳嗽咳痰用力。坐位吃力的患者可采取侧卧位。

B. 照护者位于侧卧位患者背侧。如果患者取坐位时,照护者位于患者身体的一侧。照护者一手托住患者肩头,另一手拍背。

C. 拍背排痰的手法:照护者将五指并拢,手掌轻微屈曲呈150°角拱起,使掌心形成空腔。用五指和大小鱼际(不用手心或全掌),以腕关节的力量,自肺底部开始,逐步向上，由下至上、由外至内叩击患者背部。

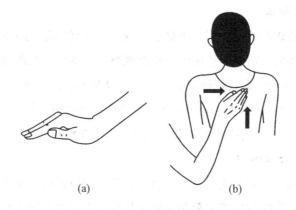

图4-8 拍背（叩击）排痰的操作方法
（a）弓形手；（b）叩击方向（由外至内、由下至上）

D. 频率及时间：频率一般为40~50次/min，每次约10 min，每天3~4次。

E. 患者配合：拍背的同时，嘱患者深吸气，收缩腹肌，用力咳痰。如果患者咳嗽反应差，照护者可在其吸气后，用食指和中指按压并横向滑动胸骨上窝的气管部位，给予刺激引发咳嗽。

② 拍背排痰的照护要点：

A. 拍背排痰前，应做雾化吸入，湿化气道，利于排痰。

B. 拍背排痰前，要确认患者无肋骨骨折，没有病理性骨折史、咯血及低血压、肺水肿等禁忌证。

C. 空腹或饭后不可立即进行拍背排痰。操作时间以饭前0.5 h或饭后2 h为宜。

D. 拍背的动作不得过猛，用力要适中。叩击的时间和强度应根据患者的具体情况而定。

E. 在拍背排痰操作中，要密切观察患者状态，观察其有无缺氧、脉搏加快等不适表现。若出现不适表现则暂停拍背排痰的操作，予卧床休息，必要时吸氧。

2. 自主咳痰训练

自主咳痰训练需要患者具备基本的咳痰能力。由于年老体衰或咳痰方法不当，不能有效地将痰液咳出时，可在医护人员的指导下，使患者掌握方法，坚持训练，能取得减轻痛苦、尽早康复的效果。

自主咳痰训练操作方法及照护要点如下：

① 照护人员要向患者说明方法，取得主动配合。患者取前倾坐位，胸前备好吐痰用的容器及纸巾。

② 嘱患者闭口，用鼻深吸气，屏住呼吸片刻（根据患者耐受能力掌握屏气时间），

然后收缩腹肌并张口呼气,在张口呼气的同时用力咳出痰液。

③帮助患者收缩腹肌。照护者一手扶住患者肩头,另一手用手掌加压于患者上腹部,注意加压动作要与患者呼气咳嗽的时间同步。

④训练时间为每日3~5次,每次5 min左右。避开空腹或饭后训练,因为空腹患者无力,而刚刚进食后训练则容易诱发呕吐。

3. 吸痰法

吸痰法是指经口腔、鼻腔或气管插入吸痰管,通过吸痰器的负压作用将呼吸道内的痰液及分泌物吸出,以保持呼吸道通畅。

吸痰法的适用对象为本身不具备咳痰能力或无力咳出痰液的患者,如年老体衰、麻醉中不清醒、昏迷、重症监护、临终急救等患者。在此类患者大量痰液蓄积在呼吸道,严重影响呼吸的状况下,必须借助电动吸痰器将气道的痰液吸出。吸痰管应尽量插深,以先吸出气管内痰液,后吸出口腔中痰液的顺序操作。

> **提示**
>
> 清除痰液是坠积性肺炎康复的一个关键环节,排痰和吸痰更可直接有效地解决痰液的清除问题。

(三)室内环境管理

室温应在18℃~20℃,湿度以50%为宜。保持室内的空气清新,避免对流通风,防止患者受凉。

(四)口咽部护理

经常保持口腔、鼻咽部的清洁,保持通畅,避免干燥。

(五)营养及水的供给

保障营养及水的摄入。对于重症并发坠积性肺炎患者,其进食、进水困难,排痰更加无力,更要注意补充营养。保障营养及水分的供给是改变全身状况、增强抗病能力的重要条件。有呛咳症状的老年患者,进食的一口量要少,进水的速度要慢,防止发生误吸,导致吸入性肺炎。

(六)痰标本的采集及送检

1. 采集时间

痰标本的采集应选择在清晨。患者晨起后活动量增加,排除痰量较多,细菌含量也随之增多,因此清晨是采集痰标本的最佳时间。

2. 标本要求

采集痰标本前,嘱患者先用清水漱口,擤鼻涕,避免痰液中混含多量的唾液、鼻腔分泌物及口腔内的食物残渣等影响痰的检测结果。

3. 送检时间

痰标本采集后应立即送检,不得在空气中暴露时间过长,以避免痰液滋生其他细菌,影响检测结果的准确性。

提示

新型冠状病毒肺炎与坠积性肺炎特点对照

疾病名称	病原体	症状特点	预防要点	照护要点
坠积性肺炎	细菌感染	发热、咳嗽、痰多、痰液黏稠不易咳出	长期卧床老年患者定时变换体位,减少呼吸道分泌物蓄积,防止细菌感染	及时排痰,保持呼吸道通畅,避免细菌感染,炎症下行
新型冠状病毒肺炎	新型冠状病毒感染	发热、刺激性干咳、呼吸窘迫以致出现急性呼吸衰竭等全身症状	阻断新型冠状病毒感染入侵途径的保护性隔离	严格隔离,杜绝病毒传播,吸氧,重症监护

案例分析要点

患者情况:属于老年,患两种老年病,并发坠积性肺炎,病情比较复杂。

根据该患者情况,可选择以下照护措施:

① 要采取清除痰液的措施。患者高龄,生活不能自理,痰液黏稠无力咳出。应采取电动吸引器吸痰法及时排除痰液。同时,在病情允许的情况下,进行自主咳痰训练,配合应用雾化吸入,湿化气道,使患者尽快将痰液咳出。

② 加强巡视。该患者有冠心病和高血压,需要注意密切观察病情变化,如精神状态、面色、体温、呼吸、心率、血压等变化。

③ 随时观察有无痰液阻塞气道情况,注意保持呼吸道通畅。

④ 经常保持口腔、鼻咽部的清洁、通畅,避免干燥。

⑤ 保障营养及水的摄入,进食的一口量要少,进水的速度要慢,防止发生误吸。

⑥ 保持室内的空气清新,避免对流通风,保持室内温暖舒适,室温以18℃~20℃为宜,避免受凉感冒。

⑦ 患者有饮酒吸烟史,应引导患者禁烟、忌酒,克服、改掉不良生活习惯。

⑧ 按时进行痰标本的采集与送检。

练习题

一、单项选择题

1. 坠积性肺炎患者，不宜长期采取的体位是（　　）。
   A. 仰卧位　　　B. 侧卧位　　　C. 俯卧位　　　D. 坐位

2. 为了促进排痰，患者应采取的体位是（　　）。
   A. 头高足低位　　　　　　　　B. 足高头低位
   C. 仰卧位　　　　　　　　　　D. 半卧位或坐位

3. 预防坠积性肺炎要鼓励患者多饮水，每日补充水量应为（　　）。
   A. 1 000～1 500 ml　　　　　　B. 1 500～2 000 ml
   C. 2 000～2 500 ml　　　　　　D. 2 500～3 000 ml

4. 使用拍背（叩击）的方法排痰，要求的频率一般为（　　）。
   A. 20～30次/min　　　　　　　B. 30～40次/min
   C. 40～50次/min　　　　　　　D. 50～60次/min

5. 坠积性肺炎患者痰液的采集时间应该在（　　）。
   A. 清晨　　　B. 傍晚　　　C. 饭后　　　D. 睡前

6. 患者不能自主咳痰，痰液堵塞呼吸道，需要采取的措施是（　　）。
   A. 体位的调整　　　　　　　　B. 多次拍背
   C. 顺位引流　　　　　　　　　D. 吸引器吸痰

7. 拍背（叩击）操作方法正确的是（　　）。
   A. 由下至上，由外至内地叩击背部　　B. 由下至上，由内至外地叩击背部
   C. 由上至下，由外至内地叩击背部　　D. 由上至下，由内至外地叩击背部

8. 自主排痰训练适用的对象是（　　）。
   A. 本身无力咳出痰液的患者　　　B. 重症监护或临终的患者
   C. 基本具备咳痰能力的患者　　　D. 麻醉中不清醒的患者

9. 病情观察要求观察患者有无痰液阻塞气道情况，应注意保持（　　）。
   A. 体温正常　　B. 体位舒适　　C. 呼吸道通畅　　D. 空气流通

10. 坠积性肺炎的室内环境中适宜的室温应该是（　　）。
    A. 10 ℃～15 ℃　　　　　　　B. 15 ℃～18 ℃
    C. 18 ℃～20 ℃　　　　　　　D. 20 ℃～22 ℃

11. 昏迷、重症监护、临终急救等患者，大量痰液蓄积在呼吸道，应采取的吸痰方法是（　　）。

A. 电动吸痰　　　B. 拍背咳痰　　　C. 顺位引流　　　D. 自主排痰训练

二、思考题

清除痰液的措施及照护要点有哪些?

参考答案

1. A; 2. D; 3. C; 4. C; 5. A; 6. D; 7. A; 8. C; 9. C; 10. C; 11. A

（谢德利）

第四节　深静脉血栓形成的康复训练与照护

案例引入

患者，男性，63 岁，有高脂血症、冠心病史，有吸烟、饮酒的习惯，一个月前因外伤致髋关节骨折，行人工髋关节置换术，术后制动体位，近一周出现下肢肿胀，日渐加重，患肢压痛，皮肤颜色加深、皮肤温度增加，经医生确诊为下肢深静脉血栓形成。针对此患者应该采取什么照护方法？请你带着这个问题学习本节内容，并希望你能在学习后给该患者提供有效的照护。

学习目标

掌握：深静脉血栓形成的易发部位，深静脉血栓形成的预防、康复及照护。

了解：深静脉血栓形成的定义、易发人群、临床表现及其危险因素的评估。

一、概述

深静脉血栓形成（DVT）是指血液非正常地在静脉内凝结，阻塞静脉管腔导致静脉回流障碍。

血流滞缓、血液高凝及血管壁损伤，是深静脉血栓形成的三大病因，这已是医学界的共识。血栓形成大多发生于制动状态下，而老年伤病后往往处于长期卧床等制动状态，致使老年患者并发深静脉血栓形成的概率很高。

深静脉血栓形成的早期，一般没有明显的症状，在经过数日后患者会产生自觉症状和阳性体征。其突出的临床表现是有患侧肢体肿胀、局部有疼痛感、行走时疼痛加剧三个明显的自觉症状。

二、深静脉血栓形成风险的评估与预防

(一) 评估内容

1. 既往史

询问患者的健康史,既往有无疾病、手术等诱因,了解有无肺栓塞症状。下肢周径测量,对比测量双下肢大、小腿同一部位周径。

2. 下肢检查

查看患肢色泽、温度、感觉和脉搏强度。

3. 卧床情况

了解是否长期卧床,卧床时间,能否自主更换体位等情况。

4. 相关辅助检查

相关辅助检查有彩色多普勒超声探查、静脉造影、放射性核素血管扫描检查、螺旋CT静脉造影。

(二) 深静脉血栓形成风险评估表

本文介绍的是 Autar 深静脉血栓形成风险评估表(表4-5)。表中提及的 BMI 指数是指用体重(kg)除以身高的平方(m^2)得出的数字,主要用于统计。当需要比较及分析体重对于不同高度的人所带来的健康影响时,BMI 值是一个中立而可靠的指标,是国际上常用的衡量人体胖瘦程度以及是否健康的一个标准。

(三) 深静脉血栓形成的预防及照护

1. 改善静脉回流不畅,预防血流淤阻

① 经常变换体位,可改善静脉回流不畅状况,对血流淤阻有一定的预防作用。在病情允许的情况下,改变长期处于卧位的状态,经常采取直立或坐位姿势交替,配合适当的肢体活动,防止血流淤阻。

② 早期离床,并介入功能训练。照护人员协助患者早期离床,鼓励患者介入自主或由专业人员指导的康复功能训练。

③ 对有自主活动能力的患者,照护人员要协助患者按时进行下肢的主动运动,如进行足背屈、膝踝关节伸屈、举腿、收缩小腿肌肉、伸膝、收缩股四头肌、伸屈髋膝等活动。

④ 对无自主能力的患者,特别是长期卧床的老年人,照护中要加强下肢护理。首先,协助患者进行抬高患肢训练。抬高患侧肢体10°~15°,每次 10 min 左右,每日次数遵医嘱执行。其次,给患肢进行适度的被动活动,操作者握住患者足部做踝关节背伸、跖屈运动,增加肌肉收缩,促进下肢血液循环,可以有效预防下肢深静脉血栓形成。

表4-5 Autar深静脉血栓形成风险评估表

年龄（岁）	分值	身体质量指数（BMI）体重（kg）/身高（m²）	分值	活动	分值
10~30	0	低体重 <18.5	0	自由活动	0
31~40	1	平均体重 18.5~22.9	1	自行使用助行工具	1
41~50	2	超重 23.0~24.9	2	需要他人协助	2
51~60	3	肥胖 25.0~29.9	3	使用轮椅	3
61~70	4	过度肥胖 ≥30	4	绝对卧床	4
70以上	5				

创伤风险（术前评分项目）	分值	特殊风险（口服避孕药）	分值	评估指引	
头部受伤	1	20~35岁	1	分值范围	危险等级
胸部受伤	1	35岁以上	2	≤10	低风险
脊柱受伤	2	激素治疗	2	10~14	中风险
骨盆受伤	3	怀孕/产褥期	3	≥15	高风险
下肢受伤	4	血栓形成	4		

高危疾病	分值	外科手术（只选择一个合适的手术）	分值	评估时机
溃疡性结肠炎	1	小手术 <30 min	1	①高风险人群入院24 h内、手术后患者即时完成；
红细胞增多症	2	择期大手术	2	②≥15分者根据活动内容的改变及时评估（至少每三天一次）；
静脉曲张	3	急诊大手术	3	③<14分者每周评估一次
慢性心脏病	3	胸部手术	3	
急性心肌梗死	4	腹部手术	3	预防深静脉血栓形成的措施
恶性肿瘤	5	泌尿系手术	3	①分级弹力袜
脑血管疾病	6	神经系统手术	3	②抗血栓袜
静脉栓塞病史	7	妇科手术	3	③下肢静脉泵
		骨科（腰部以下）手术	4	④抬高下肢20°
				⑤每2 h翻身
				⑥主动屈伸下肢
				⑦其他

2. 保护静脉血管，减少静脉内膜损伤

由于下肢静脉血栓发生率高于上肢，静脉穿刺不宜在下肢进行，以减少对血管壁损伤的危险因素；还要避免因同部位静脉反复穿刺，造成血管壁的损伤；需要连续静脉给药的可保留输液管，但不宜超过3天，以减少对血管壁的损伤；刺激性药物的静脉输入速度不得过快；要保持输液管的通畅，防止漏液。

3. 调节水电平衡，减少血液高凝危险因素

严重创伤、大面积烧伤以及大手术，出现失血、脱水，血容量极度下降，血液浓缩时，容易出现血液高凝状态。因此，不仅要在术中通过静脉补充足够的液体，术后也要保证患者每日饮水量不得少于1 500 ml。

4. 注重对下肢的观察

要按时密切观察老年患者肢体的异常变化，如出现肢体、皮肤温度增高，颜色加深，肿胀及压痛等情况，要立即报告，做到早发现、早预防、早治疗。

5. 改变不良生活习惯

指导患者减少久坐时间，戒烟，限酒，改变不良生活习惯；控制血糖、血脂，保持大便通畅。

6. 服用降低血液黏稠度药物的照护

对于既往有颅内出血、胃肠道出血、急性颅内损害或肿物者，血小板低于 $100×10^9/L$ 以及有类风湿、视网膜病患者，应慎用降低血液黏稠度的药物。照护中对于服用阿司匹林、肝素、维生素K拮抗剂、华法林等有降低血液黏稠度作用药物的患者，要严密观察病情。注意患者有无出血倾向等情况。

> **提示**
>
> 深静脉血栓容易发生在人体的下肢（如腘静脉、胫腓干静脉），也称为下肢静脉回流障碍性疾病。该病除容易发生在下肢外，还易发于下腔静脉、髂静脉、股深静脉、股总和股浅静脉等。

三、深静脉血栓形成的康复及照护

（一）溶栓、抗凝治疗患者的观察及照护

溶栓与抗凝是深静脉血栓形成康复的重要手段。两种治疗作用虽然不同，但都能达到深静脉血栓康复的效果。在临床中，需要注意观察治疗后的并发症。

① 观察患者有无出血倾向。例如，患者牙龈、鼻、注射部位及消化道有无出血倾

向；静脉穿刺拔出针头按压 5～10 min 后，有无异常出血。

② 观察有无血尿；有无头痛、呕吐、意识障碍、肢体瘫痪、麻木等颅内出血迹象。如观察到以上出血倾向、出血迹象，应立即向医生报告，并采取有效治疗及照护措施。

③ 观察凝血功能变化，全身皮肤黏膜有无出血点、紫癜、呕血、血尿、血便及咯血、伤口敷料渗血等情况，要及时报告，对症施护。

④ 重点观察溶栓治疗导致血栓脱落而发生栓塞的迹象。注意有无胸痛、呼吸困难、咳嗽、出汗、咯血、休克、晕厥等肺栓塞症状。发现问题及时报告医生并根据医嘱配合必要的照护。

（二）压力治疗患者的康复及照护

通过物理手段，可自下而上减轻或消除下肢深静脉的压力，达到康复效果。

1. 特制的压力袜

① 特制的压力袜（图 4-9）和压力袖套要求远端压力最大，近端压力最小。如果使用普通的弹力袜要特别注意，须将袜口的弹力圈去掉，以避免近端压力太大，反而影响静脉回流。

② 松紧度要求。压力袜近端的松紧度以能将一个手指伸入袜内为宜。

③ 在压力治疗前应该先将患肢抬高，尽量保证肢体潴留液体的回流。

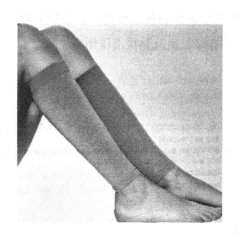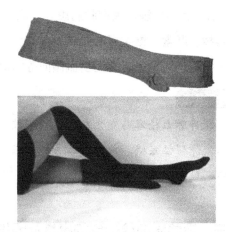

图 4-9　特制的压力袜

2. 弹力绷带

弹力绷带包扎时应从肢体远端开始，逐渐向上缠绕。要求从肢体远端到近端的压力逐渐减小。

（三）康复功能训练

康复功能训练采用运动治疗。运动治疗主要是在血栓形成部位的远端肢体进行主动收缩活动（不抗阻力运动，特别是肌肉的等长收缩），从而加强其肌肉泵的作用，以促进静脉回流，有利于近端肢体静脉血栓的改善。

> **提示**
>
> "不抗阻力运动"是指肌肉在没有外来阻力时所进行的主动运动，如腓肠肌的收缩、股四头肌的收缩。
>
> "等长收缩"是指肌肉在收缩过程中肌肉长度不变，不产生关节运动，但肌肉内部的张力增加，也就是俗称的肌肉"绷劲"。
>
> "肌肉泵作用"是指肢体肌肉舒张与收缩所产生的"泵"样作用。许多医学工作者将小腿肌肉舒张与收缩所产生的"泵"样作用称为小腿肌肉泵，又称为"第二心脏"。

1. 常用的运动项目

可选用踝关节跖屈背伸运动、股四头肌等长收缩运动（绷紧大腿）、握拳运动，或采取手摇车运动及不抗阻力的踏车等项目进行功能训练。

2. 运动时间的选择

运动疗法一般不宜在早期进行，以免发生血栓脱落，导致栓塞。

3. 运动的安全性

进行肌肉收缩时，注意不可用力过猛，以持续的缓慢动作为好，保证运动的安全性。

（四）干预危险因素的康复手段

① 避免下肢的血容量降低，在病情允许的情况下，经常采用直立体位。

② 避免血管壁的损伤。照护人员要掌握禁止在血栓形成的肢体进行静脉输液的规定、原理。

③ 保障患者足量饮水，以降低血液黏稠度，维持合理的血容量；指导患者保证高维生素、高蛋白、高热量、低胆固醇、低脂肪、低盐、低糖饮食，避免下肢的血容量降低，防止高血脂导致血液高凝。

④ 保持大便通畅，避免排便障碍致腹内压升高，增加下肢压力。

⑤ 纠正不良生活习惯，如吸烟、过度饮酒、久坐不动等，向患者讲明这些不良习惯容易导致血流滞缓或血液高凝的道理。

（五）老年患者并发深静脉血栓形成的照护

1. 病情观察要点

① 了解和掌握原发疾病的预防、发生、治疗措施及预后的相关知识，做好相应的急救准备，防止发生意外。

② 观察老年患者患肢的局部变化，特别注意观察患侧肢体血液循环情况，如皮肤颜色、温度、肿胀程度、压痛等，明确严重者可发生局部溃疡的道理。

③ 应密切观察患者有无胸痛、胸闷、呼吸困难、咯血等肺栓塞的征象，若出现相关征象，应立即报告医生并配合抢救治疗与照护。

④ 对患肢应用弹力绷带加压包扎的老年患者，要抬高患肢，并注意观察患肢远端的皮肤温度及颜色、动脉搏动及肿胀消退情况。

2. 重视老年患者的体位管理

① 对于急性期患者，应保证患者绝对卧床休息，并将患侧肢体抬高于床面15°~30°，以利于静脉血回流，减轻水肿，促进肿胀的消退。

② 对长期卧床的患者，照护人员应保证经常变换患者体位，可在抬高的患肢下垫以软枕，以促进血液循环，减轻血液滞留。翻身时动作不宜过大，避免碰撞患肢。

此外，照护人员要遵守患肢部位禁止热敷和按摩的规定。

3. 照护人员应掌握对患肢的动态观察方法

① 肢体周径的测量：初次应同时测量两侧肢体的周径并记录，作为日后的比照数值。

② 测量的要求：每日定时测量；每次定位测量。

③ 不得目测估计，应用皮尺准确测量。

④ 测量部位，以髌骨正中为中线，测膝上15 cm、膝下10 cm的位置。

⑤ 如一侧肢体的周径增加，则提示有静脉回流受阻；如颜色变深、皮温增高，则提示有感染的可能。

⑥ 照护人员发现患者有异常症状时，应立即报告医生并积极配合治疗。

⑦ 记录详细数据，以利于动态观察。

4. 照护人员要了解静脉穿刺有关的不利因素

① 反复在同部位的静脉穿刺，或在静脉血栓患肢进行静脉穿刺，容易对静脉血管壁产生损伤。

② 对长期使用、保留的静脉输液管，需要定期更换。

第四章　老年人伤病常见并发症与日常生活活动障碍的康复训练与照护

案例分析要点

患者情况分析：患者属于老年，有吸烟、饮酒的习惯，有冠心病史及高脂血症，外伤致髋关节骨折，经过了人工髋关节置换的大型手术，术后长时间制动体位，出现下肢肿胀，患肢压痛症状，患肢皮肤颜色渐深、温度增加，经医生确诊为下肢深静脉血栓形成。在积极配合治疗的基础上，应选择如下的照护措施：严密观察病情变化；对患肢进行适当的照护；每日定时测量患肢周径；应用弹力绷带加压包扎时，应注意观察患肢远端的皮肤温度、动脉搏动及肿胀消退情况；如该患者有溶栓和抗凝药物治疗时，要严密观察有无出血表现；控制脂肪的摄入，保证足够的液体量；改变不良生活习惯。

练习题

一、单项选择题

1. 对患肢应用弹力绷带加压，包扎的方法是（　　）。
   A. 从肢体远端开始　　　　　　　　B. 逐渐向下缠绕
   C. 从肢体近端开始　　　　　　　　D. 向上的压力逐渐变大

2. 深静脉血栓形成不容易发生在人体的部位是（　　）。
   A. 髂静脉　　　B. 上肢静脉　　　C. 股深静脉　　　D. 股总和股浅静脉

3. 反复静脉穿刺直接使血管壁受到损伤，其损伤性质属于（　　）。
   A. 机械性损伤　　B. 化学性损伤　　C. 物理性损伤　　D. 感染性损伤

4. 压力治疗用的压力袜要求为（　　）。
   A. 远端压力最小，近端压力最大　　　B. 远端压力最大，近端压力最小
   C. 与远端、近端压力差无关　　　　　D. 远端、近端压力相等

5. 深静脉血栓形成导致肺动脉栓塞的原因是（　　）。
   A. 血栓溶解　　B. 血栓增大　　C. 血栓凝结　　D. 血栓脱落

6. 应用溶栓和抗凝药物治疗的观察要点是（　　）。
   A. 凝血功能的变化　　　　　　　　B. 血压的变化
   C. 心功能的变化　　　　　　　　　D. 肾脏功能的变化

7. 发生肺栓塞的临床表现不包括（　　）。
   A. 胸痛、胸闷　　B. 呼吸困难　　C. 吞咽困难　　D. 咯血

8. 患肢周径测量的部位是以髌骨正中为中线，测量部位是（　　）。
   A. 膝上 10 cm，膝下 10 cm　　　　B. 膝上 15 cm，膝下 10 cm

C. 膝上 15 cm，膝下 15 cm　　　　　D. 膝上 20 cm，膝下 20 cm

9. 有利于改善静脉回流不畅、预防血流淤阻的体位是（　　）。

　　A. 仰卧位　　　B. 侧卧位　　　C. 俯卧位　　　D. 直立体位或坐位

10. 无自主能力患者，预防下肢深静脉血栓形成，帮助患者抬高下肢每次的时间是（　　）。

　　A. 5 min 左右　　B. 10 min 左右　　C. 15 min 左右　　D. 20 min 左右

11. 预防深静脉血栓形成加重，静脉穿刺的部位应选择在（　　）。

　　A. 患侧肢体　　B. 健侧肢体　　C. 血栓部位上方　　D. 血栓部位下方

12. 深静脉血栓形成的饮食调护中，为改变血液黏稠度，每日饮水量应不少于（　　）。

　　A. 1 000 ml　　B. 1 500 ml　　C. 2 000 ml　　D. 2 500 ml

13. 抗凝、溶栓的治疗禁用于（　　）。

　　A. 肝脏功能障碍患者　　　　　B. 消化功能障碍患者

　　C. 肾脏功能障碍患者　　　　　D. 凝血功能障碍患者

二、思考题

深静脉血栓形成的预防及照护措施有哪些？

参考答案

1. A；2. B；3. A；4. B；5. D；6. A；7. C；8. B；9. D；10. B；11. B；12. B；13. D

（谢德利）

第五节　日常生活活动能力障碍的康复训练与照护

学习目标

掌握：日常生活活动（进食，排泄，个人卫生，更衣，身体移动）能力障碍康复训练及照护要点；老年人使用轮椅及拐杖的照护要点。

了解：老年人日常生活活动能力障碍的因素；老年人生活自理能力的评估。

日常生活活动是人类生存的基本能力，其定义及评定参照本书第二章内容，本节主要介绍老年人日常生活活动能力障碍康复训练及照护。

老年人日常生活活动能力障碍的因素包括：随着年龄增长，身体功能退化；老年病

第四章 老年人伤病常见并发症与日常生活活动障碍的康复训练与照护

及其后遗症的影响；长期卧床的并发症致自理能力减低；脊柱脊髓病变的残障影响。

可用老年人生活自理能力评估表（表4-6）对老年人生活自理能力进行评价，分五方面进行评估，各方面判断评分汇总后，0~3分者为可自理，4~8分者为轻度依赖，9~18分者为中度依赖，≥19分者为不能自理。

表4-6 老年人生活自理能力评估表

评估事项及内容	程度等级与评分				判断评分
	可自理	轻度依赖	中度依赖	不能自理	
1. 进食：用餐具取食，入口/咀嚼/吞咽等活动	独立完成	—	需要协助，如切碎、搅拌食物等	完全依赖	
	0分		3分	5分	
2. 个人卫生：梳头、洗脸、刷牙、剃须、洗澡等活动	独立完成	能独立完成四项；洗澡需协助	在协助下完成部分梳洗活动	完全依赖	
	0分	1分	3分	7分	
3. 更衣：衣服鞋袜	独立完成	—	需要协助完成部分穿衣	完全依赖	
	0分		3分	5分	
4. 如厕及控制大小便	可自理	偶尔失禁，在提示下能如厕/擦/着装/冲	常失禁，在很多提示/协助下如厕等	完全失禁，完全依赖	
	0分	1分	5分	10分	
5. 活动：站立、室内行走、上下楼梯、户外活动	独立完成	借助较小外力或辅具能完成站立、行走、上下楼梯等	借助较大外力完成站立、行走；不能上下楼梯	绝对卧床，活动完全依赖帮助	
	0分	1分	5分	10分	
总评分					

日常生活活动能力的主要项目包括进食、排泄（如厕）、个人卫生、更衣、身体移动（活动）五个方面，下文将分别介绍这五个方面的康复训练及照护。

一、进食的康复训练及照护

进食是人体摄取营养的必要途径。老年患者因疾病致机能衰减而发生不同程度的进食功能障碍，导致机体抵抗力下降，削弱了抗病能力，延迟了疾病的康复。进食训练及照护包括训练前的基本条件、环境与物品的准备和进食训练与照护。

（一）进食训练前的基本条件

1. 吞咽功能

吞咽功能是进食训练的首要条件。给患者喂少量（5～10 ml）温开水，仔细观察有无吞咽动作，有无呛咳及从口角溢液体。确认无上述反应后，方可进行进食训练。

2. 坐位平衡能力

如果老年患者的坐位平衡能力差，训练前照护人员可用靠背架，用被子/海绵垫/软枕等物支撑其身体，保证患者能保持平稳的前倾坐位，以便进行进食训练。

3. 上肢活动能力

进食动作需要屈肘和手指捏持餐具、食物等功能的配合，才能够将食物/水送到口中。故训练前要评估老年患者上肢和手的功能，以便进行进食训练。若存在屈肘和手指捏持功能障碍，则需要选配适当的进餐辅具。

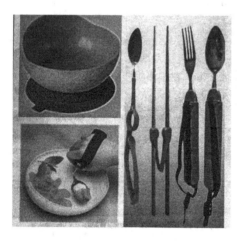

图4-10 进餐辅具

（二）环境与物品的准备

1. 进餐辅具的准备

根据患者上肢功能障碍的状况，由康复医师指导，选择适当的进餐辅具（图4-10）。例如，选用带有吸盘的碗；给患者佩戴有固定手柄的刀、叉、勺子等。

2. 创造良好的用餐环境和心理环境

① 用餐环境整洁，无异味，周围无不利进餐的事件发生。

② 优美的音乐可以使患者心情愉悦，美味餐饮可调动进食的兴趣。

③ 进食训练过程中不要与患者聊天或多人围观，避免干扰进食训练。

（三）进食训练与照护

患者采取坐位，上半身前倾45°左右，保证平稳安全，便于进食。

① 食物要求。营养丰富，易于消化，温度适中，质地柔软，便于咀嚼和拿取。

② "一口量"的把握。根据患者习惯，把握一次送入口腔的食物量，过多会影响患

者咀嚼和咽下，过少则不易引起吞咽反射的刺激。

③ 指导患者佩戴和使用自助具。

④ 对不能完成进食动作或进食速度慢的老年患者，照护人员应予以耐心指导和必要帮助，不得替代操作，直接喂饭。

⑤ 观察及处理。在进食训练过程中，照护人员应在患者身边守护并注意观察，如患者出现吞咽困难、呛咳、气促或痰声增加，以及口腔残留食物残渣、未能下咽等情况，应立即停止进食和进食训练，并报告康复医生/治疗师，予以处理。

⑥ 预防呛咳。吞咽能力低下者不得使用吸管饮水，不要吃果冻、年糕类的食品，以防发生窒息和意外。

⑦ 口腔护理。进食后用温开水漱口或给予口腔护理。

⑧ 做好训练记录。训练完成后，详细记录进食情况和进食训练记录。训练记录的内容包括：饮食种类和数量，进食的时间（早、中、晚），饮食内容及数量；自理能力程度（完全自理、半自理、不能自理）；辅具的使用情况，以及使用方法是否正确；咀嚼和吞咽功能情况，咀嚼能力如何，有无呛咳、噎食，有无食物从嘴角流出，口腔是否有残留食物。注意进食训练的时间，以 10 min、20 min、30 min、40 min 来计算。

二、排泄训练及照护

排泄是指人体新陈代谢的废物通过排泄器官排出体外的生理功能。排泄主要是通过粪便、尿液、汗液以及其他分泌物等形式，将废物带出体外。尿失禁、尿潴留、便秘、大便失禁是老年人最为突出的排泄障碍问题，根据临床特征需要采取不同的康复及照护措施。

（一）尿失禁

尿失禁是指人在不受主观意识支配的情况下，尿液自尿道自动流出的状态。老年性尿失禁是老年人各种疾病所致尿失禁的总称。尿失禁的病因较复杂，临床表现交错重叠，不易清晰地分辨类型，临床上多以某种类型为主。

老年患者常见尿失禁类型及其康复与照护要点如下：

1. 压力性尿失禁

压力性尿失禁是老年人群最为常见的问题，女性多于男性。老年人随年龄增长致尿道括约肌的肌力下降，引起膀胱出口阻力降低，表现为在咳嗽、喷嚏、大笑等腹内压急剧增高时，会有尿液不自主地从尿道溢出，一般为 50 ml 左右。

"盆底肌肉训练法"是压力性尿失禁的康复措施。可以采取压腿、跳绳、蛙跳、仰卧起坐等活动进行训练。老年人多适合采用"提肛训练"。

在漏尿前后进行提肛训练效果更好；对有漏尿症状的老年患者，注意及时清洗外阴部及更换内裤，保护阴部的清洁干燥。漏尿严重者可使用尿垫或"尿不湿"，防止阴部潮湿污染而发生泌尿系统感染。

2. 功能性尿失禁

功能性尿失禁指有环境障碍或体能障碍而不能及时排尿，导致尿液经尿道流出。常见于老年人因行动障碍或环境生疏，不能及时到达或找不到厕所（或便器），控制不住而将尿液排出体外。

功能性尿失禁的康复及其照护措施如下：

① 解决如厕困难问题。

② 对定向力差或环境不熟悉的老年患者，照护人员应给予如厕的帮助。

③ 照护人员应对老年患者进行日常康复训练，养成按时排尿的习惯。

3. 急迫性尿失禁

急迫性尿失禁指当患者有强烈的尿意时，尿液不能由主观意志控制而经尿道流出。急迫性尿失禁的症状特点是伴随尿急或紧随其后就出现不自主漏尿。多因膀胱的严重感染、前列腺肥大症、动脉硬化症等疾患引起。临床表现有严重的尿频、尿急，膀胱不受意识控制而发生尿液排出。

急迫性尿失禁需要训练患者养成定时排尿习惯。要坚持进行肛提肌收缩和松弛交替训练；要积极治疗原发病，解除导致急迫性尿失禁的病因问题。

急迫性尿失禁照护要点为：

① 提供便利的排尿环境和条件（患者离厕所要近，或提供便器在身边）。

② 经常保持外阴部的清洁干燥，必要时使用纸尿裤或尿垫。

③ 指导患者定时进行提肛训练和间断排尿训练，即在每次排尿过程中暂停 3~5 s 后再继续排尿。

④ 进行必要的心理疏导，降低紧张情绪。

4. 充盈性尿失禁

充盈性尿失禁指膀胱不能完全排空，当长期充盈的膀胱压力超过尿道阻力时尿液从膀胱溢出，即出现充盈性尿失禁。它是由尿道梗阻（尿道狭窄、前列腺增生、膀胱结石、膀胱颈肿瘤或直肠内粪块嵌塞等）、膀胱收缩无力等导致慢性尿潴留后，膀胱在极度充盈的情况下，膀胱内压力超过正常尿道括约肌的阻力，尿液从尿道溢出。老年人大便秘结于直肠，堵塞了排尿通道，或有前列腺增生、前列腺癌症、膀胱括约肌失调等病症时常见充盈性尿失禁。

对于充盈性尿失禁，原发病要早诊断、早治疗，增加膀胱压力，降低导致充盈性尿失禁的概率。

充盈性尿失禁的照护措施为：培养老年患者按时饮水、排尿、排便的良好生活习惯，避免久坐，适当活动。

5. 反射性尿失禁

排尿功能需要依靠脊髓反射实现，如果老年患者并发脊髓损伤、脊髓肿瘤或血管性疾患，将会引起反射性尿失禁。反射性尿失禁的排尿特点为：不自主地间歇排尿（亦称间歇性尿失禁），患者对排尿没有或仅有模糊排尿的感觉，每次排尿都不能排空膀胱。

反射性尿失禁的康复训练有排尿反射训练、提肛训练和间歇导尿。

（1）排尿反射训练

排尿反射训练是采用"激发点刺激"的方法，通过反射机制促发逼尿肌收缩，达到反射性或自主性排尿的目的。首先，找到患者的激发点，如轻叩耻骨联合上区（五指并拢，指尖与小腹部垂直方向轻轻叩击 10~20 次），或摩擦大腿内侧，牵拉阴毛，或挤压阴茎龟头，或扩张肛门，同时伴随水流声诱发患者的条件反射。

（2）提肛训练

提肛训练的目的是通过训练逐步增强膀胱和尿道括约肌的收缩力。

训练时患者一般取站立位或坐位。不能坐、立的患者也可以取平卧位或侧卧位进行训练。提肛动作要与呼吸运动相配合。深吸气时，慢慢收缩尿道口和肛门，此时患者感到尿道口和肛门紧闭，使肛门向上提（类似憋大便时的感觉），持续屏气 5 s，然后慢呼气并一点一点地放松尿道口和肛门。一提一松为 1 个回合，反复进行 10 个回合，每日训练 3~5 次。

（3）间歇导尿

间歇导尿是指在控制患者饮水量的基础上，按规定间隔时间和次数，将导尿管经尿道插入膀胱，导出膀胱内存的"残余尿"。

清洁型间歇导尿是指在清洁条件下进行不同时段的导尿管导尿，适用于社区、家庭，由患者本人或照护人员执行。清洁型间歇导尿操作步骤及要求如下：

① 严格执行控水计划。每天摄入液体量不超过 2 000 ml，分次饮入，每小时饮水不得超过 125 ml。

② 嘱患者在间歇导尿前先自行排尿，必要时由照护人员协助叩击耻骨上方膀胱区（五指并拢，用指尖叩击，动作要轻且快，叩击频率为 60~80 次/min，持续叩击 3~5 min），以便引导自行排尿。

③ 操作者清洁双手。（患者本人或照护人员）用肥皂及清水彻底洗净双手。

④ 患者采取坐位，脱下一条裤腿，双腿分开露出阴部，用清水洗净外阴部。

⑤ 插管要求为：插导尿管前须用足量的液状石蜡润滑管前段，以免损伤尿道或反复插管致尿道黏膜水肿，然后将一次性导尿管自尿道口插入膀胱，男性插入 20~22 cm，女性插入 4~6 cm，见尿流出后再插入 1~2 cm。

⑥ 要认真记录导出膀胱的残余尿量，便于与下次残余尿量做比较。

⑦ 间歇导尿时间及次数：间歇导尿每 4~6 h 一次，每日不超过 6 次；具体安排要依据自行排尿量与残余尿量的变化而定。

提示

> 残余尿是指排尿结束瞬间膀胱内残留的尿液容量。残余尿量多于 30 ml，即提示病理状态。残余尿在 300 ml 以上，每 4 h 导尿一次；两次导尿间自排尿 100 ml，残余尿 < 300 ml，每 6 h 导尿一次；两次导尿间自排尿 200 ml，残余尿 < 200 ml，每 8 h 导尿一次；残余尿 < 100 ml，可以终止间歇导尿。

（二）尿潴留康复训练及照护

尿潴留是指膀胱存有大量尿液而不能自行排出或排出困难。临床上可分为两种，一种是下尿道阻塞性尿潴留（如老年前列腺增生或结石、炎症或外伤致尿道狭窄），另一种是神经性尿潴留。尿潴留的康复训练及照护，主要包括以下几方面内容：

1. 排尿功能康复训练

排尿功能训练包括排尿反射训练、排尿规律训练（养成每天定时排尿的习惯，通过对水分的控制与排尿时间的配合，使排尿逐渐形成规律）。

2. 手压法助力排尿

操作者双手拇指置于髂嵴，其余四指置于小腹膀胱区，向下逐渐加压；加压持续时间及加压力度要依患者接受能力而定。避免压力过大造成膀胱损伤或尿液支流肾脏的危险。

3. 腹压法助力排尿

患者排尿时采取坐位或蹲位，身体前倾，屏住呼吸，增加腹压，用力将腹压传导至膀胱。注意：心脏功能不好的患者禁止使用此法。

4. 导尿法

不能自行排尿或残余尿多的患者，应采取无菌导尿法排除尿潴留，减轻患者痛苦，避免继发感染。

（三）便秘的康复治疗及照护

便秘是指排便困难或排便不畅、便次少、粪便干结且量少。便秘是老年人常见的疾患，给老年人带来很大痛苦及身体危害，严重影响老年人的生活质量。

老年性便秘的康复及照护方法如下：

1. 积极治疗

积极治疗原发病及肠道病变，从根源上解除因炎症性肠病、肿瘤、疝、直肠脱垂等影响排便障碍的因素。

2. 药物治疗

常用少量液状石蜡、甘油、植物油及通便栓剂润滑肠壁，软化粪便。

3. 饮食调理

注意膳食纤维的摄入，多食富含膳食纤维的粗粮、水果、蔬菜等，有利于排便。进食量不能太少，否则不利于大便正常排出体外。保证患者有足够的饮水量（每日 2 500 ~ 3 000 ml）。

4. 排便功能的康复训练

① 指导患者养成定时排便的好习惯，形成排便规律。

② 用力排便时，身体稍微前倾，增加腹压，便于排便。

③ 指导患者选择适宜的活动，增加活动量，有利于加强胃肠活动，提高排便动力。

5. 腹部按摩

操作者以手掌顺时针按揉老年患者腹部（肚脐周围），每天 2 ~ 3 次，每次 5 min 左右。操作者可指导患者自行操作，无法自行操作者由操作者协助进行。另外，在大便堵在肛门排不出的情况下，还可以采用穴位按压法促进排便。用大拇指指尖掐商阳穴，每次按压 5 min，每天 2 ~ 3 次。商阳穴属手阳明大肠经，位于食指末节桡侧，距指甲角 0.3 cm 处。

6. 手法掏便

对无排便能力的患者，操作者可采取"手法掏便"。具体方法为：操作者用戴指套的食指或中指蘸滑润油后，侧向插入肛门内，沿肠壁边缘做环状刺激后将大便掏出。若粪块大，可用手指将粪块分解后，分部分掏出。动作要轻柔缓慢，切记手指不可直对肛门用力插进，否则会将粪块顶进直肠。

7. 照护要点

照护人员要对高血压、心脏病患者的排便过程严密观察、照护，嘱患者排便不得过分用力，密切观察患者的面色、呼吸、脉搏变化，以防止发生脑出血和心力衰竭等意外。对高龄体衰患者，在患者排便后，应协助整理衣物、清洁臀部，协助患者取舒适的卧位，保证患者的安全。

（四）大便失禁的康复训练及照护

大便失禁是指排便不受主观意志的控制，患者在毫无感知的情况下排便，亦称肛门失禁。老年患者经常发生大便失禁，往往由疾病引起。

1. 老年患者大便失禁的康复训练

照护人员指导患者每天进行多次肛门收缩（提肛）训练，训练时间及次数要根据老年患者的体力和能力而定，一般每天训练数十次，每次提肛持续数秒。

2. 照护要点

① 对局部皮肤进行保护。保持臀部的清洁干燥，便后及时清洗臀部，涂用油膏，保护肛门周围皮肤黏膜。

② 避免局部或全身感染；及时更换污染的衣物、床单、被褥，可使用尿不湿、纸尿裤；保证患者居所环境的整洁、清新。

③ 饮食调理。进食膳食纤维素丰富且少刺激性食物，保证水分的供给。

④ 预防过分排便，造成水与电解质的失衡。

⑤ 为行动不便的老年患者及时提供便器。尽快解除大便干燥病患的痛苦，避免粪块长时间压迫直肠，造成大便失禁。

三、个人卫生的训练及照护

无论从生理上、心理上，还是社会上，个人卫生都是人在日常生活当中不可缺少的活动项目。日常生活活动中不能自理的老年患者，有多处体现在不能解决个人卫生上，严重影响老年人的尊严和生活质量。个人卫生主要指对身体各部位的清洗和保持。例如，洗手、洗脸、洗头、漱口、刷牙，以及剃须、梳头、面部修饰、洗澡（沐浴）等。个人卫生能力是康复训练中 ADL 训练的重要内容。

训练前患者需要具备的条件为：病情平稳，体温正常，血压、脉搏及病情稳定；有认知能力，能够理解照护人员的指导意图，并可按照训练指导执行；具备坐位平衡能力并可保持 30 min 以上；具有一侧上肢的活动功能，具备利手交换能力（如果健侧手不是利手者，应进行利手交换训练，以便于健侧手使用得力）。

提示

利手是指个人日常生活中做技巧性活动时，习惯使用的那只手，习惯于用右手称为右利手，习惯于用左手则称为左利手。利手交换训练是指患者利手侧发生功能障碍，训练非利手侧成为利手。

（一）洗漱训练及照护（以一侧肢体功能障碍患者为例）

1. 刷牙

患侧手佩戴牙刷自助具（图 4-11），健侧手配合完成刷牙动作。照护人员选择适

合的牙刷自助具,为患者佩戴并固定在患侧手上,指导其使用方法。刷牙康复训练操作方法如下:

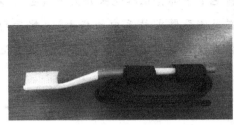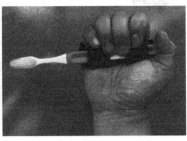

图 4-11 牙刷自助具

① 患侧手佩戴并固定好自助具后,握住牙膏,用健侧手拧开牙膏盖子。

② 健侧手将患侧手的牙膏取下,再用戴有自助具的患侧手将牙刷握住。

③ 用健侧手将牙膏挤到牙刷上,用带有自助具的患侧手刷牙;或用健侧手持牙刷刷牙。

④ 照护人员观察并指导患者使用自助具训练刷牙,必要时给予协助。

2. 梳头

① 患侧手佩戴并固定好梳头自助具(图 4-12)。

② 握住头刷梳理头发。

③ 女性长发者需要照护人员协助打理。

3. 洗健侧手的康复训练

① 患者取坐位,照护人员协助移动至洗面池前。

② 用健侧手将湿毛巾包裹在患侧手上并固定在水盆(或水池)底部。

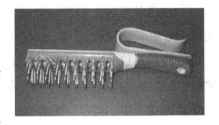

图 4-12 梳头自助具

③ 用健侧手在患侧手包裹的毛巾上涂香皂(或洗手液)。

④ 用健侧手在患侧手上包裹毛巾,健侧手以不同方向转动与摩擦的方法将健侧手洗净。

⑤ 照护人员观察、指导,必要时协助患者完成各个动作。

4. 洗脸

① 患者取坐位,照护人员协助患者移动至洗面池前。

② 用健侧手将毛巾湿水后拧干,擦洗面部。

③ 擦洗顺序为:从眼部开始,直至整个面部。

④ 反复冲洗毛巾,擦洗数次,直至面部干净为止。

提示

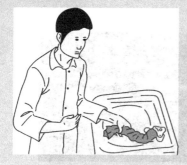

单手拧毛巾的训练指用健侧手把毛巾竖向对折,将毛巾中部套在水龙头开关上(也可以将毛巾搭在患侧手臂或挂毛巾的杆上),然后用健侧手握住对折的毛巾向一个方向旋转,直至拧干为止。

(二) 浴缸(盆)洗澡训练及照护

1. 入浴前的基础条件

① 病情允许,生命体征稳定,身体无开放性伤口及皮肤破溃。

② 具有坐位或立位的平衡及保持能力。

③ 经过洗漱相关的康复功能训练,基本具备日常生活活动半自理能力,如基本掌握自助具的使用方法,具有洗漱活动和更衣活动能力等。

2. 环境及物品的准备

① 洗浴的室温为 24 ℃ ~26 ℃,室内不得有对流风。洗澡水温调节至 36 ℃ ~38 ℃ 或老人感到不烫手为宜,冬天一般以 38 ℃ ~42 ℃ 为宜。

② 洗浴环境的地面、浴缸内设有防滑垫,浴缸边设有扶手,备好专用洗浴椅(木质椅,靠背及椅面略宽,椅腿有防滑橡胶垫)。

③ 准备毛巾、浴巾、洗浴用品,以及更换的衣物等。

3. 入浴训练的操作

洗澡可采用立位或坐位的淋浴或盆浴,老年患者采用盆浴更为安全。现以偏瘫为例,介绍老年人盆浴的训练及照护。

① 准备工作。备好患者更换的衣物及洗浴自助具(图 4-13)。

② 将凳子或椅子放置于浴缸旁,照护人员协助患者脱去内外衣裤,并协助患者坐在浴缸旁的椅子上。

③ 进入浴缸的动作顺序为:先放入患侧下肢,后放入健侧下肢。

④ 进入浴缸的方法为:患者用健侧手(或照护人员协助)托住患侧下肢放入浴缸,随之以臀部为轴转动身体面向浴缸。患者再自主将健侧下肢放入浴缸,用健侧手抓住浴缸扶手站立于浴缸内,以健侧下肢支撑转动身体,沿浴缸边缘缓缓滑下,坐入浴缸。

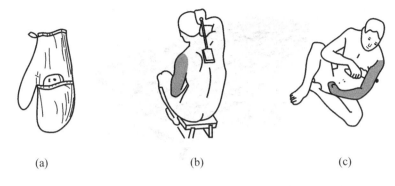

图 4-13 洗浴自助具

(a) 手套毛巾；(b) 长柄浴刷洗后背；(c) 长柄浴刷洗患侧肢体

⑤ 照护人员指导患者用健侧手持手套毛巾或环状毛巾或长柄浴刷，从头、面部开始，依次向下，清洗颈部、上肢、前胸、后背、阴部及臀部、下肢等身体各部。

⑥ 清洗完毕，照护人员协助患者出浴缸。具体方法为：患者用健侧手抓住浴缸扶手，健侧下肢踩地支撑站立并转动身体坐于浴缸旁的椅子（或凳子）上，先将患侧下肢移出浴缸，再将健侧下肢移出浴缸。

⑦ 照护人员协助患者用浴巾擦干身体，穿好衣服，将出浴的患者安全送到床上休息。

4. 入浴训练的照护要点

① 入浴时间的选择：不得过饱或过饿，在饭前或饭后 1 h 为宜。

② 洗浴持续时间：不得超过 30 min，否则老年患者会体力不支或易受凉。

③ 照护人员在护送患者进入浴室，陪同患者进行洗浴活动的过程中，应随时注意观察患者的面色、脉搏、呼吸的变化，如有异常，应立即停止洗浴活动，报告医生并及时处理。

④ 照护人员在患者能力达不到洗浴动作要求的情况下，应给予必要的帮助，但不可完全替代患者操作。

⑤ 指导患者对接触不到的身体部位，使用洗浴自助具，如长柄浴刷和有弧度的海绵擦。

⑥ 在患者洗浴的全过程中，照护人员要随时注意保护患者洗浴的安全，避免滑倒、跌伤、烫伤、晕厥等意外事件的发生。

（三）沐浴床洗澡法的照护

沐浴床洗澡法是在照护人员的操作下，为患者进行卧位沐浴。沐浴床可自动上下水，适用于老年患者或长期卧床且完全不能自理的患者，如图 4-14 所示。市场中沐浴床的型号规格不一，可根据需要配置。

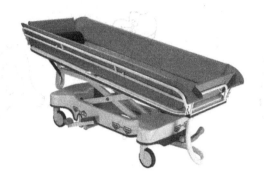

图 4-14 移动式的电动医用沐浴床

沐浴床洗澡法的操作及照护措施如下：

① 首先，照护人员要读懂沐浴床说明书，掌握好上下水的操作和水温的控制。

② 沐浴室的室温为 26 ℃ ~28 ℃，室内不得有对流风。水温一般应维持在 36 ℃ ~38 ℃，冬天一般以 38 ℃ ~42 ℃ 为宜。

③ 协助患者脱衣后将患者移动至沐浴床中，使患者头颈部高出水面。

④ 照护人员为患者以自上而下的顺序清洗身体各部。

⑤ 清洗中随时观察患者是否出现不适，如出现不适停止洗浴，及时报告医生，并协助处理。

⑥ 洗净身体后，打开排水管排出污水，用浴巾为患者擦干身体，协助患者穿好衣裤。

⑦ 将患者平稳移动至床上，调整至舒适体位后盖好被子保暖，让患者休息。

四、更衣训练及照护

更衣是日常生活活动不可缺少的内容。对患有身体功能障碍而不能完成更衣动作的老年患者，应当指导他们如何利用残存的功能，运用科学的符合残存功能特点的方法，来解决衣物穿脱问题，提高他们的生活质量。

（一）套头上衣穿法训练

① 患者取坐位，将圆领上衣平铺在面前（可放在床面上或患者自己的双侧大腿上）。衣服摆放要求为：领口端向前，衣服的背面向上。

② 患者用健侧手将患侧上肢套进衣袖并拉至肩头 [图 4-15（a）]。

③ 健侧手抓住圆领衫的领口套在头上，将头从领口钻出 [图 4-15（b）]。

④ 将健侧手伸入袖管穿好 [图 4-15（c）]。

⑤ 用健侧手将衣服整理到舒适位置。

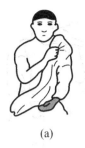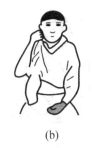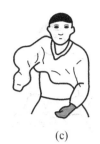

图 4-15 套头上衣穿法训练

(二) 套头上衣脱法训练

① 用健侧手先将上衣前身置于胸前 [图 4-16 (a)], 再从后背抓住上衣, 向上拉至头顶将头退出 [图 4-16 (b)]。

② 健侧手从袖管退出。

③ 用健侧手将整件衣服从患侧脱掉 [图 4-16 (c)]。

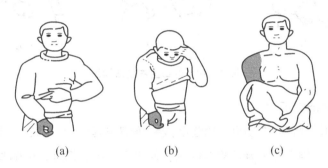

图 4-16 套头上衣脱法训练

(三) 开口上衣穿法训练

① 患者取坐位, 将衣服平铺在面前 (可放在床面上或患者自己的双侧大腿上)。衣服摆放要求为: 衣服的背面向下, 领口端向上, 敞开衣扣。

② 用健侧手将患肢套进衣袖并拉过肩头至颈部 [图 4-17 (a) 和 (b)]。

③ 用健侧手将上衣另一只袖口从颈后拉向健侧, 健侧手穿入袖口, 拉至肩峰 [图 4-17 (c)]。

④ 用健侧手系上衣扣, 将衣服整理到舒适位置。

(四) 开口上衣脱法训练

① 患者取坐位, 用健侧手解开衣扣, 将患侧衣袖下拉到肘部 [图 4-18 (a)]。

② 健侧肩部抖动将健侧衣袖滑到肩部之下至上臂, 抽出健侧上肢 [图 4-18 (b)]。

③ 用健侧手将衣服拉下, 脱出患侧手 [图 4-18 (c)]。

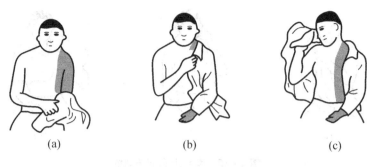

图 4-17 开口上衣穿法训练

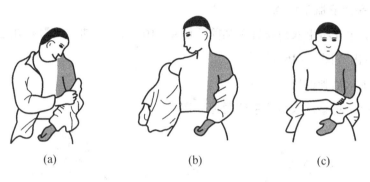

图 4-18 开口上衣脱法训练

（五）裤子穿法训练

① 患者取坐位，将双下肢分开，用健侧手将一侧裤管套在患侧下肢上 [图 4-19（a）]。

② 将健侧下肢伸入另一侧裤管至健侧脚伸出后，患者仰卧，健侧脚踩床面，抬臀，健侧手提裤至腰部 [图 4-19（b）]。

③ 健侧手系好裤带，将裤子整理舒适 [图 4-19（c）]。

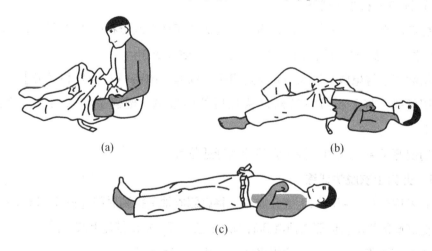

图 4-19 裤子穿法训练

（六）裤子脱法训练

1. 卧位裤子脱法训练

卧位裤子脱法训练（图4-20）与裤子穿法训练动作相反。

2. 立位裤子脱法训练

患者站立，用健侧手松开腰带，将裤子推到臀下［图4-21（a）］；坐在椅子上，用健侧手先脱下健侧腿裤管［图4-21（b）］，再脱下患侧腿裤管［图4-21（c）］。

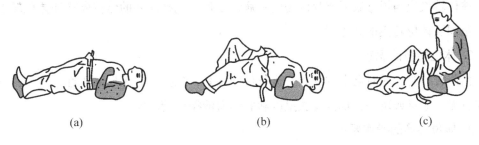

图4-20 卧位裤子脱法训练

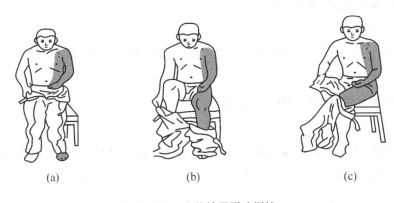

图4-21 立位裤子脱法训练

（七）衣裤穿、脱训练中的照护要点

① 衣裤穿、脱功能的训练条件为：要求患者具备并能保持30 min以上的坐位平衡能力，方可训练。

② 衣、裤、鞋、袜的选择：应选用大小、松紧、薄厚适宜，易吸汗，又便于穿脱的衣、裤、鞋、袜，以利于训练中的动作协调，穿、脱方便。

③ 一侧肢体功能障碍者的衣、裤的穿、脱顺序的原则是：穿时，先患侧后健侧；脱时，先健侧后患侧。

④ 有双上肢功能障碍者，需要照护人员给予护理帮助。

五、身体移动训练及照护

身体移动包含躯体的转移、挪动或搬动。身体移动是日常生活活动不可缺少的一项内容,也是实施其他各项日常生活活动的重要条件之一。身体移动障碍是指在个人独立移动中所受到的身体能力的限制,常出现在老年患者中。

(一)体位转换的照护要点

1. 体位转换的原则

体位转换应当根据康复治疗的需要和病情条件,选择需要的体位姿势和体位转换方式、范围及体位转换的间隔时间。

2. 体位转换的观察

体位转换时,应对全身皮肤状态进行仔细观察,包括:有无局部压红、破溃,全身皮肤有无出血点或斑块,观察皮肤温度和肢体血液循环情况等。

3. 体位转换的操作要求

体位转换的操作应做到动作轻、稳,尽可能发挥康复对象残存的能力进行体位转换,同时给予必要的协助和指导。

4. 体位转换后

体位转换后要保持体位的稳定、舒适和安全,必要时可使用软枕、海绵垫和其他辅具支撑。

(二)四种常用身体移动的操作方法

1. 床上翻身法

床上翻身法属于助动身体移动,即通过患者主动能力和外力协助,共同完成身体的移动(可参见第三章第一节相关内容)。

2. 床上主动横向移动法

床上主动横向移动法属于自动身体移动。患者自己借助健侧肢体的功能将身体自床的中部横向移动到床的一侧,不需要外力帮助。

具体移动方法为:患者仰卧位,先将健足伸到患足的下方,再用健足钩住患足向右移动,然后用健足和肩支起臀部,同时将下半身移向右侧,臀部右移完成后,再将头慢慢移向右侧。左移的操作方向与右移相反,动作基本相同。

3. 仰卧位移动到床边坐位

仰卧位移动到床边坐位属于助动身体移动,在患者具备自主能力的基础上给予外力帮助完成。

具体移动方法为:患者仰卧位,照护人员站在患者健侧,面向患者;嘱患者先将健足置于患足下,再用健侧下肢抬起患肢移向床边;健侧上肢向对侧前伸,照护人员用一侧前臂及上臂托起患者的头和患侧肩部,使患者躯干屈曲,另一侧手将患侧上肢前臂和手摆放在患者胸前,然后,托扶患者下肢将双下肢屈曲,以臀部为轴将身体旋转,由面向床尾转至面向床侧,患者以健侧上肢支撑床面呈坐位,双下肢垂放,坐于床边。

4. 床与轮椅间的转移

(1) 从床到轮椅的转移

从床到轮椅的转移动作属于助动身体移动,在患者具备自主能力的基础上给予外力帮助完成。

具体移动方法为:照护人员检查轮椅装置是否完好,将轮椅置于患者健侧,轮椅面向床尾,与床呈45°夹角,关好车闸,将脚踏板移向一边;协助患者坐于床边,将双足垂于床下,穿鞋,双足落地;嘱患者双手交叉相握,上肢前伸,躯干前倾,重心前移,抬起臀部;照护人员面向患者站立,用双膝夹住患侧膝关节(以防跌倒),双手拉住患者腰带或托起双髋,向前、向上拉动,使患者身体离开床面站稳;以健侧下肢为轴转动身体,对准轮椅座位,缓缓坐于轮椅坐垫深处;放下轮椅脚踏板,将其双足置于脚踏板上,身体后靠坐稳。

(2) 从轮椅到床的转移

从轮椅到床的转移动作属于助动身体移动,在患者具备自主能力的基础上予以外力帮助完成。

具体移动方法为:协助患者坐于轮椅坐垫前部,使健侧与床相邻,轮椅面向床尾,与床呈45°夹角,关好车闸,将脚踏板移向一边;协助患者坐于轮椅前侧,双足落地,双侧膝关节屈曲不得超过90°,操作者用双膝夹住患侧膝关节,双手拉住患者腰带或托起臀部,向前、向上拉动患者,同时,嘱患者躯干前倾,重心前移(利于起身站立);以健侧腿为轴转动身体,背向床面,用健侧手支撑床面,身体前倾,弯腰屈膝坐于床边,再将双足收回到床上。

六、老年人轮椅的使用及照护

老年人随着身体机能的不断退化及老年疾病的多发,其使用轮椅的范围逐渐扩大。轮椅不仅是老年人日常生活的照护工具,更是医疗、护理,以及康复训练中不可缺少的辅助器具。

(一) 老年人常用轮椅类型

老年人常用轮椅类型见表4-7。

表 4-7 老年人常用轮椅类型

轮椅类型	使用范围	特点及照护
普通型轮椅	年老体衰，活动能力差，无严重移动功能障碍的老年人；偏瘫、胸以下截瘫，能独立操控轮椅的老年患者	实用性强，适用范围广，可自己操作；有折叠功能的轮椅，方便外出携带，闲置时可折叠放置
单侧驱动轮椅	无认知障碍、有较好的协调性、具有健侧肢体功能、能独立使用轮椅的偏瘫者	用健侧单手操作能驱动两侧的大轮前进，可调式脚踏板，便于用健足在地面滑动助前行
坐厕轮椅	行动不便，不能自行如厕的老年人	小轮型坐厕椅高矮可调，拆卸方便
高靠背式轮椅	高位截瘫老年患者即 C5 以上的高位脊髓损伤，此类患者无自行操作轮椅能力，应由照护人员推行；也适用于年老体弱、坐位平衡功能差的老年患者	靠背高至乘坐者头部，靠背可分段调整或无段式调整至水平位置，踏板可以升降并做 90°旋转，腿部有支撑板，有胸部固定带以保证身体稳定；可拆卸头枕，应由照护人员推行
电动轮椅	有自行操控轮椅能力的高位脊髓损伤的体弱的老年人，但不适宜认知能力差、手功能不全的老年患者使用	电动轮椅由蓄电池和直流电动机驱动，操纵省力，转向灵活；行驶平稳，减震，出行方便，功能全，分类多

（二）老年人轮椅的使用及照护要点

要按医生的轮椅处方选用适宜老年人使用的轮椅。

① 使用前全面检查轮椅各个部件的性能，以保障使用顺利和安全。

② 保证患者乘坐轮椅的姿势正确：患者身体置于轮椅的中部，抬头并使背部向后靠；身体不能保持平衡者，应系安全带，以保证安全。

③ 乘坐轮椅的患者在欲从轮椅站起前，必须先制动轮椅的闸。

④ 照护人员推行轮椅的要求为：室内使用轮椅时，大轮在前，小轮在后，以便于转小弯；室外使用轮椅时，小轮在前，大轮在后，以便于前行。下坡行驶时，应将轮椅倒向行驶，以防止患者身体的重心前倾而跌落。

⑤ 长时间乘坐轮椅者要特别注意预防压疮。

⑥ 长时间使用轮椅者，应佩戴无指手套，以防止轮圈对手掌的摩擦。

⑦ 高位截瘫乘坐轮椅者，必须有照护人员专人保护。

七、老年人使用拐杖的照护要点

拐杖是一种辅助人体行走的工具，体弱的老年人常需要拐杖助行。必须根据老年人的身体条件选择拐杖，否则很有可能会带来身体上的伤害。

(一) 老年人常用拐杖类型

老年人常用拐杖类型见表4-8。

表4-8 老年人常用拐杖类型

类型	适用范围	特点
普通手杖（单足手杖）	年老体弱或行走吃力的老年人群；下肢肌力减退，平衡能力较差，一侧下肢关节病变的老年患者	构造简单、轻便，使用范围广泛，要求使用者上肢支撑力强、握力好
多脚手杖（三足、四足手杖）	单足手杖多用于偏瘫老年患者。三足手杖适用于身体平衡能力较差，使用单足手杖不能保证安全的老年患者。四足手杖适用于上肢臂力差，使用三足手杖不能保证安全的老年患者	手杖脚的支撑面积较大，着力稳定，较单足手杖安全
前臂拐杖	步行不稳定，而普通手杖和多脚手杖无法提供足够稳定度的老年患者	减少下肢40%~50%的负重，也提供较好的腕部稳定度
带座手杖	具有身体平衡和基本步行能力，但体力不支，需要短暂坐位休息的老年人群	方便携带和行动，可以打开坐下休息
腋拐	步行不稳定，双下肢功能不全，不具备用左右腿交替迈步能力的患者，如截瘫、双髋石膏固定等；单侧下肢完全或部分不能负重的患者，如小儿麻痹后遗症、胫腓骨骨折、股骨干骨折、膝关节损伤或手术后等	腋拐协助站立及步行可减少下肢约80%的负重，侧胸与手两部分受力支撑体重；其缺点是长期使用会压迫腋下神经、血管和肌肉

(二) 拐杖的标准高度及测量方法

1. **手杖的标准高度及测量方法**

手杖的高度应与使用者的身高、臂长相适宜。测量时应穿平时经常穿的鞋子测量。手杖高度测量方法为：患者直立位时从大转子到地面的高度 [图4-22 (a)]。

2. **腋拐的标准高度及测量方法**

腋拐的标准高度为：从患者腋窝下5 cm至地面的高度，腋拐把手高度相当于患者大转子的高度。腋拐末端着地应与同侧足尖中位相距15 cm左右。

腋拐高度测量方法为：患者平卧位时，从腋下量至脚跟再加5 cm。患者直立位时，从腋下5 cm处量至第五脚趾外15 cm处 [图4-22 (b)]。

(三) 老年人使用拐杖的照护要点

1. **老年人拐杖的选用**

根据使用目的选用拐杖类型与规格；拐杖的高度要适合使用者的身高、臂长；拐杖的材质要坚固、耐用、不变形；在不影响使用的前提下，尽量选择轻便易用的。

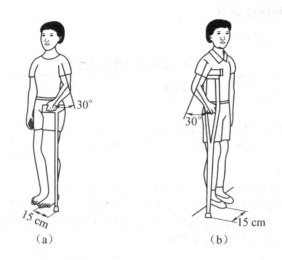

图 4-22 拐杖高度测量方法

使用拐杖的正确姿势为：使用者要保持挺胸、抬头，以手掌握住手杖柄支撑身体。

拐杖使用前的照护重点为：了解和掌握老年人身体平衡、协调、耐力等的体能状况，若上肢肌力差则需要进行臂力训练，否则将无法使用拐杖。

2. 使用腋拐的照护

负重时使用者的着力点应放在腋拐的手柄处，使用者握住手柄，以上肢的伸展力支撑身体，避免腋窝部位长期受压而造成腋神经及血管的损伤；腋拐要成对使用，否则容易肌力不均造成功能性脊柱侧弯。

3. 保证安全的照护

检查所用拐杖的牢固性，手柄须光滑，拐杖脚要配有防滑胶垫；使用拐杖时，不得穿拖鞋，不宜穿鞋底过厚的鞋子、丝袜；地面要保持清洁平整、无障碍物、无水迹油腻，防止滑倒或跌伤；拐杖使用的初始阶段应有照护人员陪同及保护。

八、老年人使用助行架的照护

助行器是一类辅助人体支撑体重、保持平衡、稳定站立及行走的工具。助行器包括手杖、拐杖、助行架（又称步行器）等。助行架有支点多、与地面接触面积大、稳定性好等特点，是老年人或行走不利患者步行及步行训练的最佳辅助具。

（一）助行架的作用

助行架有支撑身体、保持身体平衡的作用。使用者通过训练可逐步增加肌力，辅助或恢复行走功能，从而提高生活自理程度，改善生活质量。对于平衡能力差的老年人起到预防跌倒、保护安全的作用。

（二）老年人常用助行架的类型

老年人常用助行架的类型见表 4-9。

表 4-9 老年人常用助行架的类型

助行架类型	适用范围	特点
抬起式助行架（三边形金属框架）	适合下肢肌力弱、平衡功能较差，但上肢力量较强的老年人及患者	抬起式助行架（图 4-23）是一种三边形的金属框架，没有轮子，以手柄和支脚提供支撑。框架结构不能左右交替移动，必须由使用者抬起或向前放，然后迈步和移动身体。其移动性好，但速度慢
轮式助行架	适用于下肢功能障碍，且上肢又无力抬起助行架前行的老年人及患者	轮式助行架即带脚轮的助行架。行走时助行架始终不离开地面，轮子的摩擦阻力小，易于推行移动，但稳定性能稍差。可分为两轮式、三轮式、四轮式助行架，可具有带座位、手闸制动、其他辅助支撑功能等多种形式 两轮式助行架（图 4-24）是前方两腿各有一个轮子、后方两腿有橡皮套头当作闸的架子，较无轮助行架易于操作，推动可连续前行 四轮式助行架（图 4-25）分为四轮均可转动和前轮转动、后轮固定位置两种形式，具有转弯半径小、移动灵活的特点
助行台（前臂助行架）	适用于全身肌力低下者，如脑血管疾病引起的步行障碍、慢性关节炎等患者	助行台（图 4-26）是四轮式助行架的一种。助行台带有臂支撑平台，两个活动脚轮和两个固定脚轮，手闸可分别用于行进中遇有坡道或障碍物时的短暂制动和停止行进时的后轮锁定。其特点是支撑面积大，稳定性能更好。使用者通过依靠前臂托或台面支撑身体，保持身体的平衡
交替式助行架（差动步进式助行架）	适用于上肢肌力弱、平衡功能较差的老年人及患者	交替式助行架（图 4-27），两边装有铰链，可差动式前进。使用者双手扶架，能左右交替移动向前迈步。左侧（或右侧）先向前移动，右侧（或左侧）再向前移动，交替式助行前进。对于上肢肌力较弱的使用者，不需要抬起助行架，而靠单侧交替地推动助行架来实现前移

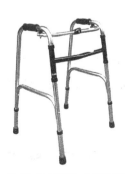 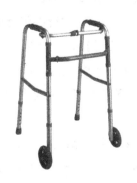

图 4-23 抬起式助行架（三边形金属框架）　　图 4-24 两轮式助行架

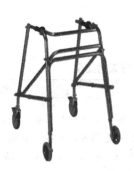 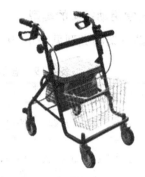

图 4-25　四轮式助行架

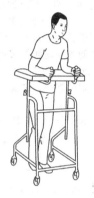 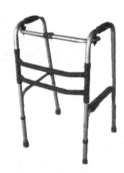

图 4-26　助行台（前臂助行架）　　图 4-27　交替式助行架（差动步进式助行架）

（三）使用助行架的正确方法

① 准备姿势：使用者面对助行架，双手握紧助行架的把手，身体直立，把双脚放在助行架后腿的中间［图 4-28（a）］。

② 双手将助行架提起，向前移动一小步的距离，然后迈出一步（较弱的一腿要先迈步），将脚落在助行架两后腿连线上［图 4-28（b）］。

③ 站稳后，再将另一条腿跟进迈出一步。

④ 以此方式重复小步距离，交替双腿进行行走锻炼［图 4-28（c）］。

（四）老年人使用助行架步行训练的照护要点

1. 助行架使用前的照护要点

① 助行架的选用要点。第一，必须按照康复医师的指导，符合老年人的体能、身体功能障碍的程度以及满足康复及训练的需求选择。第二，助行架的材质坚固，规格标准，感觉舒适。

② 掌握好助行架高度的调节。

A. 标准要求：使用者面对助行架，身体直立，在肘关节屈曲 30°的状态下，双手握住助行架，使助行架的高度与身体大转子（在抬起大腿时可在髋关节外侧摸到来回运动

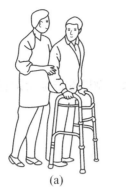 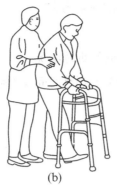 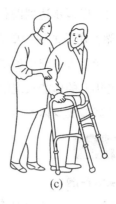

(a)　　　　　　　　　　(b)　　　　　　　　　　(c)

图4-28　使用助行架的正确方法

的那块骨头)保持在同一水平位置,此为助行架标准高度(图4-29)。

B. 调节方法：可通过调节助行架四角伸缩杆达到标准高度。

③ 保持训练场所的地面清洁、干燥、无障碍物。

④ 训练者的裤子不宜过长、过紧,不得穿拖鞋进行步行训练。

⑤ 确认训练者具备步行训练条件并无身体不适。

2. 助行架使用中的照护要点

① 在完全依赖助行架者进行步行训练时,照护人员应陪同并给予必要的辅助,随时给予有效指导和监督,确保安全及有效训练。

② 要保持训练者的身体置于助行架之中［图4-30(a)］,挪动助行架时不得离自己身体距离太远［图4-30(b)］。

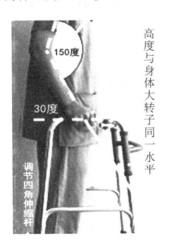

图4-29　助行架标准高度

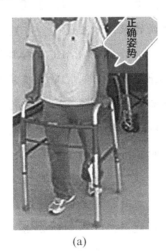 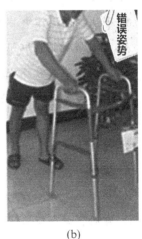

(a)　　　　　　　　　　(b)

图4-30　助行架训练姿势

③ 在使用助行架行走训练中,训练者应抬头,眼睛平视前方,身体不要过于前倾,

步伐不宜过大，以迈步达到助行架的一半为宜。

3. 助行架使用后的照护要点

妥善安置老年人，记录训练时间及训练状况。

要依据老年人的体能状况酌情掌握训练时间及次数，循序渐进地增加行走量，避免老年人过度劳累造成身体不适。

练习题

一、单项选择题

1. 下列有关老年人压力性尿失禁的照护措施，正确的是（　　）。

   A. 压腿　　　　B. 跳绳　　　　C. 仰卧起坐　　　　D. 提肛训练

2. 进食训练前必须具备的基本条件是（　　）。

   A. 吞咽能力　　B. 步行能力　　C. 移动能力　　　　D. 语言交流能力

3. 患者进食训练动作很慢，照护人员应该采取的方法是（　　）。

   A. 继续等待　　　　　　　　　B. 直接给患者喂饭

   C. 提示患者加快速度　　　　　D. 耐心指导训练方法

4. 间歇导尿需每天摄入液体量不超过2 000 ml，需要分次饮用，每小时饮水不得超过（　　）。

   A. 125 ml　　　B. 150 ml　　　C. 200 ml　　　　D. 250 ml

5. 预防便秘，平日要养成良好的生活习惯，训练项目要定时（　　）。

   A. 进餐　　　　B. 排便　　　　C. 服药　　　　　D. 入睡

6. 手法掏便操作中，错误的操作方法是（　　）。

   A. 侧向缓慢插入肛门　　　　　B. 直对肛门用力插入

   C. 沿肠壁边缘做环状刺激　　　D. 大粪块先分解再掏出

7. 个人卫生训练前，患者必须具备的基础条件是（　　）。

   A. 语言能力　　B. 移动能力　　C. 排便能力　　　D. 坐位平衡能力

8. 一侧肢体功能障碍者的衣物穿、脱顺序原则是（　　）。

   A. 穿时，先患侧后健侧；脱时，先健侧后患侧

   B. 穿时，先健侧后患侧；脱时，先患侧后健侧

   C. 穿时，先患侧后健侧；脱时，先患侧后健侧

   D. 穿时，先健侧后患侧；脱时，先健侧后患侧

9. 入浴适宜的时间应该是在饭前或饭后的（　　）。

   A. 0.5 h　　　　B. 1 h　　　　C. 1.5 h　　　　D. 2 h

10. 使用轮椅下坡行驶时，为防止患者身体的重心前倾而跌落，应将轮椅（　　）。

A. 倒向行驶　　　B. 正向行驶　　　C. 加速行驶　　　D. 慢速行驶

11. 使用腋拐时，着力点应放在腋拐的手柄处，以防止发生（　　）。

A. 身体前倾跌倒　　　　　　　B. 腋神经及血管的损伤

C. 椎间盘脱出　　　　　　　　D. 腰肌劳损

12. 偏瘫患者床上能够自主移动身体的类型是（　　）。

A. 床上翻身法　　　　　　　　B. 床与轮椅间的转移

C. 床上主动横向移动法　　　　D. 仰卧位移动到床边坐位

13. 调整助行架扶手高度，伸手握住助行架扶手时，肘部的屈曲度应是（　　）。

A. 30°　　　　B. 40°　　　　C. 50°　　　　D. 60°

14. 患者立位时腋拐高度测量方法是从腋下 5 cm 处量至第五脚趾外的（　　）处。

A. 8 cm　　　　B. 10 cm　　　　C. 12 cm　　　　D. 15 cm

二、思考题

1. 进食、排泄的康复训练及照护要点有哪些？
2. 老年人使用轮椅及拐杖的照护要点有哪些？

参考答案

1. D；2. A；3. D；4. A；5. B；6. B；7. D；8. A；9. B；10. A；11. B；12. C；13. A；14. D

（谢德利）

参考文献

[1] 戴红，姜贵云. 康复医学. 3 版. 北京：北京大学医学出版社，2013.

[2] 励建安，江钟立. 康复医学. 3 版. 北京：科学出版社，2016.

[3] 黄永禧，王宁华. 康复护理学. 北京：北京大学医学出版社，2007.

[4] 谢德利. 现代康复护理. 北京：科学技术文献出版社，2000.

[5] 卓大宏. 中国康复医学. 2 版. 北京：华夏出版社，2003.

[6] 贾建平. 中国痴呆与认知障碍诊治指南. 北京：人民卫生出版社，2010.

[7] 韩斌如，王欣然. 压疮护理. 北京：科学技术文献出版社，2013.

[8] 韩济生. 疼痛学. 北京：北京大学医学出版社，2011.

[9] 黄晓琳，燕铁斌. 康复医学. 5 版. 北京：人民卫生出版社，2013.

[10] 王茂斌. 神经康复学. 北京：人民卫生出版社，2009.

[11] 戴红. 康复医学. 2 版. 北京：北京大学医学出版社，2009.

[12] 中国营养学会. 中国居民膳食营养素参考摄入量：2013 版. 北京：科学出版社，2014.

[13] 中华医学会内分泌学分会. 中国成人住院患者高血糖管理目标专家共识. 中华内分泌代谢杂志，2013，29（3）：189-195.

[14] 曾会云，胡贤主. 运动疗法联合维生素对阿尔茨海默病患者治疗效果的影响. 中国实用神经疾病杂志，2015（22）：54-55.

[15] 中华医学会神经病学分会帕金森病及运动障碍学组，中国医师协会神经内科医师分会帕金森病及运动障碍学组. 中国帕金森病治疗指南：第四版. 中华神经科杂志，2020，53（12）：973-986.

[16] 林英. 最新 COPD 国内外指南的临床护理应用. 当代护士：学术版（中旬刊），2015（4）：165-167.

[17] 中华医学会呼吸病学分会慢性阻塞性肺疾病学组. 慢性阻塞性肺疾病诊治指南：2013 年修订版. 中华结核和呼吸杂志，2013，36（4）：255-264.

[18] 中华医学会糖尿病学分会. 中国 2 型糖尿病防治指南：2013 年版. 中国糖尿病杂志，2014（7）：447-498.

[19] 中华医学会糖尿病学分会. 2型糖尿病患者合并下肢动脉病变的筛查及管理规范. 中华糖尿病杂志, 2013, 5 (2): 82-88.

[20] 徐英, 沈珍华, 苏巍, 等. 综合康复治疗对早中期阿尔茨海默病患者认知功能的影响. 老年医学与保健, 2014, 20 (3): 173-175.

[21] 高展, 张宏敏. 阿尔茨海默病患者的综合护理研究. 中国当代医药, 2013, 20 (35): 132-133.

[22] 孙婷婷, 贾建军, 李榕彬, 等. 综合康复锻炼对阿尔茨海默病患者日常生活能力和认知能力的影响. 护理学报, 2013 (7A): 43-45.

[23] 顾媛媛, 吴金凤, 梅克文. 老年综合评估的概念及研究进展. 护理实践与研究, 2016, 13 (1): 25-27.

[24] 李建军, 王方永. 脊髓损伤神经学分类国际标准: 2011年修订. 中国康复理论与实践, 2011, 17 (10): 963-972.

[25] FRONTERA W R. Delisa's Physical Medicine & Rehabilitation: Principles and Practice. 5th ed. Philadelphia: Lippincott Williams & Wilkins, 2010.